АНАТОЛИЙ МАЛОВИЧКО

БОЛЬШАЯ
КНИГА
ОЧИЩЕНИЕ

ПОЛНОЕ ОЧИЩЕНИЕ
ОРГАНИЗМА
ОТ ГРЯЗИ И ШЛАКОВ

Санкт-Петербург «прайм-ЕВРОЗНАК»

Москва «ОЛМА-ПРЕСС»

2004

ББК 53.59
УДК 615.89
М 19

Маловичко А.

М 19   Большая книга-очищение. Полное очищение организма от грязи и шлаков. — СПб.: Издательство «прайм-ЕВРОЗНАК», 2004. — 320 с. (Серия «Великие целители мира».)

ISBN 5-94946-037-5

В этой книге впервые собрана вся информация по полному очищению организма. Это уникальный подарок всем читателям, ведь теперь пять книг, посвященных очищению и уже известных читателям, собраны под одной обложкой. Вас ожидает информация по очищению желудочно-кишечного тракта, печени, эндокринной системы, очищению всего организма на клеточном уровне и многое другое, что необходимо для оздоровления. Эта книга должна объединить вокруг себя самых разных людей, ее идеи должны стать поводом для полного изменения жизни человека. Вы убедитесь, что физическое очищение и здоровье немыслимы без духовного очищения и веры. Этот постулат делает систему автора уникальной, отличает ее от других систем, результаты применения которых исчезают, как только вы перестаете делать определенные процедуры. Очищение по Маловичко принесет вам устойчивые результаты, потому что зиждется на вечных ценностях, которые необходимы человечеству для выживания.

Анатолий Маловичко
БОЛЬШАЯ КНИГА-ОЧИЩЕНИЕ.
ПОЛНОЕ ОЧИЩЕНИЕ ОРГАНИЗМА ОТ ГРЯЗИ И ШЛАКОВ

Подписано в печать 17.09.2003. Формат 70 × 108 $^1/_{16}$. Печать офсетная. Усл. печ. л. 28,0. Тираж 7 000 экз. Заказ № 5457.

Издательство «прайм-ЕВРОЗНАК». 195009, Санкт-Петербург, ул. Комсомола, д. 41оф. 419.

Заказ на печать размещен через издательство «ОЛМА-ПРЕСС Инвест» 129075, Москва, Звездный бульвар, дом 23А, строение 10.

Отпечатано с готовых диапозитивов в полиграфической фирме «Красный пролетарий». 127473, Москва, ул. Краснопролетарская, д. 16.

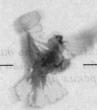

Содержание

КРАТКАЯ БИОГРАФИЯ АВТОРА

Анатолий Васильевич Маловичко, инженер-строитель, фитотерапевт, идеолог целительства, родился в Кривом Роге в 1938 году. Можно сказать, что становление и развитие его целительских способностей было предопределено. Многие поколения предков Анатолия Васильевича уже триста лет занимаются целительством, в особенности траволечением.

Однако никто из старших родственников не подталкивал А.В. Маловичко на стезю целительства. Принадлежность к славному роду знахарей сказалась поначалу в одном: уже к пяти годам прабабка Алфёра (наполовину цыганка, наполовину полька) выучила правнука всем лекарственным травам, какими пользовалась сама. Она же взяла с будущего целителя обещание не поступать в медицинский институт. Врождённая интуиция диагноста — вот чем следовало дорожить будущему целителю. А официальная медицина развивает у своих адептов совсем иные качества.

Затем последовали годы учёбы в строительном техникуме, служба на флоте, окончание строительного института в Кривом Роге. И всё это время будущий целитель ничем не проявлял наследственные таланты. К тому же в роду Маловичко принято, чтобы к целительской практике приступал сложившийся, зрелый семейный человек.

Совмещать свою инженерную специальность с практикой целительства Маловичко начал, поселившись в Литве. Сам он отмечает начало своего пути знахаря-травника 1970 годом. Постепенно целительство вытеснило из жизни Анатолия Васильевича все остальные занятия. Обширная практика, череда больных, размышление о собственных неповторимых методах целительства, к которым подталкивали и жизненный опыт, и многочисленные факты исцеления.

К середине 80-х годов у Анатолия Васильевича Маловичко созрела мысль о необходимости принять идею Творца для того, чтобы быть действительно здоровым.

В этой книге собран весь бесценный материал по очищению организма, основанному прежде всего на духовном восстановлении и вере в силу Природы, в силу Творца. «Большая книга-очищение» — это итог не только серии по очищению, но и всего жизненного пути целителя. Под одной обложкой вы найдете тщательно отобранный и переработанный опыт Анатолия Маловичко, за плечами которого десятки лет изучения человека и сотни тысяч благодарных пациентов. Автор скрупулезно разъясняет свою методологию, не оставляя никаких «белых пятен» ни в теории, ни в практике очищения. Книга рассчитана на любого читателя, поскольку каждый из нас называет себя человеком и хочет вернуть себе истинно человеческую возможность обладать крепким здоровьем и красотой до глубокой старости. Следование по указанному им пути к здоровью доступно всем. Порукой тому — тысячи исцелённых.

ВВЕДЕНИЕ

Итак, впервые в одной книге я собираю всю информацию по очищению организма. Это очень радостное событие и для меня, и для читателей. Пять книг, посвященных полному очищению организма, встречаются в этой книге. Приветствую всех: и своих старых знакомых, и тех, кто столкнулся с моей системой впервые! Добро пожаловать на прекрасный и неизбежный для всякого мыслящего человека Путь — Путь очищения от духовной и физической грязи. Эта книга — не просто собрание моих сочинений по очищению, это черта, которую я подвожу под долгими исследованиями, размышлениями и открытиями. Она переписывалась и передумывалась много раз до тех пор, пока я не ощутил правильную энергетику каждой строки, пока не почувствовал, что уверен в каждом слове и каждом совете. Эта книга должна объединить вокруг себя самых разных людей, ее идеи должны стать поводом для полного изменения жизни человека. Главное, что не только мое имя и не только мой огромный опыт исцеления будет порукой правильности новых идей и действий. Ведь то, о чем я пишу: вера в Творца, подчинение законам Природы, накопление энергии путем правильных действий и мыслей, — все это придумал не я, это опыт мудрейших людей, опыт, накопленный веками. Именно на основе этого опыта я пришел к выводу, что физическое очищение и здоровье немыслимы без духовного очищения и веры. Этот постулат делает мою систему особой, отличает ее от других систем, результаты применения которых исчезают, как только человек перестает делать определенные процедуры. Очищение по Маловичко принесет вам устойчивые результаты, потому что зиждется на вечных ценностях, которые необходимы человечеству для выживания.

Впереди — подробный разговор обо всем, что касается очищения. Вас ждут и философия, и химия, и анатомия, но все в абсолютно доступном виде — не в моих правилах путать читателя излишней научной сложностью. Трудности, конечно, предстоят, но нет ничего невозможного для того, кто верит в Творца и в Человека. Я продолжаю свой путь к идеальному здоровью и уверен, что вы последуете за мной. Результатом будут вещи, которые не купишь ни за какие деньги — здоровье, душевный покой и радость от каждого прожитого дня. Но не будем же долго задерживаться на разговорах — приступим к очищению!

О ЧЕМ ВЫ УЗНАЕТЕ ИЗ ЭТОЙ КНИГИ — КРАТКИЙ ОБЗОР

Чтобы читатель понял, к чему нужно готовиться и чего ждать, я сразу изложу основные вехи очищения. Секретов здесь никаких нет, однако хочу предупредить нетерпеливых и слишком любопытных о том, что в моей системе очищения необходима дисциплина. И начнем мы с дисциплины читателя, иначе весь процесс очищения может быть загублен. Я не случайно в начале каждой части книги, в начале каждого этапа очищения излагаю кратко все, о чем пойдет речь. Любой пациент и читатель должен быть свободен в выборе и ответствен за все свои действия. Вы не должны нарушать мои инструкции: если я говорю, что такой-то объем книги нужно прочесть дважды, да еще с карандашом в руках, и только параллельно второму чтению приступить к конкретным действиям, то значит, так и нужно сделать. Это не прихоть автора-самодура, а необходимость, обусловленная самим процессом очищения. Наше засоренное сознание не так-то просто сдвинуть с ошибочных понятий о себе и о мире, оно должно свыкнуться, смириться с предстоящими действиями. На это нужно время. Таким образом, само чтение этой книги становится частью процесса очищения, и написана она в расчете именно на такую функцию. Я всегда буду рядом с вами, всегда помогу в трудный момент, но и от вас потребую внимания и полной отдачи. Ну, а вместе мы сдвинем горы!

ЭТАПЫ ОЧИЩЕНИЯ

Первый этап очищения организма — это энергоинформационное восстановление организма и основанное на этом процессе
очищение выделительной системы. Органы выделения отвечают за борьбу с болезнями, именно на них ложится самая большая нагрузка по выведению нечистот и болезнетворных материй. Именно эти органы безбожно эксплуатируются современ-
ным человеком, и этому надо положить конец. Мы очистим
выделительную систему и научимся жить, не засоряя ее.

В рамках очищения выделительной системы я ввожу понятие *трех линий обороны против болезней* — это желудочно-кишечный тракт, печень и эндокринная система. По порядку их
вступления в бой с болезнями мы и будем их очищать одну за
другой. Но никакое очищение не будет полным и устойчивым
без первой и главной части — энергоинформационного восстановления.

Первая часть первого этапа —
энергоинформационное восстановление

Тем читателям, которые хорошо знакомы с моими
книгами, не надо объяснять, что это такое. Они в полной мере
испытали на себе силу этого восстановления. Новичкам же скажу только, что эта часть книги посвящена идеологии очищения,
принятию Творца, принятию законов, которые предписаны человеку от его сотворения. Это основа любого очищения и его непременное условие. Разговор об этом впереди, поэтому скажу
лишь, что энергия и информация о жизни необходимы каждому из нас не меньше, чем вода и воздух. Мы болеем и умираем
чаще всего от отсутствия именно жизненной энергии, а не от
случайностей и превратностей судьбы. О том, как обрести до-
ступ к космической энергии жизни и информации о человеке и
мире, читайте в первой части этой книги.

Вторая часть первого этапа — очищение
желудочно-кишечного тракта

Именно эта часть нашего организма является первой
линией обороны против болезней. И достается ей незавидная
доля. Все, что потерявший разум человек отправляет внутрь
себя, становится работой для первой линии обороны. Если бы
не защитные функции желудочно-кишечного тракта, мы поги-
бали бы лет в 30, если не раньше. Наш долг — помочь себе, очистив первую линию обороны, обеспечив бесперебойный приток

энергии для борьбы с болезнью. Очень подробно мы будем говорить об этом во второй части книги.

Третья часть первого этапа — очищение печени и желчного пузыря

Сейчас нам не нужно вдаваться в подробности очищения, но уже сейчас нужно понять, что вторая линия обороны — это не значит менее важная. Печень играет в работе нашего организма решающую роль. Кроме всех прочих жизненно важных функций она вслед за желудочно-кишечным трактом вступает в борьбу с болезнями и отвечает за то, чтобы яды не попали в нашу кровь. Только природные, естественные средства лечения и очищения и вера в Творца могут спасти печень современного человека. Количество ядов, проходящих через нее ежедневно, так велико, что нарушение функций печени может произойти в любой момент, а это будет катастрофа для организма. Но помните о строгой очередности очищения уже сейчас: не очистив желудочно-кишечный тракт, нельзя очищать печень — это просто бесполезно.

Четвертая и завершающая часть первого этапа — очищение эндокринной системы

Третья линия обороны — эндокринная система — это самая загадочная часть нашего организма. Очищая ее и налаживая ее работу, мы будем иметь дело непосредственно с балансом жизненной энергии в организме. Это очень ответственный этап очищения! Очистив первые две линии обороны, мы уже обеспечим достаточный приток энергии в организм, и нужно будет научиться правильно ее распределять, ведь дисбаланс энергии — это тоже причина болезней, причем самая распространенная. Кишечник и печень тоже являются важными эндокринными органами, поэтому, строго говоря, мы начнем очищение эндокринной системы уже во второй части. Процесс этот будет долгим, но необычайно важным и эффективным. Очистив третью линию обороны, вы словно родитесь заново в собственном теле и обретете энергетическую гармонию, необходимую для крепкого физического и душевного здоровья.

Второй этап очищения — очищение на клеточном уровне

К этому этапу вы подойдете уже совсем другими людьми. Вы очистите выделительную систему и, что не менее важно, научитесь понимать истинные потребности организма. Очищение соединительной ткани — основы нашего существования — на клеточном уровне — это, что называется, высший пилотаж очищения, доступный только тем, кто неукоснительно выполнял мои указания и успешно провел все предыдущие чистки. Как мы будем очищаться, вы узнаете позже — ни к чему преждевременно думать об этом. Но я могу сказать, что даст нам эта чистка.

После нее вы сможете совершить необычайную, я бы сказал сенсационную, процедуру: вы сможете выбрать те напитки и продукты, которые вам надлежит есть и пить в соответствии с вашим уникальным генетическим кодом. Не с группой крови, не с полом, не с возрастом, а со всеми характеристиками сразу. Это будет прекрасным завершающим аккордом полного очищения организма. С этого момента вы сможете сами правильно питаться, правильно пополнять запасы энергии и получать с пищей и водой самую чистую и необходимую информацию.

Но все это впереди, а сейчас я прошу вас настроиться на серьезный разговор, на начало трудного и интересного пути, на встречу с самим собой, таким, каким вас задумал Творец. Желаю вам терпения, сил и удачи, а со своей стороны сделаю все возможное, чтобы все это сопутствовало вам.

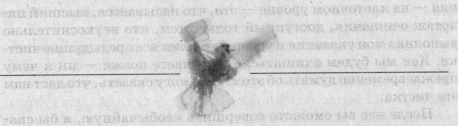

ПЕРВЫЙ ЭТАП ОЧИЩЕНИЯ.
ОЧИЩЕНИЕ ВЫДЕЛИТЕЛЬНОЙ СИСТЕМЫ.
ЧАСТЬ ПЕРВАЯ.
ЭНЕРГОИНФОРМАЦИОННОЕ ВОССТАНОВЛЕНИЕ

На данном этапе работы над книгой у меня нет и тени сомнений в том, что эта книга поможет буквально всем, кто прочтет ее. Именно первая часть первого этапа очищения, то есть самое начало пути, закладывает незыблемую основу очищения, основу долгой и активной жизни. Все изложенное здесь — это итог долгих поисков и исследований на пути к полному оздоровлению человека. В серии «Книга-очищение» и в этой итоговой книге я впервые включаю в свою систему этап энергетического, духовного восстановления. Это очень ответственный и важный для меня шаг.

Казалось бы, книга посвящена очищению, о котором я говорил уже не раз, и неожиданностей здесь не должно быть. Но в том-то и дело, что книг по очищению, в основе которого лежит энергоинформационное восстановление, не было до уже упомянутой серии. Обращаясь к этой теме, я снова предвижу, что многие будут потрясены взглядами автора. Да что там «потрясены» — я готов и к тому, что кто-нибудь решит, будто автор просто «тронулся умом». Но информация, которую я сообщу вам на этих страницах, настолько важна, что я не готов пожертвовать ни словом ради популярности.

Начать разговор нам будет нетрудно, ведь беды и заботы, связанные с необходимостью очищения организма, знакомы практически всем. Уже первый вдох новорожденного младенца, первый глоток материнского молока несет в нас всю ту грязь, которая впоследствии обернется камнями, песком, закупоренными капиллярами — словом, всеми последствиями загрязнения. А уж отсюда один шаг до болезни. Это ясно, но как бороться с таким тотальным засорением?

> **Цель этой книги: вернуть организму силы**
> **для борьбы со шлаками**

Для того чтобы бороться с болезнями, а вернее, даже предотвращать их, нам не нужны никакие лекарства. Человеческий организм изначально обладает всеми необходимыми ресурсами и системами для уничтожения или выведения всех возбудителей болезни. Однако эти защитные механизмы перестают действовать, когда организм засоряется и отравляется шлаками. Мы сами отнимаем у него все средства исцеления и очистки. А дальше, вдобавок, начинаем есть пилюли, которые еще больше разрушают иммунитет и усугубляют засорение.

> **Вывод прост: стоит очистить организм,**
> **и к нему вернутся силы, достаточные для**
> **подавления любого недуга в самом начале.**
> **А слово «силы» мы свяжем со словом энергия,**
> **которое окажется очень важным для нас**
> **в процессе очищения.**

Свидетельством наличия таких сил в организме является именно то, что переполненный шлаками по самое, что называется, «не могу» организм, тем не менее, работает. А это значит, что иммунитет при нас, никуда он не делся, только ему не хватает ресурсов, той самой энергии для того, чтобы победить болезнь. О том, что это за энергия, откуда она берется и куда девается, мы и будем говорить.

> **Вы скажете, что вернуть организму прежние**
> **силы нереально? Это ерунда!**

Перед нами встает действительно сложная,
но вполне выполнимая задача,
и мы справимся с ней

Эта книга — итог моей многолетней практики

Многолетний анализ собственного опыта, долгие на-
блюдения за природой человеческих недугов изменили ряд моих
оценок, подсказали новые подходы, заставили взглянуть на
оздоровление шире и смелее. А результат опубликования серии
«Книга-очищение» еще раз убедил меня в собственной правоте, — тысячи людей откликнулись на эти книги и достигли потрясающих результатов, очищаясь по моей методике.

Это, конечно, не значит, что мои прежние методы перестали приносить плоды. Они, как и прежде, помогают людям. Я не
отрекаюсь ни от одной из своих прежних книг! Тысячи пациентов, восстановивших свое здоровье, свидетельствуют о том, что
я всегда стоял на правильном пути. Но открывшиеся мне новые
горизонты заставили меня переоценить все написанное и добавить материал по очищению на качественно ином уровне. Еще
больше, чем прежде, я убежден в возможности полного исцеления через очищение. Скажу больше, эффективность моих новых методик неизмеримо выше прежних результатов — теперь
я знаю это точно. Вот почему настало время собрать книги-очи-
щения вместе и представить читателю полный материал по эта-
пам чисток и энергоинформационному восстановлению. Я воз-
лагаю на эту большую книгу огромные надежды по исцелению,
очищению и преображению сущности человека.

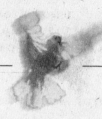

ПОЧЕМУ ВСЕМ ЧИТАТЕЛЯМ МОИХ ПРОШЛЫХ КНИГ НЕОБХОДИМО ПРОЧЕСТЬ ЭТУ НОВУЮ КНИГУ

«Большую книгу-очищение» я считаю на сегодняшний день вершиной всего сделанного мной. И даже если вы внимательно прочли и уже использовали тактику очищения, данную в моих предыдущих книгах, все равно — начните сызнова! Если же вы провели очищение по пяти «Книгам-очищениям», то и в этом случае вам будет гораздо сподручнее обращаться к источнику, где весь материал собран воедино. Ведь такая информация — это учебник на долгое время и для многих людей.

Именно в этой книге очищение наглядно представлено как стратегия оздоровления. Очищение, о котором сказано уже столько слов, становится частью всеобъемлющего энергоинформационного восстановления человека.

Новое качество моих книг даст вам новое качество жизни.

Все мои теоретические взгляды проверены практикой

Все мои наработки проверены на практике. В этом вы можете не сомневаться. Год за годом я фиксировал результаты своих исследований, исцелений людей с разнообразными патологиями. Методики совершенствовались, становились гибкими, универсальными, а их эффективность подтверждалась нередкими случаями излечения так называемых безнадежно больных. Статистика, именно моя статистика, которую не нужно было корректировать ни для минздрава, ни для райздрава, ни для прочих «здравов», выступала в качестве беспристрастного критерия отбора методов.

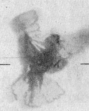

ЗРЕЛОСТЬ И ПОЛНОТА — ДОСТОИНСТВА ЭТОЙ КНИГИ

Я продолжаю свой Путь, начатый много лет назад

Повторяю, что своим взглядам, с которыми несколько лет назад я впервые вышел к читателям, я не изменяю. Все, за что вы полюбили мои прошлые книги, все, чему вы доверяли в них, осталось и будет работать на ваше здоровье! Но время идет, и мои труды не стоят на месте. Плох тот автор, который перепечатывает одно и то же в течение долгих лет. И читателям я советую двигаться вместе со мной, изменяя и совершенствуя методы оздоровления.

Мои новые книги — воистину передовая, где Природа и Человек сражаются с болезнями

Теперь я владею такими представлениями о человеке, такими оздоровительными практиками, что в ближайшие несколько лет можно без преувеличения ожидать радикальных перемен в науке о здоровье. То здесь, то там появляются публикации, подтверждающие мои взгляды. Уже не только те, кто лечит, опираясь на силы Природы (натуропаты), но и ученые-медики ищут новые подходы, и все чаще наши пути пересекаются. Это говорит о том, что настало время человечеству объединиться вокруг идеи истинного очищения, которое направлено не только на физическую составляющую жизни, но и в первую очередь на духовную, энергетическую составляющую.

Взгляды на очищение по моей системе разделяют и самые прогрессивные медики

Очищение, эта наиболее важная составляющая борьбы за здоровье, уверенно входит в арсенал официальной медицины. Осталось совсем немного и вся медицина придет к тем же выводам, к которым уже пришел я. Пока что врачи готовы признать мою правоту лишь в разговоре один на один, но и это уже немало. Тем более что многие из них прошли у меня индивидуальный курс лечения. И на результаты, честно скажу, не жаловались.

Подача материала в этой книге доведена мной до самого высокого качества

Мне стоило большого труда написать о таких важных вещах сжато и энергично, ведь хочется говорить много, рассказать все, что знаешь, в самых мелких подробностях. Но мы ведь хотим очищаться, а не слушать интересные истории. Автор, тем более автор, пишущий о человеческом здоровье, не имеет права громоздить фразы друг на друга просто так, для красоты. Каждое слово, каждый абзац должны нести уверенность в успехе и ясные, четкие объяснения того, что следует делать, двигаясь по пути к полному здоровью и возвращению Человеческого облика.

Лишь самое важное собрано в этой книге, но зато уж и пренебречь нельзя ничем — нельзя выкинуть ни строчки, не навредив себе. Каждая часть этой книги, и все они в совокупности ведут вас к одной цели — энергоинформационному восстановлению, за которым следуют и здоровье, и счастье.

Эта книга объединяет опыт древнейших цивилизаций и наработки современной науки

Обратите внимание на слово восстановление. Оно будет часто встречаться на страницах этой книги. Я расскажу вам о том, какие возможности даны человеку от рождения, как он утрачивает их и как вернуть это растраченное богатство. Опыт древнейших цивилизаций и наработки современной науки — все мы используем на благо организма, на восстановление доступа жизненной энергии к каждой клетке нашего тела.

Главный настрой этой части книги

Главный настрой таков: я чувствую себя как сотрудник скорой помощи. Убедить, научить, подтолкнуть к конкретным действиям, дать почувствовать результат — вот моя первая задача!

И в этой части книги я расскажу в деталях лишь о самых важных, узловых положениях системы. Мы не будем пока заваривать травы, делать упражнения и прочее, но мы займемся самым важным — будем думать над судьбой человечества и человека, над причинами болезней. Когда же мы поймем эти причины, нам станет ясно, как нужно действовать, чтобы исправить положение и вернуть здоровье каждому человеку.

ИСТИННОЕ ЗДОРОВЬЕ НЕВОЗМОЖНО БЕЗ ЭНЕРГОИНФОРМАЦИОННОГО ВОССТАНОВЛЕНИЯ

Работа над текстом этой книги шла до тех пор, пока чтение рукописей не стало оказывать на моих пациентов определенное действие

Формула очищения — вот что люди привыкли считать главным при очистке организма от шлаков. Такая формула имеется в каждой системе, есть она и у меня. Но кроме этого каждая страница моей книги несет настрой на *энергоинформационное восстановление*. Но одно дело, когда человек сидит перед тобой и, глядя ему в глаза, держа его за руку, я передаю ему всю уверенность в своей правоте, убежденность в благоприятном исходе. Когда же я оставляю человека один на один с книгой, как это было в моих предыдущих изданиях, безвозвратно теряется то, без чего невозможен процесс исцеления. Человек лишается контакта с личностью целителя, перед ним бумага, исписанная рецептами и советами. Ну а бумага разве вылечит?

А все дело в том, что устная и письменная речь это далеко не одно и то же. И преодолеть разницу между ними оказалось совсем непросто. Нужно было вложить в слова, написанные на бумаге, так много, что если бы не помощь издательства «прайм-ЕВРОЗНАК», вряд ли мне удалось бы довести работу до конца.

Сотрудники этого замечательного издательства убедили меня не просто изменить манеру письма, но выбрать такую форму работы над текстом, чтобы читатель постоянно ощущал мое присутствие, чтобы энергия моих слов, перетекая в его сознание, становилась энергией уверенности в том, что очищение приведет к *энергоинформационному восстановлению*, а вслед за *энергоинформационным восстановлением* наступит удивительное преображение всего организма.

Работа над текстом этой книги шла до тех пор, пока чтение рукописей не стало оказывать на моих пациентов совершенно такое же действие, как и личный контакт. После этого я уже был спокоен и мог выпустить в свет рассказ о качественно новом очищении.

Содержание «Большой книги-очищения» — это путь, которым уже прошли сотни тысяч

Именно сотни тысяч, но это не все. Уже после издания отдельных «Книг-очищений» я понял, что не ошибся: нашел правильные слова и правильный метод изложения материала. Сотни тысяч читателей и пациентов подтвердили мои слова и исцелились с помощью моих методов. Теперь же я еще раз перечел и отредактировал все написанное, улучшив качество каждой из книг и объединив их в одну. В этой книге все выверено, все направлено на очищение. Что бы ни происходило: перепады давления, семейные неурядицы, эпидемия гриппа — энергия, заключенная в моих словах, остается неизменной. И поэтому я с полной уверенностью в успехе предлагаю вам пройти вместе со мной путем очищения и *энергетического восстановления*.

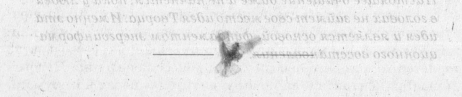

_____

ФУНДАМЕНТ ЭНЕРГОИНФОРМАЦИОННОГО ВОССТАНОВЛЕНИЯ

Год за годом я встречаюсь с людьми, несущими ко мне свои страдания, и всякий раз должен отвечать себе на вопросы: «Что это за человек? Каков он? Сколько в нем сил, и как их разбудить, чтобы он вместе со мной одолел болезнь?». Раз за разом я отвечал на эти вопросы и наконец понял главное: Никакое очищение не избавит человека от болезней, не разбудит его скрытые силы до тех пор, пока он не признает себя «творением Божьим»! Настоящее очищение даже и не начнется, пока у людей в головах не займет свое место идея Творца. Именно эта идея и является основой, фундаментом энергоинформационного восстановления.

Я рискую поссориться с материалистами

Вот я и сказал то, что заставило меня переработать свои прежние книги и пересмотреть многие взгляды. Знаю, многим станет не по себе от этих слов, многим убежденным материалистам захочется захлопнуть книгу и не возвращаться к ней!

Тем более что есть и другие авторы, которые, так сказать, не лезут в душу, а просто говорят: делай так, так и так. И все будет хорошо. Но идти на уступки я не могу, как не могу назвать черное белым. Не могу вам сказать: хотите верьте в Творца, хотите — нет, а я вас все равно вылечу. Это было бы ложью, а лгать я не намерен.

Я рискую поссориться с официальной медицинской наукой

И здесь я могу не прийтись ко двору. Я рискую тем, что может рухнуть то хрупкое согласие, которое только наметилось между мной и представителями официальной науки. Но тут уж, как видно, ничего не поделаешь. Плох тот целитель, который думает о признании, а не о здоровье своих пациентов.

И я готов отстаивать необходимость веры в Творца, коль скоро только эта вера несет истинное здоровье и телу и душе!

Прошу вас: дочитайте книгу, а потом только выносите свой приговор!

Я прошу читателей об одном: не произносите свой приговор целителю Маловичко прямо сейчас. Многие мои пациенты начинали свой путь с недоверием и сомнениями. Большинство из них еще в середине пути расстались с этими неприятными спутниками. Я готов говорить и со скептиками, и с атеистами — слишком мне дорого здоровье каждого человека на этой планете. Я не успел еще сказать все, что знаю, а захлопнуть книгу вы успеете. Будьте терпеливы ради себя, ради своих близких и читайте дальше!

В конце концов, мы хотим одного и того же — здоровья, и я убежден, что мы станем союзниками. Расстаться никогда не поздно, но путь в одиночку тяжел и полон сомнений.. Я научу вас, как сделать разум союзником души и тела, и перед этим союзом не устоят никакие преграды на пути к полному и совершенному здоровью.

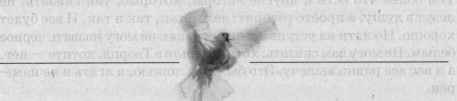

ОЧИЩЕНИЕ
ДОЛЖНО СТРОИТЬСЯ
НА ДУХОВНОЙ ОСНОВЕ

Человек — это не только анатомия.
Это гораздо больше!

Что это значит? Да только то, что человек сильно отличается от картинки в учебнике анатомии. Конечно, у всякого человека есть кости, и мышцы к ним прикрепляются, и мозг лежит в своей надежной шкатулке, и все сверху обтянуто кожей. А самое главное, что ученые медики наперечет знают все части, из которых мы составлено. Но все ли?

Но почему-то приходит час, и все это устройство, называемое человеком, начинает совершать такое, что учеными никак не предусмотрено. То это существо чахнет от разлуки и пропадает от любви, хотя в то же время находится в самых комфортабельных условиях. То наоборот — холод, голод, нищета, а человека не берет ничего, и причиной тому снова любовь.

А молитва, с верой и любовью? Чудеса, совершающиеся по слову святого или по молитве? Мироточивые иконы в Москве и сейчас исцеляют молящихся больных и в первую очередь детей. Что это, чудо? Нет, думается мне, это искренняя вера в Творца, которая и творит то, что по своему неразумию называем мы чудесами. И вот это исцеление верой и любовью имеет свой механизм. Этот механизм — предмет нашего пристального исследования.

Тот, кто верит в механизм самовнушения, тоже разделяет мои взгляды

Не обязательно уже быть глубоко верящим в Творца человеком, чтобы приступить к чтению этой книги и очищению. Порой мы сами не знаем о том, что вера, так необходимая всякому человеку, живет в нас, но из-за предрассудков и засорения она приобретает искаженные формы. Вот, например, вера в самовнушение — это тоже часть веры в Творца. Многие сначала мне не верят, но это так. Всегда найдется самоуверенный человек, который скажет: «Конечно, тот, кто искренне молится, может и исцелиться. Но это происходит, потому что действует могучая сила — самовнушение. О, самовнушение, — говорят они. — Человек может внушить себе все, что угодно». Но если подумать, то совсем не все.

Действительно, стоит немного потренироваться, и вы научитесь ощущать по своему желанию и тепло, и холод, и даже боль. И реакция на такие внушенные состояния будет самая настоящая, без обмана. У тех, кто внушает себе представление о прижатой к коже разогретой монете, может вскочить волдырь, а воображаемый холодный сквозняк вызовет мурашки. Но попробуйте внушить себе, что у вас начали распускаться листочки — никаких изменений в организме не произойдет!

Человеческому организму неизвестно, что бывает, когда начинают распускаться листья, и такой сеанс самовнушения не даст никаких результатов.

А это значит, что нельзя внушить организму то, о чем он не хранит памяти как о реальном событии!

Значит, и обращение к Творцу, и результаты этого обращения отражают настоящее, а не нарисованное в учебнике строение человека.

Глубоко в сокровенных уголках человеческого сознания таится представление о первоисточнике всего сущего, и вера в Творца (пусть кто-то назовет ее сеансом самовнушения) оживляет это доставшееся нам от рождения знание.

Я не призываю всех немедленно стать религиозными людьми. Каждый решает этот вопрос глубоко в своем сердце. Я же веду речь о той жизненной энергии, которая связывает человека со всей Вселенной. Источник ее — Творец. Поверить в Него, полюбить его — значит открыть свою энергоинформационную сущность навстречу целительной энергетике Вселенной. Бесперебойное поступление энергии, необходимой организму, определяется нашей верой и желанием жить по истинным законам Вселенной. Может быть, кому-то будет не под силу переменить свои взгляды так круто — пусть для вас начало всех начал называется высшим Разумом, Природой. Главное, стремитесь отыскать в себе то, что станет потом твердой верой, что свяжет вас с Энергетическим полем Вселенной и даст силы для очищения.

Эта книга не место для научных или богословских споров, не к этому я призываю вас сейчас. Просто поверьте: человек — это не только тело. А как только вы поверите в это, тут же придет и понимание того, что без очищения духовной сущности человеку не очистить тело и не выжить в этом мире.

Поверить в силу Творца —

значит наполнить тело и душу жизненной энергией!

Раскрыться навстречу энергии Творца — вот залог полного оздоровления.

КТО ПУСТИЛ СЕБЕ В ДУШУ ОБРАЗ ТВОРЦА, ТОТ УЖЕ СДЕЛАЛ ПЕРВЫЙ ШАГ НА ВЕРНОМ ПУТИ К ЗДОРОВЬЮ

Если берешься писать книгу, очень важно угадать, когда у читателя возникает вопрос, без ответа на который нельзя двигаться дальше. И вот теперь этот момент настал. Пора объяснить подробно, как принятая идея Творца поможет в деле очищения.

Прежде всего скажу, что тот, кто пустил себе в душу образ Творца, уже сделал первый шаг на Верном Пути к Здоровью. Его энергоинформационное восстановление уже началось. Оговорюсь сразу, этот путь закрыт для тех, кто не хочет видеть в себе ничего, кроме анатомии. Мне горько говорить, но они сами отказались от того единственного пути, на котором возможно полное исцеление от болезней, признанных официальной медициной неизлечимыми. Но и у этих людей всегда есть шанс — стоит только сломить свое упрямство и гордыню!

Я верю, что этот путь очищения со временем станет общим. Более того, я уверен, что мои идеи способны объединить миллионы людей, разъединенных политикой, социальным статусом и прочими факторами засорения сознания. Нужно только преодолеть инерцию десятилетий, разрешить себе поверить в то, что не все в жизни можно потрогать руками и увидеть под микроскопом, не все в жизни можно постичь разумом. Как преобразится ваша жизнь! Не раз и не два наблюдал я уже это преображение духа и разума. Больше всего эти люди похожи на путников, измученных жаждой и вдруг обнаруживших источник живительной влаги прямо перед собой. Их радость от этого внезапного обретения огромна и целительна, но ее нельзя передать другим, как передают таблетки и микстуры. Каждый из нас свободен и каждый отвечает за себя сам.

Так не упрямьтесь же!
Отбросьте предрассудки неверно
истолкованного научного мировоззрения,
встаньте на путь исцеления, о котором
я говорю. Его не нужно искать, он уже от-
крыт. Это значит, что все болезни могут быть
излечены на Верном Пути к Здоровью!
Я знаю этот путь, мы пройдем его вместе
уверенно и эффективно.

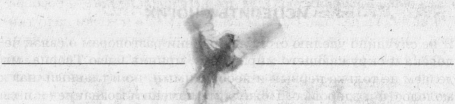

ПРЕДВАРИТЕЛЬНЫЕ ИТОГИ И ПЛАН ДАЛЬНЕЙШИХ ДЕЙСТВИЙ. ПЕРВЫЙ И САМЫЙ ВАЖНЫЙ ШАГ В ОЧИЩЕНИИ ПО МОЕЙ СИСТЕМЕ — НАЧАЛО ЭНЕРГОИНФОРМАЦИОННОГО ВОССТАНОВЛЕНИЯ

Я искренне хочу помочь всем, кто нуждается в помощи. Я передаю вам с помощью этой книги свою непоколебимую уверенность в необходимости восстановления утраченных связей с Природой, в признании себя частью этой Природы, признании Творца.

Божественная энергия, питающая все живое, должна свободно войти в нас и исправить все наши ошибки. Без вмешательства этой энергии любое лечение окажется неэффективным, и даже если будет иметь положительный результат, то вскоре этот результат испарится, растает как дым. Произойдет это оттого, что неправильное лечение не избавит вас от энергоинформационного засорения, не очистит организм от шлаков, а сознание — от грубого материализма и неверия. В таком случае вы не очистите в себе каналы для поступления жизненной энергии, я называю ее *энергией-информацией*, которая и позволяет человеку быть человеком, здоровым и разумным.

Уверенность в том, что, принимая идею Творца и его волю, мы становимся на единственно правильный путь, должна быть непоколебимой.

Я уверен, что мне удалось вселить в вас эту уверенность.

ОДНО ЛИШЬ ПРИЗНАНИЕ ТВОРЦА СПОСОБНО ИСЦЕЛИТЬ МНОГИХ

Я не случайно уделяю столько времени разговорам о связи человека и окружающего мира. Ведь, приняв идею Творца, мы делаем не только первый и необходимый, но и главный шаг к молодости и здоровью. Пожелайте изменить сознание — и вы увидите, что даже одно стремление к этому приводит любого из нас к глобальному улучшению здоровья.

Не спешите отмахнуться от этих слов, ведь я не один год наблюдаю за возрождением самых тяжелых больных. Лишь одна вера, даже еще не подкрепленная физическим очищением, творит чудеса. Далеко ходить не надо: я каждый день чувствую по себе и своим близким, как меняется тело, как разглаживаются морщины и как светлеют мысли от сознания, что ты не один во вселенной, что ты пронизан потоками божественной энергии, направляющей тебя и хранящей от бед.

Трудно доказать такие нематериальные вещи, и некоторым придется сильно постараться, чтобы пойти за уже исцеленными. Если в вашей душе есть сомнения — пусть, ведь препятствия — это не повод свернуть с пути. Главное, чтобы была надежда, надежда вновь обрести утраченное здоровье, почувствовать себя молодым и счастливым!

ИСТОРИЯ ОДНОЙ ДЕВУШКИ

В качестве примера исцеления я хочу вновь рассказать читателям эту историю. Я уже писал об Альме Нексе, шведской девушке, которая с детства была прикована к инвалидной коляске. Кто вернул к нормальной жизни это несчастное и в полной мере беспомощное существо? Давайте посмотрим на ее исцеление объективно.

Альма болела полиартритом, ее тело было скрючено, суставы деформированы. Она была одной из тех, кого медицина называет безнадежными. Только родная мать может надеяться на чудо в такой ситуации, и мать была ее единственной опорой. Однако судьба была жестока к Альме, и мать девушки умерла, дожив лишь до двадцатилетия дочери.

Одна ночь после потери самого близкого человека изменила жизнь Альмы. Ей нужно было решить, как жить и жить ли вообще в ее, казалось бы, безвыходном положении. Но, видно, в больной девушке не так уж мало было сил и мужества, потому что она поняла, как спасти себя и снова стать здоровой.

Спасение пришло в странной форме: Альма Нексе поняла, что ей нужно есть вареный неочищенный картофель. Вы скажете —

бред? Но этот бред был подобен откровению, и первое облегчение сменилось полным выздоровлением, не сразу, конечно.

Что это было? Откуда в голову несчастной девушки пришла спасительная мысль, никак не связанная с ее предыдущим опытом? Для меня совершенно очевидно, что в ту трагическую ночь душа Альмы открылась для той самой энергии, о которой мы все время говорим. Энергия-информация, попав в ее сознание и тело, дала ей ответ, научила, как выжить. Поиск соломинки, за которую можно уцепиться в отчаянном положении, привел ее разум и интуицию к принятию Творца и его воли. Ей нужно было только услышать, что говорит ей через ее же тело Природа. И она услышала!

Всем нам необходимо научиться делать то же самое, но не у всех это выйдет за один день. Но мы найдем способы помочь своему телу, а через него и разуму, научиться следовать воле нашей Природы, воле Творца.

> История Альмы Нексе доказывает нам, что открыть душу Творцу и выздороветь может даже самый больной и, казалось бы, слабый человек. Были бы желание и упорство!

Для многих признание Творца окажется непростой задачей

Вера в единую гармоничную силу Природы или Творца действительно оказывает потрясающее действие на организм человека. Меняется все: от настроения, которое ничем не измеришь, до вполне поддающихся анализу данных, таких как артериальное давление, состав крови, внешность, наконец. Но скоро, как известно, только кошки родятся, а чтобы изменить мировоззрение, большинству современных людей понадобится много сил и терпения.

Мы настолько засорены и физически, и интеллектуально современной цивилизацией, что придется немало потрудиться, чтобы начать верить в себя и в Творца, который нас создал. Но уверяю вас, потрудиться стоит, поскольку это единственный путь к *физическому и духовному здоровью*. Я же, со своей стороны, сделаю все возможное, чтобы помочь вам, дать нужную информацию и направить по нужной дороге.

> Но без вашей воли к победе и вашего упорства у меня ничего не выйдет. Этот мир устроен так, что каждый должен сам пройти путь очищения и вернуться к Природе.

Что даст нам принятие идеи Творца

Как только мы совершаем этот первый шаг, весь мир вокруг нас приходит в движение. Мы не можем его видеть, но мы чувствуем его всем своим существом! Признание высшей воли — это особый акт, влекущий за собой перестройку мира вокруг нас, переорганизацию, выражаясь несколько грубо, той самой силы, которую кто-то зовет божественной, кто-то энергоинформационной (в этой книге вы будете встречать и то и другое название). Таким образом начинается энергоинформационное восстановление — процесс, в результате которого вы станете таким, каким вас задумал Творец, — по-настоящему разумным, молодым и здоровым человеком.

Как только вы принимаете Творца, вы становитесь другим. Несмотря на всю внешнюю схожесть со всеми остальными, люди, вставшие на этот путь, стали качественно другими, и они никогда не захотят вернуться в прежнее состояние. Доверьтесь мне и опыту тысяч исцеленных и вы возродитесь для новой жизни!

> **Повторюсь, признание Творца — наш единственный шанс использовать все возможности, данные нам от рождения. Его воля создала нас, значит, лишь приняв ее мы сможем стать идеальными людьми!**

Признание Творца разблокирует ресурсы организма

Как, с помощью каких знаний и действий, можно практически осуществить признание себя частью божественной энергии — об этом я напишу чуть позже в этой же книге. Сейчас же самое главное — ваша готовность совершить первый шаг, признать Творца и себя как его творение!

Как только вы приступаете к воплощению этой готовности, вы сразу начинаете разблокировать совершенные механизмы и ресурсы собственного организма и космоса, которые помогут вам избавиться от всех, абсолютно всех болезней!

Только лишь сказав «да» божественной энергии, вы сразу включаетесь в поток ее полей, сразу начинаете питаться ею и подчиняться ее воле, а это и есть энергоинформационное восстановление. Пусть первые шаги в потоках этой энергии будут неуверенными, мы с каждым днем будем совершенствовать свои отношения с миром. С каждым днем мы будем лучше понимать себя и мир, в котором живем, а значит, перестанем совершать страшные грехи, разрушать гармонию и... болеть. Информация о жизни, которую мы будем получать с энергией, даст нам шанс жить дальше правильно, не нарушая законы Вселенной и не разрушая себя.

ФИЗИЧЕСКОЕ ОЧИЩЕНИЕ ОРГАНИЗМА — НАШ ДОЛГ ПЕРЕД ПРИРОДОЙ

Второй шаг, следующий за принятием главной идеи очищения, — это процесс помощи нашему организму в избавлении от шлаков, грязи и, как следствие, от всех болезней. Физическое очищение — непременное условие любого лечения. Нет человека, не нуждающегося в очищении всех систем организма. Даже самые здоровые из нас ходят по лезвию бритвы, не избавляясь от накапливающихся в организме нечистот. Настанет день, и закроется последний канал, снабжающий их энергией, и тогда будет гораздо сложнее осуществить чистку. Так что не обольщайтесь по поводу ресурсов организма: на «авось» здоровье и молодость не вернешь и не сохранишь.

Все мы, современные люди, полны шлаков,
значит, всем нам необходимы чистки.
Их интенсивность и продолжительность
будут зависеть от вашего состояния,
но никто, помните, никто не обойдется
без очищения, если захочет вернуть
молодость и здоровье!

Важно знать: очищение должно быть последовательным!

Это положение крайне важно для нас. Первое, что мы твердо усваиваем в последовательности действий, это то, что физическое очищение — это второй шаг, следующий за первым. Я не думаю, что вы не умеете считать до двух, просто мой опыт показывает, что большинство людей пренебрегает идеологией очищения и сразу приступает к практике. Не вздумайте последовать их примеру!

К сожалению, и среди народных целителей, моих коллег-натуропатов, много таких людей. Поэтому-то и большинство модных теперь чисток оказывается столь неэффективными.

Все чистки на сегодняшний день начинаются со второго шага, поэтому я столько времени и места уделяю идеологии очищения, принятию законов Природы и изменению сознания.

Однако на этом строгая последовательность не заканчивается! Совершая второй шаг — физически очищая организм, мы так же послушно должны следовать за природой.

Я предлагаю самую оптимальную на сегодняшний день последовательность очищения организма

Организм человека — сложнейшая система, в которой помимо циркуляции энергии происходят удивительные и сложные химические, биохимические и прочие процессы. Медицинской науке это известно, но отчего-то даже на материальном уровне она не предлагает нам выверенной последовательности очищения всех систем. Не будем слишком задумываться над этим, лучше воспользуемся доступными нам знаниями, накопленными человечеством и систематизированными вашим покорным слугой.

Я долгие годы изучал человеческий организм и искал, нащупывал тот единственный путь очищения, который предназначен нам самой Природой. Теперь я твердо уверен в том, что нашел его, и готов поделиться со всеми, кто нуждается в такой информации. Я уже обозначил на первых страницах этой книги последовательность этапов очищения. Теперь мы поговорим об этом несколько подробнее, чтобы у читателей не осталось сомнений в правильности предлагаемого пути.

Итак, я предлагаю вам особую последовательность чистки организма, следствием которой (при соблюдении всех рекомендаций) будет очищение, оздоровление, а значит, и омоложение!

В первую очередь вычистить следует выделительную систему

Почему выделительную систему? Ответ очевиден: потому что именно эта система позволяет организму естественным путем избавляться от всего ненужного и опасного. К тому же, выводя из организма шлаки, эта система засоряется быстрее других, то есть, спасая наше здоровье и жизнь, она изнашивается и нуждается в регулярных чистках.

Мы будем действовать, как я уже сказал: сначала желудочно-кишечный тракт, потом печень и, наконец, эндокринная система, в числе прочих выполняющая и выделительные функции. Любые отклонения от этой последовательности зачеркивают все достигнутые результаты. Запомните это предостережение. Нарушать этот порядок нельзя!

> **Нарушив последовательность очищения выделительной системы, мы нарушим логику ее работы и навлечем на себя новые болезни.**

Почему следует начинать очищение с кишечника

Почему же мы начинаем с кишечника, а не с печени, даже если она давно доставляет нам неприятности? Потому что в нашем организме, как на фронте, существуют *линии обороны против болезней*. Их три: первая — желудочно-кишечный тракт, вторая — печень и только третья — эндокринная система. Эти линии подобны фильтрам, задерживающим и затем выводящим из организма балластные и вредные вещества. Организм человека устроен так, что желудочно-кишечный тракт первый сталкивается с задачей защитить организм от шлаков. С чем не справился кишечник, то достается печени, а что прошло и сквозь этот фильтр, должно выделяться эндокринными железами.

Из такой последовательности становится совершенно ясно, что, не очистив первую линию обороны, просто нет смысла приступать ко второй. Так же и третья может эффективно очищаться только после очищения первых двух.

Мы еще много будем говорить
о функциях и особенностях выделительной
системы. Сейчас главное запомнить,
что выбранная последовательность
не случайна, она продиктована самой
Природой и является прямым следствием
признания ее законов.

Важность изучения краеугольных камней здоровья

Избавление от болезней и очищение базируются на понимании, что есть здоровый организм. Именно правильное понимание здорового организма, а не болезни, станет нашей базой.

Большинство врачей, и традиционных, и нетрадиционных, изучают именно болезни. Мы же с вами изучим так называемые краеугольные камни здоровья и уже отсюда поймем, откуда берется болезнь. Таким образом, мы не будем лечить симптомы, а избавимся от истинных причин недугов.

Будьте готовы к тому, что далеко не все из этих причин окажутся материальными. Наши привычки и мысли не реже, чем наследственность и вирусы, становятся причинами самых тяжелых недугов.

Принципы здоровья — вот что интересует нас в первую очередь! И теперь настало время изучить эти принципы и использовать полученные знания, опираясь на конкретную практику очищения организма.

КРАЕУГОЛЬНЫЕ КАМНИ ЗДОРОВЬЯ. ПРИНЦИПЫ ЛЕЧЕНИЯ И ОЧИЩЕНИЯ ОРГАНИЗМА

Принципы моего лечения строятся на принципах работы здорового организма

Прежде чем приступать к очищению организма, необходимо познакомиться с принципами, лежащими в основе моего метода лечения и очищения. Всем моим читателям надо твердо запомнить, что лечение и очищение суть одно и то же. Ни одна болезнь не оставит вас навсегда, если вы не очистите организм и не дадите ему возможность, что называется, нормально работать. Я знаю, что уже говорил это, но также знаю, что многие готовы пренебречь этими словами. Поэтому я повторяю каждое важное положение своей системы многократно, чтобы даже у самых строптивых и самоуверенных читателей оно отложилось в голове. Не забывайте, ведь книга написана так, чтобы уже само чтение оказывало на вас очищающий эффект.

Итак, принципы, которые лежат в основе моего метода оздоровления, очень просты и незыблемы, как все, что задумано Природой. Наш путь к молодости и здоровью — это тот путь, который избрал бы сам организм. Никакой Америки мы не открываем. Но это с одной стороны. С другой — мы настолько извратили свою природу, настолько отвернулись от потребностей собственного тела (не говоря уже о душе), что тело уже не может без дополнительных усилий и помощи извне привести себя в порядок. А порядок — это здоровый и молодой организм, успешно справляющийся со всякой болезнью, выводящий все ненужное и в зародыше пресекающий всякий патологический процесс. Значит, мы вернем организму силы, наполним его энергией для того, чтобы он сам защищался от болезни и старости.

> Итак, мы исходим из принципов
> работы здорового организма.
> Мы помогаем восстановить телу
> все его исходные возможности, не навязывая
> никаких чуждых методов лечения.
> Все это означает, что первым
> делом мы очищаемся!

На каких принципах мы строим очищение

Краеугольные камни, лежащие в основе борьбы с болезнью, тоже просты, но значение их невозможно переоценить. Я сравниваю их с тем камнем из русских былин, на котором просто и ясно были изложены возможные перспективы богатыря: направо пойдешь — коня потеряешь, налево пойдешь — ничего не найдешь, прямо пойдешь — жизнь потеряешь.

Вот и мы с вами стоим на распутье. Интересно, что богатырь всегда выбирал путь, ведущий к смерти, и, как правило, не погибал на нем, а напротив, побеждал всех врагов и выходил героем. Что это за иносказание? Уверен, что имелся в виду тот единственный, самый тяжелый, но верный путь, на котором нельзя ошибаться, ошибка и трусость наказываются смертью. Зато достойно прошедший этот путь не то что не погибает, а получает в награду все, что можно пожелать.

Нам с вами чуть проще, чем былинным героям, — на наших краеугольных камнях нет пути, ведущего к смерти, — это путь в обход этой книги. Но, тем не менее, единственно верный путь, который я призываю вас выбрать, куда сложнее всех остальных. Но и награда, ожидающая упорных и целеустремленных, не шуточная — крепкое здоровье и возвращение молодости.

Суть краеугольных камней

Стоят краеугольные камни здоровья на том, что болезнь возникает в засоренном организме. Почему? Да потому, что только забитый разного рода грязью организм не может сам справиться с начинающейся болезнью. Естественные пути выведения шлаков и ядов закрыты, выделительная система засорена, значит, болезнь выводится неестественным, обходным путем, травмируя при этом жизненно важные системы и органы.

Организм не может сам очиститься в такой ситуации, поскольку и энергетические каналы засорены — нет сил, разум находится во власти дурных привычек и информационного мусора. Живительная энергия извне к нему не поступает — значит, очищение не происходит.

> **Мы своими руками блокируем**
> **естественную помощь Творца или Природы,**
> **не пускаем в себя энергию-информацию,**
> **и в этой абсурдной ситуации заболеваем**
> **и гибнем в конце концов.**

Грехи, которые уводят нас с верного пути

Мы не просто отворачиваемся от своей природы, от Творца — мы целенаправленно идем в другую сторону. Много размышляя над этим, я пришел к выводу, что *три основные греха* ведут нас к болезни и старости.

Грех неправильного, нездорового питания показывает наше неверие и безответственность. Мы набиваем себя, то есть Божье творение, всем чем придется, а порой и сознательно травим себя, например табаком и наркотиками.

Второй грех — мы засоряем мир, в котором живем. Мы превращаем планету в большую помойку — каждый из нас и все вместе. Затем мы вдыхаем, выпиваем, словом, употребляем результаты этого засорения и... губим себя и будущие поколения.

Третий грех — неправильное лечение. Его не избежать, если не бороться с двумя первыми. Лечение, не основанное на принципах здоровья, на его краеугольных камнях, ведет к деградации организма. Это по сути то же засорение, только замаскированное под сестру милосердия.

Что же нам делать

Нетрудно догадаться, когда без конца повторяются слова засорение, шлаки и грязь, что нужно от грязи этой избавляться. Нам надо сознательно, по строго выверенному плану очищать организм, чтобы наладить в нем самопроизвольный процесс выделения. Запустив естественное выделение, мы можем вздохнуть с облегчением, но до этого еще далеко. Попутно мы должны стараться не засорять организм снова, иначе толку не будет никакого.

Очищение, как я уже не раз говорил, должно начинаться с первого шага — принятия идеи Творца, иначе наши грехи сделают любую чистку тщетной.

Кроме того, очищение должно быть естественным, полностью соответствующим законам природы и возможностям человеческого организма.

> **Традиционные медицинские методы лечения нам не подходят, и поэтому мы выбираем единственно верный, естественный путь лечения.**

Лечение по моей системе — поэтапное возвращение сил организму

Я обвиняю медиков и созданные ими антибиотики в вулканическом взрыве таких болезней, как СПИД, рак, астма, кандидоз, шизофрения, туберкулез и других, не менее страшных. Мало нам того, что пища напичкана токсинами и консервантами и практически лишена натуральных витаминов, так мы еще и болезни, возникающие из-за нее, лечим не естественным путем, а теми же ядами, дающими временное облегчение, но и загоняющими болезнь куда поглубже в организм.

Вдумайтесь, само лечение основано на том же принципе засорения организма, что и болезнь! Это, по меньшей мере, противоестественно.

Лечение по моей системе — это не борьба с симптомами болезни, а поэтапное возвращение организму сил для борьбы с причинами болезней. Наш организм справится с лечением сам, как только мы вернем ему силы, изначально отпущенные ему Природой. А дать силы это значит очиститься!

Сначала мы расчищаем в своем сознании генеральную магистраль божественной энергии — допускаем Природу, Творца к руководству нашим телом и таким образом начинаем энергоинформационное восстановление. Этот этап крайне важен, поэтому я уделяю ему столько внимания.

> **Итак, лечение должно начинаться
> с представления о том, как работает
> здоровый организм.**
>
> **Наша задача — вернуться к тому, чем мы уже
> обладали. Оставьте мысли о болезни и думайте
> лишь о том, как разумно и безупречно
> устроен ваш организм!**

Очиститься — значит повернуть время вспять!

После первого шага мы совершаем второй и расчища-ем завалы из грязи, созданные нашим же варварским отноше-нием к себе и к природе. Однако знаете ли вы, что произойдет, когда мы расчистим эти завалы? Мы повернем время вспять! Я не преувеличиваю, я действительно верну вам молодость. Это будет не скоро, нужно пройти все этапы чистки, добраться до очищения организма на клеточном уровне, но это все может произойти в обозримом будущем.

Ведь нам от природы назначено жить даже не сто, не двести лет, а гораздо больше. Почему бы не попробовать выполнить программу, заложенную в нас Творцом?

Торопиться не надо, но и медлить нельзя: мы очень последо-вательно, поэтапно и равномерно будем действовать по выработанному плану. Когда же все будет сделано, ваш организм вернет вам не один десяток лет, а старение замедлится тоже в десятки раз!

> **Раз нам предназначено жить
> несколько сотен лет, почему бы этим
> не воспользоваться?
> Очищаясь и исцеляясь, думайте
> не о болезнях, а о молодости,
> о цветущем теле и незамутненном сознании!**

Как фотография поможет вернуть нам молодость

Это не шутка, а часть предстоящей работы. Я настоя-тельно рекомендую использовать этот метод. Через некоторое время даже скептики удивятся «волшебству», творящемуся у них на глазах.

А нужно-то всего лишь каждый день выполнять несложное упражнение. Выберите свою фотографию в том возрасте, в который вам хотелось бы вернуться. Не стесняйтесь, пусть это будет даже 18 лет! На фотографии вы должны выглядеть здоровыми и счастливыми. Сделайте так, чтобы эта фотография всегда была вам доступна: дома, на работе, на прогулке — везде. Когда взгрустнется или вспомнятся болезни, достаньте ее, и пусть все ваши мысли и чувства устремятся туда, в желанное время.

А вечером сядьте перед фотографией, включите приятную музыку и совершите путешествие в прошлое. Вспоминайте все, что было, при этом неприятные события старайтесь мысленно стереть, избавиться от их негативного воздействия. Когда доберетесь до возраста, запечатленного на фотографии, скажите себе: «Я хочу вернуться, я возвращаюсь. Я проживу в этом возрасте всю свою жизнь». Вспоминайте как можно подробнее и ярче все детали вашего облика и самочувствия в те годы, создайте «энергетический слепок» себя. Через несколько минут закройте глаза и, приложив руки ко лбу, пошлите зрительное изображение в мозг. Удерживайте его несколько минут. Потом откройте глаза и скажите себе: «Я молодею с каждым днем. Весь мой организм молод и здоров».

Многим это покажется пустой, а может быть, и жестокой забавой, но это не так. Помните, что разум наш засорен и не всегда подсказывает нам верные решения. Между фотографией и человеком существует связь, то есть вы, молодой и здоровый, живете на этом снимке. Энергетическое взаимодействие с таким изображением дает потрясающие результаты: процесс очищения и омоложения ускоряется в несколько раз!

Мы будем лечиться тем, что дает Природа

Я недаром отношу себя к врачам-натуропатам. Натура — это природа, и лечиться мы будем только тем, что дает нам природа, а еще будем восстанавливать то, что сотворила природа, — нашу внутреннюю аптеку, скорую помощь и заботливую сиделку в лице собственного организма.

Важнейшая вещь, которую надо запомнить, — ни грамма химии, ни шага без твердого знания о том, что наши действия не нарушают законов природы!

Разве мало у нас средств для лечения без таблеток? У нас есть солнце, воздух, вода, травы, лечебные грязи, да практически все, что породила природа, можно использовать для восстановления сил организма и лечения. Конечно, вода воде рознь, и об этом мы еще поговорим подробнее. Вода — это память человечества, и ее свойства, разумно использованные, могут сделать для нас много полезного.

Натуропатия включает в себя и правильное питание, и различные диеты, гармонизирующие состояние организма, помогающие ему очиститься. Еще природа дала нам возможность движения, и это тоже лекарство, предлагаемое врачом-натуропатом. Руки делают массаж, ноги, скажем, бегают с нами по утрам, но самое главное средство, которым лечит настоящий врач-натуропат, — это душа и разум. Вот где неисчерпаемый источник очищения и оздоровления! Творец дал нам разум и выделил таким образом из всех живых существ, а мы использовали его во вред, засорили и развратили. Раскаявшись и открыв путь божественной энергии в наш разум и душу, мы откроем источник долголетия и здоровья, которое и не снится современному человеку.

К сожалению, именно этого не понимают многие целители, называющие себя натуропатами. Для них природа — это лишь то, что можно потрогать руками. А ведь это катастрофа для их пациентов! Они ничем не лучше, а может, и хуже медиков-материалистов, норовящих что-нибудь из нас вырезать. Еще раз повторяю, принятие идеи Творца — это непременное условие правильного лечения.

Именно лечение природными средствами, движением и изменением сознания в совокупности с верой в Природу, в Творца — это медицина будущего!

Надеясь на духовное возрождение человечества, я предвижу второе рождение натуропатии, основанной на гармоничной идеологии природы. Я приведу в книгах об очищении как можно больше рецептов, доказывающих могучую лечебную силу природы. Но помните, что без нужного настроя, без должного отношения к себе, к ближним и к окружающей среде, без энергоинформационного восстановления мы не спасемся от болезни и старости!

> Я довольно подробно разъяснил вам **суть предстоящего очищения, и теперь настало время говорить о важнейших положениях моей системы.** Добро пожаловать в мир оздоровления **и омоложения!**

ПЕРВЫЙ КРАЕУГОЛЬНЫЙ КАМЕНЬ ЗДОРОВЬЯ. БОЛЕЗНЬ ЕСТЬ СВИДЕТЕЛЬСТВО БОРЬБЫ ОРГАНИЗМА

Болезнь есть попытка освобождения от грязи в организме

Болезни, как тараканы, заводятся от шлаков и грязи в организме. Однако мы снабжены прекрасными системами «очистки», предусмотренными Природой, нашим Творцом. Отчего же они перестают все-таки действовать?

Оттого что органы выделения засоряются так же, как и весь организм, вернее, еще больше, поскольку именно через них проходят основные потоки грязи.

Наши главные выделяющие органы — эндокринные железы, почки, печень, кишки — ослабевают и перестают нормально работать! Организм не может удалить токсины и шлаки естественным путем, а значит, борясь всеми силами за жизнь, он выделяет их как угодно!

Поэтому болезнь — это отчаянная попытка нашего организма освободиться, очиститься от мусора, который может его разрушить.
Это и есть первый краеугольный камень здоровья.

ВТОРОЙ КРАЕУГОЛЬНЫЙ КАМЕНЬ ЗДОРОВЬЯ. ВЫНУЖДЕННОЕ ВЫДЕЛЕНИЕ

Что делает «мусор», запертый в теле

В результате беспорядочного, экстренного выделения все возможные физиологические и энергетические входы и выходы оказываются заполнены шлаками. Шлаки вызывают болезни, болезнь, опять-таки, не может нормальным путем покинуть организм и в прямом смысле слова сочится из всех щелей, заражая все здоровые клетки.

Эта страшная, противоестественная картина — портрет почти любого из нас. Мы начинены болезнями и органической грязью, как взрывчаткой. Мы — бомбы с часовым механизмом, и если не принять меры, роковой час настанет для каждого!

Вынужденное, замещающее выделение — второй краеуголь-ный камень в основании моего метода борьбы с болезнью.

ТРЕТИЙ КРАЕУГОЛЬНЫЙ КАМЕНЬ ЗДОРОВЬЯ. БОЛЕЗНЬ — ЭТО НЕЕСТЕСТВЕННЫЙ ПРОЦЕСС ВЫДЕЛЕНИЯ

Болезнь — это неестественный процесс выделения. Этот тезис — третий краеугольный камень. Наш совершенный организм знает массу путей замещающего выделения. В ходе этого процесса здоровые клетки засоряются токсинами, а уже после этого становятся уязвимы для микробов, бактерий, вирусов и так далее. Получается, что болеют именно те органы, через которые проходят эти самые пути замещающего выделения.

> Итак, болезнь — это следствие неестественного очищения организма.

НЕ ТОЛЬКО КАМНИ, НО И ВОДА…

Все гениальное, как известно, просто. И если болезни развиваются из-за грязи в организме, значит, нам нужен чистый организм. А что является лучшим и необходимым средством отмывания? Конечно, вода!

Кроме краеугольных камней здоровья нам необходимы знания о воде, ведь кому как не ей справляться с нечистотами. Однако мочалкой себя изнутри не потрешь — тут нужны другие методы.

Вода — это память человечества, она несет в себе информацию более полную и достоверную, чем любая историческая книга. Вода знает, как нас вылечить, но тут возникает проблема — мы всячески мешаем ей в этом. Ведь вылечить может только чистая вода, а где ее в наше время сыщешь? По достоверным данным, ежегодно от инфекций, передающихся через воду, заболевает до 500 млн человек и свыше 5 млн детей погибают! Это страшная иллюстрация к разговору о грехах людей. Какое уж тут лечение, дай Бог, чтобы стакан воды не лишил нас жизни.

Но отчаиваться никогда не стоит. Не стоит и забывать о лечебных свойствах воды, потому что есть способы их использовать, а значит, и очистить организм, а значит, укрепить здоровье.

Вода — мощное средство профилактики
и лечения болезней, но в наши дни ее нельзя
использовать бездумно.
Значит, мы должны найти способы очищения
воды и активизации ее лечебных свойств.
И мы сделаем это!

Серебряная вода — вода прошлого и будущего

Уже сейчас я могу дать читателям в руки мощное оружие против болезни — серебряную воду. Все древние народы знали о целебных свойствах серебра. В Персии воду хранили в серебряных сосудах, в Древней Индии очищали воду, опуская в нее раскаленное серебро, в общем, отлично понимали, что соединение серебра и воды дает превосходный дезенфицирующий и лечебный эффект.

Исследования ученых XIX—XX веков подтвердили все древние истины. Опытным путем ученые установили, что уничтожение бактерий препаратами серебра чрезвычайно эффективно. Серебряная вода активнее хлора, хлорной извести, гипохлорида натрия и других сильных окислителей!

Что же мы-то с вами сидим сложа руки? Почему не знаем, откуда взять и как использовать серебряную воду? Все потому же. Засоренный разум предпочитает отправить нас за бутылкой кока-колы или, хуже, водки. Значит, начнем с утверждения, что электролизное серебро обладает более высоким антибактериальным эффектом, чем пенициллин, биомицин и другие антибиотики, и более того, оказывает губительное действие на антибиотикоустойчивые штаммы бактерий.

Использование серебряной воды

Я уже писал о воде, в том числе и серебряной, очень много. И все желающие могут найти нужную информацию и рецепты в предыдущих книгах. Но в этой, принципиально иной книге я хочу сказать: очищение и серебрение воды, использование ее полезных свойств есть возвращение к природе, искупление грехов человечества и необходимый шаг к очищению организма. Без воды нет жизни, без чистой воды нет здоровья и долголетия! Вода несет нам необходимую информацию о жизни и здоровье.

Сейчас я расскажу, как серебрить воду и как использовать ее в бытовых и практических целях, очищая тем самым организм от шлаков и бактерий.

Серебряная вода готовится с помощью специальных электрических ионаторов разных моделей. Формула, по которой нужно рассчитывать время ионизирования воды, выглядит так:

Для того чтобы использовать серебряную воду в качестве питьевой, вам потребуется концентрация не выше 0,05–0,2 мг/л. Такая вода будет несравненно чище и полезней привычного нам варианта. Присутствие такого количества отлично дезинфицирует воду и позволяет долго сохранять полезные свойства. Это профилактический вариант, он годится даже для тех, кто еще не чувствует в себе сил глобально очистить организм. Однако серебряная вода наделяет нас такой энергией, что даже использование ее в малоконцентрированном варианте приводит к улучшению работы всех систем организма. Попробуйте, и уже через неделю вы поразитесь результатам!

Если же вы готовы принять основную идею этой книги, принять Творца и встать на путь глобального очищения, то в каждую чистку я настоятельно рекомендую включить употребление серебряной воды в концентрации от 0,4 до 0,6 мг/л на прием. Полстакана такой воды 3–4 раза в день за 20 мин. до еды или через 20 мин. после ускорят чистку и сильно повысят ее эффективность.

Помните, что наша жизнь зависит от того, какая вода, с какой информацией и в каких количествах протекает по нашему телу. Поэтому мы просто обязаны использовать каждую возможность улучшить качество воды и использовать все ее лечебные свойства!

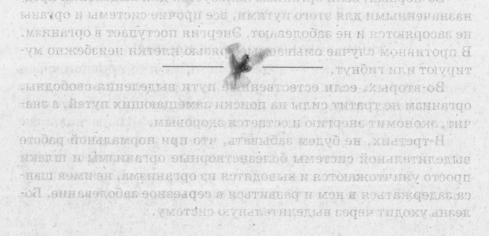

ЧТО НАМ ДАЕТ ЗНАНИЕ КРАЕУГОЛЬНЫХ КАМНЕЙ СИСТЕМЫ

Первый вывод

Вывод очень прост: если организм загрязнен — его нужно очищать. Раз неестественное выделение является причиной всех болезней, значит, надо открыть, очистить пути естественного выделения и избавиться наконец от шлаков и токсинов, а значит, и хворей.

Каковы же плюсы естественного выделения и гарантии оздоровления организма?

Во-первых, если организм пользуется для выделения предназначенными для этого путями, все прочие системы и органы не засоряются и не заболевают. Энергия поступает в организм. В противном случае омываемые грязью клетки неизбежно мутируют или гибнут.

Во-вторых, если естественные пути выделения свободны, организм не тратит силы на поиски замещающих путей, а значит, экономит энергию и остается здоровым.

В-третьих, не будем забывать, что при нормальной работе выделительной системы болезнетворные организмы и шлаки просто уничтожаются и выводятся из организма, не имея шанса задержаться в нем и развиться в серьезное заболевание. Болезнь уходит через выделительную систему.

Второй вывод

В первую очередь мы нуждаемся в очищении выделительной системы для того, чтобы она сама могла эффективно выводить шлаки и токсины тем путем, который предназначен для этого природой.

После очищения организма вы почувствуете себя не только здоровыми, но и молодыми, ведь загрязнение ускоряет процесс старения в 2 раза. Последовательная чистка по моей методике «отбрасывает» людей на 10–15 лет назад.

В начале нашего непростого пути важно запомнить одну истину: наши здоровье и молодость зависят на 100% от работы наших же внутренних систем очистки.

Третий вывод

Очищать организм наобум ни в коем случае нельзя. Здесь нужна жесткая система. Нам необходимо установить четкую последовательность очищения, о чем я уже говорил.

Желудочно-кишечный тракт, печень, эндокринная система, затем уже — очищение на клеточном уровне. Только так, а не иначе. Нарушив последовательность, мы зря потратим время. Очищенное «вне очереди» звено примет на себя непосильный груз «чужого» мусора и, скорее всего, серьезно пострадает вместо того, чтобы выздороветь.

Теперь мы знакомы с основными принципами лечения, с краеугольными камнями здоровья и со многими другими важнейшими вещами. Но это еще не все. Не разобравшись как следует, почему происходит накопление грязи в организме, нельзя браться за чистку. Получится, как в той песне: «...ты их в дверь — они в окно...». Если мы не прекратим или хотя бы не приостановим поступление грязи в организм, она тут же будет заполнять только что очищенное место. Мы будем самодовольно ждать результатов, а на самом деле лишь одна партия мусора заменится на другую!

> **Наш принцип: лечить не симптом, а причину.**
> **Значит, следующий объект изучения — причины засорения организма.**

ПРИЧИНЫ ЗАСОРЕНИЯ НАШЕГО ОРГАНИЗМА И ВОЗНИКНОВЕНИЯ БОЛЕЗНЕЙ

Засорение организма — результат нашей безответственности

Мы действуем, словно зомби, управляемые каким-то злым разумом, засоряя мир вокруг себя и собственный организм изнутри.

Разве не знаем мы, даже самые корыстные и жестокие из нас, что муки, которым мы подвергаем планету, не сходят нам с рук? Разве не знаем, что, питаясь неправильно, мы своими руками помогаем болезни скрутить нас? И что же? Лишь единицы, принявшие в том или ином виде идею Творца, а себя признавшие Творением, а не набором органов, могут сопротивляться собственному засоренному разуму.

Как именно мы грешим? Что ж, многим недоверчивым следует знать факты, для того чтобы поверить наконец, что их дурное поведение и их же болезни связаны крепкими нитями.

> А это значит, что даже в одиночку,
> изменив только лишь свою жизнь,
> мы можем очень серьезно
> поправить здоровье.

ГРЕХ ПЕРВЫЙ — ЗАГРЯЗНЕНИЕ ЗЕМЛИ

Первый наш грех — грех загрязнения Земли, нашей матери и кормилицы. Мы плюем в колодец, из которого пьем, а потом удивляемся, откуда столько больных детей рождается, откуда смертность растет среди молодых. Уничтожение природы — это уничтожение нас с вами. По природе бьем, а на нашем теле появляются синяки. А вдобавок мы этого и видеть не хотим, мол, синяки синяками, а грязные моря и воздух — это само по себе.

Не вылечив Землю, мы не вылечим себя. К сожалению, большинство из нас с этим уже смирилось. Ведь, что говорить, мы вынуждены дышать воздухом, который отравлен не нами, есть пищу, изготовленную чуть ли не из ядов. Но сдаваться — не в моих правилах.

Нужно прежде всего знать, что грозит нам болезнями, чего нельзя делать, дабы не засорять мир вокруг себя еще больше.

> **Даже личные усилия одного человека отзовутся очищением организма, оздоровлением, а значит, и омоложением.**

Несколько страшных фактов

Мы не можем прекратить работу атомных реакторов, не можем отменить сжигание углеводородного топлива в энергетических установках, действие которых подобно ежедневному Чернобыльскому взрыву на Земле. Радиация — враг человечества номер один, она искажает молекулы ДНК, препятствует нормальному делению клеток и вызывает развитие раковых. К 2010 году человечество выбросит в атмосферу еще 10 миллионов кюри радия-226, и тогда всем нам будет угрожать смерть от рака.

Для повышения урожайности широко применяется хлористый калий, один из его изотопов радиоактивен. Стало быть, с каждым годом уровень радиоактивного заражения наших полей растет. Урожай от этого увеличивается разве что у старухи в капюшоне и с косой.

Если раньше озоновые дыры грозили нам только над Антарктидой, то теперь близкое к критическому утоньшение озонового слоя отмечается над Санкт-Петербургом, Ригой и Архангельском.

Девять тысяч человек ежегодно умирают, отравившись продуктами.

53 из 300 используемых в качестве удобрений пестицидов вызывают развитие различных опухолей и мутацию клеток.

Список можно продолжать бесконечно. Можно пугаться и прятать голову в песок, продолжая отравлять себя и мир. Но можно сделать и еще кое-что.

Мы в ответе за нашу планету и наше здоровье

Знать, что нас окружает — первая задача. Бороться по мере сил с такой экологической ситуацией, не быть равнодушными — вторая. Ведь каждый из нас может не сливать бензин в озеро, где купаются дети. Почти каждый может снимать свой скромный, но чистый урожай с шести соток. Каждый, в конце концов, может проголосовать за человека, который хотя бы обещает улучшить экологическую ситуацию в том месте, где мы живем.

Кроме того, есть загрязнения, которые мы таковыми не считаем или просто не догадываемся об их существовании. Вот с ними-то бороться — долг каждого, кто хочет очиститься и, насколько это возможно, очистить мир вокруг себя.

Шум как фактор загрязнения окружающей среды

Всем понятно, что цивилизация и шум — вещи, связанные неразрывно. Все у нас что-то гудит, жужжит, стучит, как будто люди запустили адскую машину и уже не могут остановить ее нарастающий грохот.

А в нашем внутреннем ухе — около 25 тысяч клеток, реагирующих на звуковые колебания и требующих к себе бережного отношения. Лишний шум мешает организму отдыхать и восстанавливать силы. Сильный неприятный звук вызывает учащенное сердцебиение, повышает давление и уровень адреналина в крови.

Положим, запретить машинам ездить, а самолетам летать мы не можем, но мы можем не отравлять свой организм варварским грохотом современной музыки. Низкие частоты ударных установок разрушают нашу память, высокие же — угнетают центры мозга, отвечающие за формирование интеллекта.

Шутка ли, в Норвегии большой процент молодежи уже не различает тихих звуков. А японские ученые доказали, что у будущих мам-любительниц громкой музыки чаще рождаются дети-дебилы.

Электромагнитное загрязнение

Экраны компьютеров и телевизоров, неисправные СВЧ-печи, радиолокационные установки вызывают расстройства слуха и зрения, сгущают кровь, разрушают психику, вызывают самые разные патологии в организме.

Здесь мы не настолько бессильны, как в случае с радиацией. Нам не следует селиться вблизи высоковольтных линий, не следует долго находиться рядом с работающими электроприборами. А без радиотелефонов многие жили бы куда спокойней, а скорее всего, и дольше.

> **Чем натуральней наша жизнь,**
> **тем мы моложе и здоровее.**
> **Все, о чем я говорю, нужно будет помнить,**
> **начиная чистку организма.**
> **Нельзя ограничиться только диетой**
> **и прогулками на свежем воздухе.**

Лекарства как способ засорить организм

Мнение о том, что лекарства — это яд, который «одно лечит, другое калечит», вполне распространено. Однако дальше разговоров на эту тему, как правило, дело не идет. Конкретных знаний у нас нет, и мы едим таблетки тоннами, разрушая иммунную систему.

От этого гибнут наши органы и в первую очередь, между прочим, почки — третья линия обороны организма. А загублены почки — считайте, загублено здоровье!

> **Я утверждаю и беру на себя всю**
> **ответственность, что практически любой**
> **медикаментозный препарат опасен**
> **для почек и печени, а значит —**
> **для всего организма.**

И еще одно: если болезнь на переферии, скажем, подростковые прыщи, любая сыпь, колит или подагрические состояния, подвергается неправильному, неестественному лечению, она отступает в более важные органы, вылечить которые гораздо сложнее. Таким образом, мы мешаем организму избавляться от болезни естественным и наименее опасным путем.

> **Загнанная лекарствами глубоко
> внутрь болезнь может проявляться не только
> в физическом недуге,
> но и в постоянной депрессии,
> а на общечеловеческом уровне —
> в изменении менталитета целого народа,
> ведь почти все мы «лечимся» одинаково.**

ГРЕХ ВТОРОЙ — НЕПРАВИЛЬНОЕ ПИТАНИЕ

Собственно, природа этого греха такая же, как и у первого, только направление немного другое. Однако пути их скоро сойдутся: загрязнение окружающей среды и организма суть одно нарушение законов природы и самое настоящее самоубийство.

Теперь, в наше демократическое время, нет недостатка в литературе о диетах, народной медицине, альтернативной медицине и т.п. Казалось бы, чего лучше? Но и с этой информацией мы поступаем по поговорке «все полезно, что в рот полезло».

Я помогу вам разобраться в потоке целительной информации, но и от вас, лгать не буду, потребуется многое.

Уже всем известно, что «очищая» продукты питания от «балласта», то есть клетчатки, мы получаем взамен запоры, засорение кишечника, геморрой и рак. Но мы продолжаем есть именно такие продукты: муку, соль, сахар и прочие. Почему? Неужели человечество стремится к самоуничтожению сознательно? И ведь это далеко не единственный пример упорного нежелания подчиниться простой логике.

> **Мы совершаем преступления против
> себя и человечества на каждом шагу.
> Значит, нельзя двигаться дальше,
> не поняв, в чем тут дело.**

ГРЕХ ТРЕТИЙ — НЕПРАВИЛЬНОЕ ЛЕЧЕНИЕ

Наш мир полон врачей и лекарств, но болезней в нем отчего-то меньше не становится. Умный, знающий врач нужен каждому из нас, и такие врачи встречаются. Но ни одна болезнь тела не отступит от нас, если мы не станем врачевать душу. Я говорил уже много раз и скажу еще — без веры в Творца и принятия его воли, без осознания своих грехов нам не избавиться от недугов.

Медицина развивается, а болезненность человечества растет и разнообразится. Мы же привыкли закрывать глаза на этот очевидный факт.

Дабы не поддаться искушению простого и неграмотного лечения, надо знать:

> **Любой метод лечения, не связанный с духовным развитием человека, ведет к деградации.**

Главная защита от болезней — выполнение этических законов вселенной

Откуда узнать эти законы? Они нам известны. Известны даже слишком хорошо, до того хорошо, что мы привыкли считать их устаревшими истинами. Однако именно в них — наше спасение. Самым грамотным лечением можно помочь тысячам страждущих, а понимание этих истин, понимание мира может спасти миллионы, все человечество.

Я не пророк, чтобы говорить от лица высших сил. Но я накопил некоторый опыт и знания, которые позволяют утверждать незыблемость некоторых законов. Их исполнение — путь к здоровью, нарушение — к болезни и смерти.

1. Человек должен вернуться к Богу. Поскольку человек — часть вселенной, то ему нужно не только выполнять ее законы, но и постоянно стремиться к контакту с ней, к Любви. Мы же отвернулись от своего создателя, став раковой клеткой вселенной, разрушающим началом. Значит, нам нужно одуматься, раскаяться и вернуться. Знайте, что наше возвращение будет радостным и желанным и принесет нам здоровье и счастье.

2. Аборт — тяжкий грех, влекущий за собой тяжелейшее наказание. Дети должны быть плодами любви, а убивая любовь, мы губим себя. Человек, убивающий любовь, никогда не вылечится таблетками.

3. Никогда не отзывайтесь плохо о своей судьбе, о себе и о близких. Слова не менее материальны, чем действия. Даже дурная мысль — энергетическая атака на ее объект. Злословием мы навлекаем беды на себя и на своих близких.

4. Не жалейте человека (в частности себя). Человек нуждается в помощи, сопереживании, но не в жалости.

5. Помните, что болезнь — это знак остановиться и задуматься над своей жизнью.

6. Если человек сохраняет обиду на умершего, это плохо сказывается на нем и может привести к различным болезням.

7. Обида и ненависть к близким людям очень опасны для нас. Чем сильнее любовь и привязанность между людьми, тем опаснее любое негативное чувство между ними.

8. Любая программа, чуждая вашей природе и внесенная извне под гипнозом, внушением или с помощью кодирования, может уничтожить ваш организм.

9. Истинная причина наркомании и алкоголизма — недостаток любви.

10. Правильное питание может лечить человека лучше всяких таблеток, а неправильное губит нас не меньше, чем неприятие Творца.

Это лишь некоторые правила поведения человека во вселенной. Не удивляйтесь их конкретности и даже приземленности, ведь создавшей нас Природе есть дело до всех наших поступков. Каждое действие, каждая мысль вызывают отклик в этом мире. Не зря говорит народ: «Как аукнется, так и откликнется».

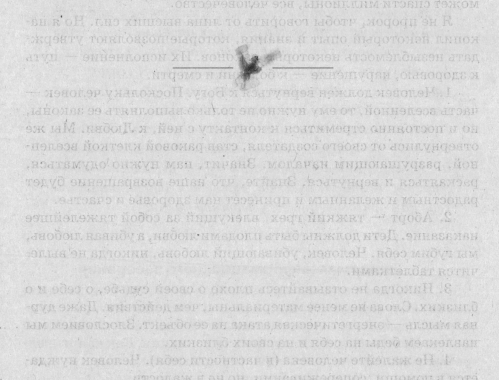

ПОЧЕМУ МЫ ГРЕШИМ

Никто не назовет себя безгрешным, но вот причины своей греховности найти сложнее. У каждого из нас есть свой ответ на этот вопрос. Но, как правило, наши ответы — это тоже результат информационного засорения. Мы обвиняем в своих бедах всех, кроме себя. На самом деле ответ один — мы грешим потому, что забыли Бога, перестали следовать воле природы и Творца.

Пришло время остановиться, иначе будет поздно: человеческие грехи перевесят все позитивные силы природы, и случится катастрофа. Как будет выглядеть тогда мир, мы не знаем, но люди, думается, будут ощущать себя как приговоренные к смертной казни.

Эпидемия информационного засорения

Дело в том, что изначальную мудрость, которая дана нашему телу и разуму от природы, мы заменяем информационным мусором. В этом человечество преуспело! Современный мир вообще болен избытком ненужной информации. Как наши предки жили без прогнозов погоды, без новостей каждые два часа, без Интернета? По крайней мере, не хуже, чем мы.

И вот такие, с позволения сказать, глупости заменяют нам ту мудрость, которой каждый из нас наделен от рождения.

Получая огромное количество ненужной и даже вредной информации, мы блокируем, забиваем, как я уже сказал, энергетические каналы, которыми должны соединяться с космосом. Это еще хуже, чем остановить реку или повернуть ее вспять. Закройте глаза — и вы ничего не увидите, заткните уши — и вы ничего не услышите.

> **Заблокируйте энергии вход в организм —
> он заболеет и умрет в конце концов!**

Сейчас нами управляет не Творец, а собственный разум, возомнивший себя венцом творения

Возможно, многие из вас возразят мне, что с ними-то все в порядке, и никакого мифического засорения и потери изначальной мудрости у них не происходит. А если что-нибудь болит, так это все вирусы, усталость, возраст и так далее. Я же скажу вам, что никакие вирусы и никакая усталость не одолеют вас, если вы обеспечите своему организму нормальное поступление энергии и нормальное выведение, скажем так, побочных продуктов жизнедеятельности. И нет в природе старости в том виде, к которому мы привыкли, — это лишь плод греховной жизни.

Никто ведь не заставляет нас губить молодость и здоровье, но нет, мы тянемся к уже давно незапретному отравленному плоду, словно самоубийцы.

Опьяненные мнимым прогрессом, мы возомнили себя царями природы. Ничего себе цари — с землистым цветом лица, жирным брюшком и дурным запахом изо рта!

Не такими замыслил нас Творец, значит, корень зла все-таки в нашем разуме, вернее, в его засорении!

Мы не пускаем в себя божественную энергию — источник жизни

Разве может царь природы нуждаться в помощи? «Царь» природы, которого мы видим в зеркале, нуждается в ней, и чем быстрее, тем лучше, иначе у природы кончится терпение и она избавится от неразумного творения. Вернее, мы сами уничтожим себя, если не прекратим засорять свой мозг и организм в целом. В нас просто не останется места для жизненной энергии. Во многих его уже почти не осталось.

Вывод один: нужно очистить внутри себя место для Творца, его энергоинформационного присутствия в нас. Разумные пути, которые мы себе представляем, никуда не годятся. Из-за засорения нашей разумной составляющей мы, так или иначе, обманем себя. «Цивилизация» предложит нам массу доводов в пользу отказа от верного пути. Ум наш уже соблазнен.

> **Поэтому нам придется слушать свое тело, доверять его интуиции и следовать, таким образом, законам природы.**

Наш организм, управляемый Творцом, нас не обманет, ибо не умеет этого делать

Наша задача: допустить Творца к управлению всеми функциями и системами организма. Раскрыться, как я уже говорил, навстречу его мудрости и энергии. Избавиться от власти засоренного разума. Как мы это сделаем, вы узнаете в свое время. Главное же — понять, что мы последуем за очищенным, обновленным телом и, прислушиваясь к нему, а не к мыслям о комфорте и мнимом покое, начнем новую жизнь.

Разблокировав, очистив энергетические каналы тела, мы обретем дар правильных решений. Эти решения очищенного тела будут претворяться в жизнь разумом, тем самым уча его, помогая ему вспомнить истинное предназначение и обрести изначальное гармоничное состояние, то есть здоровье и молодость.

> **Доверьтесь интуиции тела, ведь оно не может лукавить, как разум!**

У нас только один путь — подчиниться законам природы

Законы природы неизменны, значит, путь у нас только один — подчиниться этим законам. Тело почувствует, когда вы встанете на правильный путь. Оно помнит, каким было до засорения. И оно скажет вам абсолютно твердо — надо очищаться.

Природа знает, как наладить работу выделительной системы, как есть, как спать, как любить себя и своих ближних —

нужно позволить ей рассказать нам об этом на языке нашего собственного тела.

Всеми описанными способами засорения мы загнали болезни глубоко внутрь. Организм не в силах вернуться в здоровое состояние собственными силами. Помочь ему можем только мы. Но не таблетками и беспорядочным использованием народной мудрости.

> Мы будем чистить организм так,
> как он делал бы это сам.
> Мы сами поставили на его пути
> непреодолимые препятствия, значит,
> нам же их и убирать!

Тест на гамбургер

Если вы до сих пор не верите в мудрость тела и информационную засоренность разума, предлагаю вам пройти один тест и убедиться в моей правоте.

Вопрос: Полезен ли гамбургер для здоровья? Вероятно, подавляющее число читателей ответит отрицательно. Идем дальше.

Вопрос: Вреден ли гамбургер для здоровья? Думаю, результат опроса примерно такой же.

Вопрос: Хотели бы вы попробовать или пробовали гамбургер хотя бы раз? Если ответить себе честно — хочется попробовать! И здесь обнаруживается удивительная вещь.

Что-то заставляет нас совершать действия, опасные (с нашей же точки зрения) для здоровья! Это «что-то» — именно то, о чем я говорю, а именно энергоинформационное засорение. Именно оно подталкивает разум к неверным решениям и дурному отношению к телу.

Противостояние разума и законов природы

Откуда мы знаем, что хорошо, а что плохо, что полезно, что вредно? Нам говорит об этом сама природа или сам Творец — для кого как. Получается, что у нас есть самый достоверный источник информации. Почему же мы пренебрегаем им? Почему мы едим этот гамбургер, зная о вреде, который он нам причинит? Можно сказать, что во всем виноваты производители, придающие продукту аппетитный вид, и реклама, навязшая в зубах. Но возникает вопрос, отчего разумный человек ведется, как это принято сегодня говорить, на эту рекламную ерунду и ради нее жертвует молодостью и здоровьем?

Ответ уже очевиден: оттого что не принимает законов природы, действует вопреки воле Творца и интуиции собственного тела. А если мы поступаем так — мы грешим.

> **Каждый раз, совершая такое пустячное
> действие, как поедание гамбургера,
> мы совершаем грех и делаем шаг
> к болезни и к старости. Каждый раз!
> Наш организм находится под властью
> замутненного разума.**

Если мы не подчиняемся законам природы, мы грешим

Если мы не подчиняемся законам природы, мы грешим. Если мы грешим, мы расплачиваемся за это здоровьем. Если же мы следуем за мудрой природой и собственным телом, мы остаемся молодыми, сильными и здоровыми столько времени, сколько нам отмерено Творцом.

Вы скажете, что это непросто — бросить все свои привычки и изменить жизнь в корне. Да, я не стану вас обманывать, это действительно непросто. Но другого пути нет! Только путь восстановления мистического единства Творца и сотворенного, то есть человека. Вся остальная «неразумная» природа живет по законам природы, и только мы с вами свернули с истинного пути. Если мы вернемся — мы будем здоровы! Вернее, начать нужно с предыдущего пункта, то есть с принятия идеи Творца и с осознания своей ответственности. С этого момента запускается очищение. Без этого первого шага, без выполнения требований собственного организма мы не добьемся ничего.

> **Принятие идеи Творца —
> фундамент, на котором мы
> построим здоровье.
> Очищение выделительной системы —
> это второй шаг, который позволит
> нашему телу естественным путем
> избавляться от болезни.
> Наконец, очищением на клеточном уровне
> мы завершим полную чистку организма.**

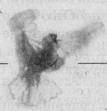

ПОДВЕДЕМ ИТОГИ РАЗГОВОРА
О БОЛЕЗНИ

Мы поговорили о трех основных грехах человечества. По опыту мне известно, что некоторые читатели отдельно отметили, что люди загрязняют мир вокруг себя, отдельно — что питаются неправильно, отдельно — что не верят в мудрость природы и собственного организма. Все обстоит не так!

Эта мозаика должна сложиться в вашем сознании в единую картину. Три названных греха — это производные неверия, гордыни и информационного засорения.

Значит, главный грех — неприятие законов мироздания или воли Творца (каждый назовет этот феномен, как подскажет ему сердце). Болезни и старость, загрязнение окружающей среды и отравление организма токсинами — результат этого неприятия. Нет множества причин наших бед — причина одна.

Болезни напрямую связаны с нашей безответственностью, и болезни же — наши материализованные грехи. Наконец, надо признать ответственность за свое здоровье и судьбу мира и понять, что это две стороны одной медали.

> Признав за собой главный грех,
> мы встаем на путь очищения.
> Я с радостью буду вашим спутником
> на этом пути. Теперь же пришло
> время поговорить о конкретных действиях,
> основанных на идеологии
> очищения и веры.

ПРЕЖДЕ ЧЕМ НАЧИНАТЬ ЧИСТКУ

Итак, прежде чем начинать чистку, нужно сделать то, о чем я не устану повторять, а именно — допустить Творца, Природу, Божественную энергию (назовите этот высший разум, как хотите) к управлению всеми функциями и системами организма.

Мир наполнен энергией (она же — информация об этом мире), которая причастна ко всему происходящему в нем. Без этой космической или божественной энергии ни одна пылинка не двинется с места. Энергия — это жизнь. Отсутствие энергии — смерть. Недостаток энергии — болезнь. Вот так все просто и сложно одновременно.

Как мы должны взаимодействовать с энергией-информацией

Каждому из нас необходимо понять, что от первого крика до последнего вздоха мы живем за счет этой энергии. К сожалению, люди не представляют себе, какие силы они используют и как их нужно пополнять. Мы закрываем один за другим энергетические каналы внутри себя и удивляемся, как годы и болезни берут свое.

Вы сказали доброе или дурное слово — энергия-информация пришла в действие, информационные поля сформировались вокруг вас определенным образом, и это прямо отразилось на вашем здоровье. Не случайна поговорка «встал не с той ноги», поскольку любое движение, как эхо, возвращается к нам с достаточным или недостаточным количеством энергии-информации. Народная мудрость хранит это знание, но мы, в силу гордыни и скептицизма, не можем им воспользоваться. Что нам бабкины сказки, если у нас есть всемирная информационная сеть! А как раз эта сеть блокирует вход энергии в тело, забивая его горами словесного и зрительного хлама.

> **Мы должны научиться получать необходимую для жизни энергию во что бы то ни стало!**

Принятие идеи Творца откроет пути для жизненной энергии

Поверить в Бога не так просто. Жажда веры столкнется с логикой засоренного разума и сомнениями. Как же справиться со всем этим?

Есть верное средство — молитва или даже простое повторение про себя имени Творца. Слово материально — это бесспорный факт. Мысленное или словесное обращение к Творцу превращает нас в других людей, в людей, наполненных энергией и здоровьем.

Но и тут нужно терпение и тренировка: посторонние и совсем ненужные мысли будут мешать вам и тянуть обратно, под «опеку» разума. Не поддавайтесь им! А если это слишком тяжело, то найдите помощь извне. Пойдите в церковь — обстановка храма, пропитанного молитвами тысяч верующих, поможет вам избавиться от посторонних мыслей и воссоединиться с Творцом. Есть множество способов преодоления духовных трудностей, главные — пост и молитва. Попробуйте совместить мысли о Творце с однодневным постом. Вы сразу почувствуете, как вас наполняют силы, ведь вы действуете сразу с двух сторон — очищаете душу и тело.

Как бы то ни было, вы должны найти дорогу к Творцу! Каждый из нас сам проложит путь в потоках информации и найдет Бога в своей душе, ведь путь к нему — это путь к настоящему себе.

Принимая Творца, мы открываем
книгу вселенной, получаем всю
информацию о себе и мире!
Сделайте же это и держитесь за
достигнутые результаты изо всех сил.
Я же научу вас получать и сохранять
в себе божественную энергию, помогу
удержаться на верном пути!

Отвечу на возможные возражения

Не раз я слышал умствования вроде таких: «Если Творец так мудр и всемогущ, то как же его угораздило упустить из рук управление людьми? Что значит — допустить Творца? Разве изначально не он управлял нами, разве мы сильнее его, если можем и не пустить его в себя?»

В том-то и дело, что можем, только за таким решением нас ждет не свобода от высшей воли, а старость и смерть. Так устроен этот мир.

Конечно, Творец живет в каждом новорожденном человеке. Однако есть одна принципиальная вещь — свобода воли, которой также наделен каждый из нас. Свободой выбрать путь в сторону правды и света или — в противоположную сторону. К сожалению, мы часто уверенно топаем навстречу собственной гибели.

Нам нужно довериться интуиции организма

Действительно, это единственный выход, поскольку разум уже подчинен греху. Не мешать телу действовать в нужном направлении — вот что нужно. Доверьтесь собственному организму, а через него и воле Творца, потому что другой воли он не признает!

Но отказаться от руководства разума — не значит быть пассивными. Доверившись телу, вы скоро удивитесь тому, что вам отчего-то не хочется есть пресловутый гамбургер, не хочется сидеть перед телевизором в прекрасный весенний день, не хочется, в конце концов, становиться старым и больным. Вот это нам и нужно!

> **В этот момент вы сознательно
> стремитесь к выбору
> верного пути.**

Разум должен последовать за интуицией

Оставить разум в плену у дурных привычек нельзя. Сколь бы ни было мудро наше тело, разум рано или поздно потянет его за собой назад ко всем привычным грехам. Значит, мы должны встать на путь очищения разумно и сознательно!

Боюсь, что это самый сложный пункт нашей программы, но и самый важный. Не выполнив его, мы снова начнем хвататься то за одну очистительную систему, то за другую, то париться в бане, то нырять в прорубь. Толку от этого не будет. Для четкого выполнения программы по очищению нужен свободный и истинно разумный человек.

Это серьезное требование, но и результаты очищения будут серьезными.

Только выполнение всех пунктов программы, начиная с разумного и сознательного выбора, приведет нас к заветной цели!

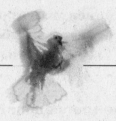

КАКИМИ СРЕДСТВАМИ МЫ БУДЕМ ЛЕЧИТЬСЯ

Как я уже говорил, вас ожидают только естественные, природные средства. Очищая каждый отдельный орган, мы будем действовать в нескольких направлениях. Самое главное наше средство — это энергоинформационное восстановление, начинающееся с принятия идеи Творца. Все остальные составляющие очищения и лечения подчинены этой идее. Все наши действия мы направляем в том русле, в котором должно двигаться человеческое существо в соответствии со своей божественной природой.

Мои методики возрождают и обновляют лучшие традиции народной медицины! Не вступая в глупые споры с официальной медициной, мы мобилизуем те огромные ресурсы природы, которыми она пренебрегла. Мы наладим процесс питания, избавляясь от первого и второго грехов. Правильная диета не только поможет очищению, но и не позволит организму вновь засоряться. Мы используем дар природы — движение для очищения и нормализации работы выделительной системы. Физические упражнения и массаж заменят нам аптеку. А что касается лекарств, то они у нас под ногами. Приглядимся — и найдем травы, лечащие от самых страшных недугов!

Таким образом, лечебная система Маловичко — это гимн Творцу и Природе. Фитотерапевтический комплекс, руководство по лечебному питанию, дыхательные и физические упражнения вкупе со строгим самоконтролем и верой в победу совершат с вами чудо.

> **Все эти средства даны нам природой, ничего, кроме них, нам не нужно. Обернитесь вокруг, посмотрите на свое прекрасное тело — и вы увидите все, что нужно, чтобы быть здоровым и молодым!**

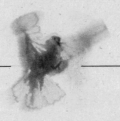

КАКИМИ ЗНАНИЯМИ НАМ НЕОБХОДИМО ВООРУЖИТЬСЯ

Поскольку в первую очередь мы беремся за очищение выделительной системы и выведение шлаков, нам непременно нужно твердо понимать, что мы чистим и от чего.

В противном случае мы рискуем превратить тело в лабиринт, в закоулках которого навсегда останутся болезни, сочащиеся неправильными путями не наружу, а внутрь. Энергия же, предназначенная для поддержания и восстановления нашего здоровья, не найдя «входов», останется невостребованной. В результате болезнь возьмет верх, а все наши неорганизованные усилия, будь то молитвы, медитации или прием лекарств, окажутся тщетными, а то и опасными для здоровья.

Значит, во-первых, нам нужно знать, какие системы организма необходимо очищать в первую очередь. Об этом я уже сказал.

Во-вторых, нужно знать, как они работают и как должны работать. Стало быть, нам необходимы знания о системах организма, отвечающих за очищение или выделение. А еще знания о внутренних нечистотах или шлаках, от которых нам нужно во что бы то ни стало избавляться.

> Один из наших основных инструментов — знание. Если мы не будем знать, как очищается организм, мы не сможем его очистить.

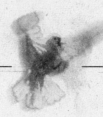

ВЫВОДЫ
ИЗ ПРЕДЛОЖЕННОЙ ПРОГРАММЫ

Наш разум оборвал многие связи с телом, наша задача — восстановить их. Мы сделаем это посредством очищения, — генерального очищения разума и тела.

Мы выстраиваем строгую систему очищения, очередность в которой продиктована самим человеческим организмом, а значит — волей Творца.

Нарушение этой очередности приведет к сбою всей системы очищения. Неприятие идеи Творца или мудрой Природы также закроет вам путь к здоровью и омоложению организма.

ВЫДЕЛИТЕЛЬНАЯ СИСТЕМА. ТРИ ЛИНИИ ОБОРОНЫ ПРОТИВ БОЛЕЗНЕЙ

Сейчас нам уже известна программа действий, нам ясны задачи и цели. Последовательность очищения, к которому мы приступили, обусловлена сутью человеческого организма и его взаимодействием со Вселенной. Теперь нам осталось поближе познакомиться с теми органами и системами, которые мы будем очищать. Натуропатия не пренебрегает анатомией и физиологией, ведь они — отражение нашей духовной сущности и духовного здоровья.

Мы приступаем к первому и самому общему разговору о физиологии

Кроме веры в свои силы и силы природы, создавшей нас, нам потребуются знания о том, как в нашем организме происходят те или иные процессы. В первую очередь — процессы выделения и очищения.

Анатомические атласы могут быть весьма полезны при всей их сухости и материалистичности. Каждый увидит в рисунке внутренних органов разное. Мы должны увидеть совершенное творение, которым мы снова станем.

Еще раз хочу подчеркнуть, что тем, кто не примет идею Творца, нечего и думать приступать к чистке желудочно-кишечного тракта. Тем, кто не очистит его, бесполезно браться за чистку печени. Очищение же и лечение эндокринной системы просто абсурдно без предварительной работы с желудочно-кишечным трактом и печенью! И только после завершения всех этих этапов вы сможете провести чистку на клеточном уровне. Только так вы должны действовать, в противном случае — ничего не выйдет. Временные улучшения сменятся новыми недугами.

Основные линии обороны

Теперь я подробно объясню, почему именно названные мной органы и системы являются тремя линиями обороны против болезней. Каждая из них выполняет свои функции и каждая нуждается в нашей помощи, поскольку в современном мире нет человека, линии обороны которого действовали бы безупречно.

Грех засорения приносит плоды, значит, нужно его искупать очищением. Доверьтесь мне, и мы плодотворно поработаем над выгребанием мусора из собственного тела.

Поскольку мы созданы из плоти и крови, грех нам забывать об устройстве собственного тела. Но этот грех уже на нашей совести, и придется нам его искупать — узнавать то, что наши далекие предки просто ощущали и понимали незамутненным разумом.

Что такое шлаки

Шлаки — это тот мусор, который уже надежно обосновался в нашем теле. Именно со шлаками тело не может справиться само.

Мало кому неизвестно, что именно зашлакованность организма — материальная причина всех болезней. Вещества, образующие шлаки, появляются в организме в силу либо внешних, либо внутренних причин в процессе обмена веществ. Такой процесс образования отходов естествен и сам по себе не опасен. Опасность возникает, когда отходам нет ходу — простите за каламбур. А это уже исключительно наша вина.

Если же мы принимаем идею Творца, мы признаем Его законы, в том числе те, по которым и должен работать наш организм. Сказать «Бог есть» еще недостаточно — нужно не преступать его мудрых установлений, не калечить тело — другого у нас не будет!

> **Мы не просто засоряем организм,
> мешая его нормальной работе,
> мы берем тяжелый грех на душу.
> Неправильное обращение с телом —
> не личное дело каждого, это нарушение
> божественных законов,
> касающееся всего живого.
> Мы вредим не только себе, мы наносим
> вред мирозданию.
> Понять это — значит сделать
> шаг к разумному существованию.**

Что известно медицине

А с медицинской (далеко не всегда ошибочной) точки зрения это выглядит так: в силу неблагоприятных обстоятельств будущие шлаки выпали из сложного процесса обмена веществ, а потом перешли в нерастворимое в обычных условиях состояние и лишились возможности быть выведенными наружу. Причин образования шлаков — море, и перечислять их на научном языке нет смысла, потому что они повсюду — загрязненный воздух, загрязненная вода, вредные привычки человечества, неверие и праздность. Но нельзя опускать руки — ведь мы очень многое можем исправить. Кроме того, действовать нужно сейчас — нам с вами дорога каждая секунда!

> **Никогда не поздно и никогда
> не рано избавляться от шлаков.
> Загрязнен ли ваш организм? Да!
> Значит, нам необходимо узнать, как он умеет
> бороться с загрязнением.**

Выделительная система спасает нас от многих бед

Раз процесс отложения и накопления шлаков происходит практически во всем организме, значит, сам организм должен знать пути выведения этих шлаков. Иначе быть не может.

А это значит, что и пути оздоровления есть, только нужно их узнать, прислушавшись к своему телу, и открыть.

Шлаки откладываются во рту, в печени, в кишечнике, в кожных покровах — словом, проще сказать, где они не откладываются. Но на наше счастье человеческий организм снабжен (я не иронизирую, поверьте!) выделительной системой.

Заметьте, что процессы выделения в физиологии рассматриваются как один из основных признаков жизни. На данном этапе нашего пути можно перефразировать известное высказывание так:

> **Моя выделительная система работает,
> следовательно, я существую.**

Основные составляющие выделительной системы: желудочно-кишечный тракт, печень, почки, легкие и слизистые оболочки. Но это еще не все. Эндокринная система как третья линия обороны организма вступает в бой, когда токсины все-таки проникают в общий кровоток. И поверьте мне, это сражение не из легких! А почему токсины попадают в кровь? Потому что кишечник и печень засорены и не способны справится со своими задачами. Так что без очищения кишечника и печени эндокринной системе не помочь!

Естественный путь освобождения организма от шлаков и очищения каналов для поступления энергии лежит через названные системы и органы. Очистив выделительную систему, мы позволим болезням покидать нас естественным путем. На данный момент нас интересуют первые три линии обороны организма.

Нарушения в работе выделительной системы порождают практически все болезни

Выделительная система создана таким образом, что ее составляющие поддерживают и, при необходимости, подменяют друг друга. Скажем, при заболеваниях почек увеличивается выведение азотистых соединений через желудочно-кишечный тракт, легкие и кожу. Если же мы сильно потеем при высокой температуре или тяжелой физической нагрузке, значительно снижается объем мочи, выделяемой почками. Словом, все гармонично и послушно законам природы до тех пор, пока скорость «загрязнения» организма не начинает превышать скорость выведения шлаков.

Тут-то и начинается все самое неприятное. Даже незначительные нарушения в работе выделительной системы чреваты большими бедами. Это все равно что в питьевую воду, пусть даже понемногу, подмешивать нечистоты. Тем не менее наша привычная жизнь устроена так, что мы постоянно испытываем на прочность то одно, то другое звено выделительной системы.

Нарушения в работе органов выделения приводят к нарушениям жизненно важных функций организма, к закупорке энергетических каналов и в конечном счете к тяжелым болезням.

Иначе говоря, когда шлаки занимают в нас все место, предназначенное для поступления живительной энергии, мы умираем.

Организм знает, как нужно работать, и помнит, каким он был совершенным до «засорения», нужно лишь помочь ему сначала и научиться не мешать потом.

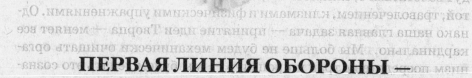

ПЕРВАЯ ЛИНИЯ ОБОРОНЫ — ЖЕЛУДОЧНО-КИШЕЧНЫЙ ТРАКТ

Выделительные функции желудочно-кишечного тракта

Для чего предназначен желудочно-кишечный тракт примерно понятно всем. Но важно осознать, что именно кишечник (если он здоров) выводит из организма большую часть вредных и попросту ненужных веществ.

Я утверждаю, что благодаря восприятию полезных продуктов питания и отбрасыванию раздражающих желудочно-кишечный тракт служит нам первой линией обороны против вредных продуктов и ядов.

Только то, что «пропускает» кишечник, попадает для переработки в печень. Вот почему, не очистив кишечник, нельзя приниматься за очищение печени, а тем более эндокринной системы. Логично предположить, что в очистительной системе сначала нужно очистить первый фильтр, потом второй, затем — третий. Иначе очищение не будет продуктивным.

Именно по схеме 1–2–3 мы и будем действовать.

Методы и средства очищения желудочно-кишечного тракта

Я решил уже сейчас, до начала чистки, немного рассказать об основных «вехах» очищения. Предварительное знакомство с ними позволит читателям психологически подготовиться к чистке, принять новые методы лечения и внутренне согласиться с ними. Психическая готовность — немаловажная вещь для глобального очищения.

Нашим постоянным и центральным методом будет идеомоторная чистка кишечника. Она основана на психическом контакте с собственным телом, и поэтому отлично организует весь процесс очищения в правильном направлении. Это щадящий метод, позволяющий нам наладить контакт с организмом, понять его и начать активное очищение.

Правильный настрой, контакт с телом и объединение с ним будут сочетаться с, казалось бы, более привычными методами: диетой, траволечением, клизмами и физическими упражнениями. Однако наша главная задача — принятие идеи Творца — меняет все кардинально. Мы больше не будем механически очищать организм посредством трав и процедур — мы будем делать это сознательно. Главная цель — избавиться от энергоинформационного засорения, и каждый наш шаг должен быть подчинен этой цели.

Вы должны задавать себе вопрос: зачем я выполняю эту процедуру? Не затем, чтобы просто избавиться от шлаков, а затем, чтобы найти себя истинного, обрести контакт с Творцом и миром вокруг нас.

Нормализация эндокринных функций кишечника, установление оптимальной кислотности — все это будет исполнено нами успешно. НО!

> **Главная задача чистки — наполнение тела энергией, считывание информации со страниц божественной мудрости, а как результат — обретение крепкого здоровья и долгой молодости!**

Этапы очищения

Первый этап любой чистки — осознание цели, принятие идеи Творца. Словом, идеологическая организация всего организма, обретение правильного настроя.

Второй этап — это вхождение в процесс физического очищения. Здесь главное — не потерять настрой, не подчиниться засоренному разуму. Мы должны соединить в одно целое духовную цель и процедуры по очищению.

Третий этап — ощущение первых результатов, начало перестройки организма и восприятие первых потоков божественной энергии. На этом этапе вы начинаете чувствовать себя другим, возможно, это вызовет восторг, возможно, дискомфорт. Не пугайтесь и не расслабляйтесь — все идет хорошо, но впереди еще много работы.

Завершение чистки — это четвертый этап. Организм заработал по-новому, подчинившись законам природы. Наша задача — удержаться на этом пути и закрепить результат. Помните, что первая чистка — это только начало пути, и многое еще предстоит совершить.

ВТОРАЯ ЛИНИЯ ОБОРОНЫ — ПЕЧЕНЬ И ЖЕЛЧНЫЙ ПУЗЫРЬ

Те вредные вещества, которым удается все-таки попасть в кровь и лимфу из толстого кишечника, отправляются в печень. Чем зашлакованней кишечник, тем тяжелее приходится печени. Наша печень — вторая крепость на пути вредных веществ в общий кровоток. Приступая к ее очищению, мы должны быть абсолютно уверены в том, что первая линия обороны очищена и работает на все 100%!

> Если помнить о том, что в нас, как в капле
> воды, отражается вселенная, то печень,
> без преувеличения, одна из главных движущих
> сил в этой вселенной!

Оборонительные функции печени

Рассмотрим лишь две из многих функций печени — детоксикацию и выделение. Ядовитые для нашего организма вещества в результате процессов биосинтеза, происходящих в печени, переводятся в безвредные органические соединения. Вот обыкновенное чудо внутри нас, о котором мы, как правило, не имеем ни малейшего понятия. Что же до выделительной функции, то она реализуется за счет секреции желчи. Вместе с нею из организма выделяются вредные и ядовитые вещества, большую часть которых более-менее здоровому организму все-таки удается изгнать из себя.

Итак, наш организм будет нормально функционировать только тогда, когда из печени вместе с желчью будут регулярно выводиться шлаки. В противном случае цепочка выведения отходов из организма прерывается, энергетические каналы забиваются — мы слабеем и заболеваем.

> Поскольку печень вступает в борьбу
> за здоровье вслед за кишечником, она является
> второй линией обороны нашего организма.

Методы и средства очищения печени

Все, что я сказал об очищении кишечника, относится и к печени. Задача-максимум та же — полное очищение под руководством божественной энергии, которую мы и должны впустить в наше тело. У каждого органа свои требования к чистке, и мы ни в коем случае не будем пренебрегать знаниями о функциях и трудностях печени и желчного пузыря. Диета, травы и физические упражнения займут свое место в очищении непременно. Но, применительно к печени, мы будем много говорить о конкретных заболеваниях и средствах лечения. Проблемы печени более разнообразны, и поэтому лечение и чистка должны быть дифференцированы.

Вас ожидает множество самых действенных фитотерапевтических и гомеопатических рецептов, но помните, что их назначение может быть узко. Диагностика заболевания очень важна, когда мы говорим о печени. Желчнокаменная болезнь и хронический гепатит требуют от нас разных подходов при общей установке на очищение.

> Со всей ответственностью отнеситесь
> к предстоящей чистке и настройтесь
> на последовательный и непрерывный процесс
> оздоровления. Правильное отношение к каждому очищаемому органу крайне важно
> для успеха всего предприятия.
> Наше тело разнообразно, как вселенная,
> и нам предстоит понять его!

Этапы очищения

Этапы остаются неизменны:

1. Идеологическая установка и настрой на чистку.
2. Вхождение в процесс очищения.
3. Достижение первых результатов.
4. Выход из чистки.

Мы будем придерживаться такого плана на протяжении всех чисток, несмотря на то, что каждая будет иметь свои особенности. Этапы чистки — это, скорее, психологические вехи процесса. Четкое понимание того, на каком отрезке пути вы находитесь, помогает действовать правильно и последовательно, не впадая в крайности.

ТРЕТЬЯ ЛИНИЯ ОБОРОНЫ — ЭНДОКРИННАЯ СИСТЕМА

Прежде чем сказать о важности эндокринной системы в целом, напомню, что печень — самая большая эндокринная железа! Если печень перестает фильтровать кровь, токсичные материалы попадают в систему кровообращения. Лучше бы этого не происходило, но, к сожалению, это явление обычно для современного организма. Что же дальше — тотальное отравление организма? Нет! На то нам и дана эндокринная система — третья линия обороны против болезней.

Механизм ее выделительной работы таков: токсичные вещества стимулируют эндокринные железы, и в бой вступают гормоны. Нам странно это слышать, но одна из функций гормонов — это выведение из организма токсинов и других побочных продуктов неправильного переваривания не слишком здоровой пищи. Практически вся наша жизнь — от внешности до типа темперамента и состояния здоровья — зависит от работы эндокринной системы. Вот и решайте — чистить или оставить как есть.

Гипофиз — крохотная железа с кончик мизинца, щитовидная и надпочечная железы образуют третью линию обороны. Гипофиз принимает сигналы опасности, а щитовидная железа и надпочечники направляют токсины по естественным путям выделения.

Но! Вспомним краеугольные камни здоровья: при загрязнении этих естественных путей эндокринные железы будут пользоваться замещающими путями выделения. Причем путь замещающего выделения зависит от силы каждой железы в момент кризиса: если сильна щитовидная, то выделение пойдет через кожные оболочки, если преобладают надпочечники — через почки или кишки. Это, конечно, выход, но не лучший. После всех моих объяснений становится понятно, что путь замещающего выделения — не идеальный путь к здоровью! Слишком частое использование этих путей приводит к атрофии и гибели любого пути выделения и к ослаблению желез.

Вывод напрашивается сам собой: жизненно необходимо очищение и лечение эндокринной системы, но только после очищения первых линий обороны. Категорически так, а не иначе.

Очищение эндокринной системы

Не устану повторять, что очищение щитовидной железы и прочих частей эндокринной системы мы начинаем с нормализации работы желудочно-кишечного тракта, восстановления нормальной работы печени. Эти процессы уже сами по себе благотворно влияют на эндокринную систему и, более того, начинают ее очищение. Да будет вам известно, что причиной гипотериоза является недостаточное всасывание йода в желудочно-кишечный тракт. Таким образом, болезнь, связанная в нашем сознании исключительно с гормональной деятельностью, зарождается в плохо функционирующем кишечнике! Из-за такой тесной связи план очищения эндокринной системы будет следующим:

1. Принятие идеи Творца и установка на энергоинформационное восстановление.

2. Очищение желудочно-кишечного тракта.

3. Очищение печени.

!!! Кишечник и печень — важнейшие эндокринные органы!!!

4. Вхождение в целенаправленное очищение эндокринных желез. Диагностика дисбаланса половых гормонов.

5. Выравнивание баланса энергии — баланса половых гормонов.

6. Диагностика и очищение по линии гипофиз—надпочечники—щитовидная железа.

6. Завершение процедур и выход из чистки с установкой на продолжение оздоровительной деятельности.

Поскольку нарушения в деятельности эндокринной системы разнообразны и часто требуют почти противоположных методов лечения, я расскажу лишь об общей последовательности работы по очищению и лечению.

Последовательность действий

1. Прежде всего нужно разобраться с балансом половых гормонов и понять, к какому типу вы принадлежите. К типу «ян» — с преобладанием мужских гормонов, или «инь» — с преобладанием женских.

2. После этого нужно диагностировать себя по классификации «гипофиз—щитовидная железа—надпочечники». Эта классификация даст направление вашему лечению, покажет, какими вас создал Творец и чего он хочет от вас. Приведя свою жизнь в гармонию со своим гормональным устройством, вы воссоединитесь с природой, перестанете действовать ей вопреки.

3. Очищение кишечника и устранение запоров — без этого нам не добиться успеха. Эта часть чистки проходит параллельно с очищением желудочно-кишечного тракта. Если вы строго выполняете все мои указания, то этот этап останется уже позади.

4. Переход на вегетарианскую диету с включением в нее живых растений, корнеплодов, фруктов и орехов. В них вы найдете необходимый органический йод.

5. В лечебных целях мы обратимся к травам, продуктам-очистителям и проросшим зернам злаковых.

Уверен, список произвел на вас хорошее впечатление. Вы поняли, что лечение будет исключительно естественным и в то же время комплексным. Очищение эндокринной системы поставит первую точку в нашей работе, но впереди вас ждет еще очищение на клеточном уровне и подбор продуктов в соответствии с генетическими особенностями организма.

ИТОГИ ГЛАВЫ О ТРЕХ ЛИНИЯХ ОБОРОНЫ

Теперь вы узнали о нашей программе в целом. Сядьте и подумайте, все ли понятно, все ли осмыслено и принято.

Главная информация этой главы — знания о трех линиях обороны нашего организма: кишечнике, печени и эндокринной системе. Каждая из них выполняет жизненно важные выделительные функции. Каждая стоит на своем месте и вступает в процесс выделения строго в свое время. Этот порядок утвержден не мной, а природой.

Именно поэтому я утверждаю определенный порядок очищения на первом этапе: сначала кишечник, потом печень, потом — эндокринная система. Только такая последовательность отвечает потребностям организма и не причинит ему вреда.

Сложность работы каждого органа, сложность взаимодействия органов не дает нам права на ошибку. Поэтому призываю вас — следуйте моим рекомендациям!

Погрузившись в физиологию и мысли о болезнях, не забудьте, что физическое очищение — это второй шаг. Первый — принятие идеи Творца или хотя бы готовность к принятию.

Приступая к очищению, перечислите краеугольные камни здоровья и твердо скажите себе, что наше лечение основано на знании о здоровом организме.

Если какая-то часть этой книги вызывает у вас сомнения или протест — вспомните об информационном засорении, вспомните о том, что разум уже не раз «подсовывал» вам неправильные решения. Перечитайте проблемные отрывки еще раз, послушайте, что говорит вам сердце, и сомнения исчезнут сами собой. Справившись с ними, приступайте к чтению второй книги и к очищению желудочно-кишечного тракта. Три линии обороны ждут вашей помощи. Я тоже жду вас и уверен в самых блестящих результатах!

Тем же, кто захлопнет эту книгу, нечего делать и во всех других, ибо только сознательное принятие программы очищения и омоложения организма, сознательное изменение жизни даст желаемый результат. В следующих книгах мы направим все силы и знания на улучшение работы и очищение конкретных органов и систем. Сейчас же наша с вами задача — понять ИДЕОЛОГИЮ ПРЕДСТОЯЩЕГО ПУТИ, его смысл и цели. Эта часть книги — ключ ко всем последующим, без нее невозможно правильно понять и выполнить все мои предписания.

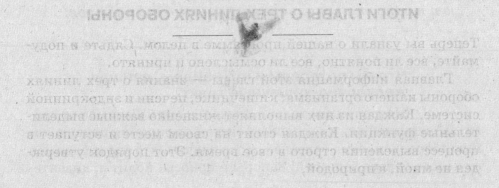

ЧАСТЬ ВТОРАЯ.
ОЧИЩЕНИЕ ПЕРВОЙ ЛИНИИ ОБОРОНЫ — ЖЕЛУДОЧНО-КИШЕЧНОГО ТРАКТА

Мы приступаем ко второй части первого этапа очищения. Это начало практической части книги. Вас ожидают новые методы, новые знания, но все сказанное до этого — неотъемлемая часть любого нового шага. Будьте внимательны к себе и к моим указаниям. Все методы очищения, все рецепты требуют точности исполнения и правильного настроя.

Что мы потеряем и что найдем, очищая желудочно-кишечный тракт

Потеряем мы только плохое — мы избавимся от грязи, забивающей одну из главных систем организма, первую линию обороны против болезней, а это значит, что мы избавимся от целого букета болезней! Запоры и поносы, колиты, дизентерия, геморрой, проктит, колики, спазмы, язвы, свищи, полипоз — все это и многие другие болезни останутся в прошлом, если вы пойдете за мной! Уверен, вам не будет их не хватать.

Что же мы приобретем? Молодость! Незабываемое ощущение красоты, здоровья и необъятных сил. А еще вы убедитесь в мудрости природы, в которой Творец занимает особое, «почетное» место. И уже никто не заставит вас свернуть с верного пути, предназначенного человеку Творцом!

Двигаясь по этому пути шаг за шагом, вы будете ощущать, как энергия наполняет тело, как с каждым днем вы становитесь энергичнее и бодрее. И это без грубого вмешательства в ваш организм и какого-либо колдовства!

> Итак, перед вами особая программа очищения тела, которую многие называют уникальной. Остается только использовать ее, и я полагаю, что любой разумный человек, который серьезно беспокоится о своем здоровье, обязан познакомиться с методом, который принес здоровье и молодость многим и многим.

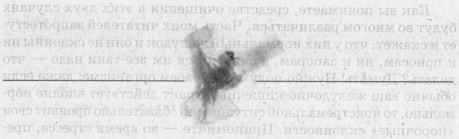

ПОДРОБНЫЙ ПЛАН ДЕЙСТВИЙ НА ЭТАПЕ ОЧИЩЕНИЯ ЖЕЛУДОЧНО-КИШЕЧНОГО ТРАКТА

Структура этой части книги такова. Сначала я расскажу вам о процедуре очищения. Но не спешите, прочитав несколько предложений или даже страниц, приступать к чистке. Вы читаете описание чисток — это будет знакомство, ваше сознание будет осваивать полученную информацию, привыкать к ней и совмещать с индивидуальными особенностями организма. Это очень важный процесс, ибо еще никогда в жизни вы не сталкивались с задачей энергоинформационного очищения, а задача эта — не из легких.

После описания чисток вы должны будете ознакомиться еще с двумя главами: об анатомии и физиологии желудочно-кишечного тракта и о том, как мы засоряем вторую линию обороны. Это исключительно важная информация, без нее нельзя грамотно провести чистку как на энергетическом, так и на физическом уровне. По мере чтения этих глав информация будет накладываться на уже известный вам по описанию процесс чистки — это еще один этап работы. Ни одно предложение не должно выбиваться из общего русла энергоинформационного очищения. Все — и строение стенок пищевода, и описание правильного питания — должно быть подчинено в вашем сознании идее Творца и «подключению» к энергии-информации. Закончив чтение этой части, вы вернетесь к описанию чисток, еще раз проверите свою готовность и приступите к конкретным действиям по очищению.

Важное замечание

Специфика очищения желудочно-кишечного тракта состоит в том, что есть две разновидности чистки: чистка при склонности к запорам и чистка при склонности к поносам.

Как вы понимаете, средства очищения в этих двух случаях будут во многом различаться. Часть моих читателей запротестует и скажет, что у них нормальный желудок и они не склонны ни к поносам, ни к запорам, а очиститься им все-таки надо — что делать? Думать! Нужно подумать о своем организме: даже если обычно ваш желудочно-кишечный тракт действует вполне нормально, то в экстремальной ситуации он обязательно проявит свои «порочные» склонности. Припомните — во время стресса, пребывания в новом месте, во время вирусного заболевания или любой другой нагрузки на организм — как вели себя желудок и кишечник? Обязательно проявилась склонность либо к запору, либо к поносу. Даже если это было нечувствительно для вас, все равно это говорит о характере нарушений в желудочно-кишечном тракте. Ваше счастье, если до сих пор эти нарушения не принесли особых хлопот, но исправлять их все равно нужно!

Время чистки

Если говорить о времени чистки, то она будет длиться около двух недель (в зависимости от вашего самочувствия).

Первая неделя — это вхождение в режим чистки, которое будет основываться на особой диете и генеральном методе очищения желудочно-кишечного тракта — ИДЕОМОТОРНОЙ ЧИСТКЕ КИШЕЧНИКА. Об этом методе я уже упоминал. Это идеальный метод очищения, поскольку он совмещает в себе физическое очищение и мысленную, психическую работу со своим телом, налаживание утраченного контакта между разумом и телом. Это оптимальный метод расчищения и энергоинформационных завалов, и шлаковых залежей, кроме того, он не требует никакого физического вмешательства в организм. Мы просто будем с помощью мыслей и ощущений делать то, что не могут сделать фармацевты всего мира — возвращать себе здоровье и молодость!

В течение двух недель мы будем каждый день уделять полчаса идеомоторной чистке. Уже в конце первой недели, после соблюдения диеты и этих манипуляций, вы почувствуете, что изменилось ваше тело, что заработали давно простаивавшие механизмы защиты. С наступлением второй недели мы подключим к процессу очищения другие средства: фитотерапию, клизмы (для тех, кто страдает запорами), физические упражнения. Однако идеомоторная чистка продолжит играть свою решающую роль в деле очищения и останется главным методом для всех без исключения!

По прошествии двух недель мы выйдем из чистки совсем другими людьми. Главное, что мы будем готовы продолжить очищение и стать наконец такими, какими нас задумал Творец! Я желаю вам сил и здоровья и сделаю все возможное, чтобы они остались с вами навсегда! В добрый путь.

ПРИНЦИПЫ ОЧИЩЕНИЯ ЖЕЛУДОЧНО-КИШЕЧНОГО ТРАКТА

Еще раз о том, сколько потребуется времени

Чистка будет продолжаться около двух недель. Я называю приблизительный срок, поскольку все будет зависеть от вашего состояния. Наш метод очищения позволит уже к концу первой недели ощущать себя совсем другим, природным, человеком и гораздо лучше понимать свое тело. К концу второй недели вы можете почувствовать, что стоит остановиться чуть раньше, что ваш желудочно-кишечный тракт очистился, или же, напротив, поймете, что нужно задержаться в режиме очищения на пару дней. Это понимание придет к вам и благодаря той информации, которая содержится в последующих главах, так что не спешите опередить время — будьте последовательны.

Важнейший принцип очищения

Свобода действий внутри предложенной системы — это один из наших принципов. Кто лучше нас самих сможет понять наше тело? Никто! Значит, нам и карты в руки. Научиться правильно оценивать свое состояние — это тоже одна из наших задач. Каждое животное умеет это делать, и нам — разумным людям — просто стыдно отворачиваться от своей совершенной природы! Я многим людям помог научиться понимать свой организм, и мне будет очень приятно помочь и вам. Но главная сила очищения — это все-таки ваша вера в Творца и в свою божественную и, разумеется, здоровую природу.

Сначала — ищите правильное лично для себя

Первый этап чистки — вхождение в нее. Важно не бросаться в чистку, как в омут. Нужно постепенно и вдумчиво изменять свою жизнь. Мы начнем с диеты и идеомоторной чистки, которая станет генеральным методом очищения. Кроме этого, вы сами должны понять, как помочь организму очищаться. Сколько людей — столько ярких индивидуальностей! Кому-то помогут пешие прогулки в парке или в лесу, а кто-то, более подготовленный, может выполнять физические упражнения на свежем воздухе. Кто-то улучшит отношения с близкими и тем самым улучшит свое состояние.

Ищите правильные лично для себя способы избавиться от гнета засорения и физического, и информационного. Чем правильнее вы будете себя вести во всех областях жизни, тем эффективнее будет чистка. Что я имею в виду? Ну, например, что полезнее и правильнее для человеческой природы: смотреть три часа телевизор или гулять на свежем воздухе? Ответ очевиден и прост. Наш засоренный разум, как и в случае с гамбургером, будет пытаться увести нас с истинного пути. Наша задача — шаг за шагом избавляться от его власти, очищаясь и молодея с каждым днем!

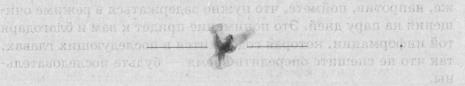

ОПРЕДЕЛИТЕ, К КАКОМУ РАССТРОЙСТВУ (ЗАПОРАМ ИЛИ ПОНОСАМ) СКЛОНЕН ВАШ ОРГАНИЗМ. ТАКИМ ОБРАЗОМ ВЫ ОПРЕДЕЛИТЕ СПЕЦИФИКУ БУДУЩЕЙ ЧИСТКИ

ДЛЯ ЧЕГО НУЖНО ОПРЕДЕЛИТЬ СВОЙ ТИП

Дело в том, что наш желудочно-кишечный тракт отклоняется от нормы по двум направлениям. Это склонность к запорам и склонность к поносам. Для многих не составит труда определить, к какому типу они принадлежат, поскольку симптомы говорят сами за себя. Но, к счастью, существует еще разряд людей, которым придется задуматься над тем, к какому типу примкнуть.

Это вовсе не значит, что вам не показана чистка желудочно-кишечного тракта. И лучше провести ее именно сейчас, пока трудности не стали патологиями, а засоры не превратились в пробки. Но как определить специфику чистки, если вас не мучают ни постоянные запоры, ни регулярные поносы? Быть может, совсем не нужно ничего определять и чиститься как-нибудь «нейтрально»? Ни в коем случае! Так или иначе, ваш организм засорен, поскольку сам мир вокруг нас провоцирует это засорение. Значит, отклонения в ту или иную сторону существуют. Значит, нужно очищаться в соответствии с этими отклонениями и никак иначе!

Итак, вспомните все проявления своего желудочно-кишечного тракта в экстремальных ситуациях. Во время болезни, в период стресса или депрессии — словом, в любой трудной для организма ситуации. Проанализировав все, вы обязательно поймете, в какую сторону склоняется ваш желудочно-кишечный тракт — к запорам или к поносам. В соответствии со своими наблюдениями вы и относите себя к первой или второй группе и дальше читаете эту книгу уже направленно (а лучше — с карандашом в руках), отслеживая все рекомендации, подходящие именно для вас.

На каком этапе чистки понадобятся эти знания

Определить свой тип нужно, конечно же, еще до начала чистки, однако практически мы применим эти знания, только начав очищаться. В течение первой недели мы будем входить в режим очищения, соблюдая диету, различную для первой и второй групп, и осуществляя идеомоторную чистку. С наступлением второй недели мы приступим к более «жесткому» устранению нарушений и загрязнений, присущих именно вашему типу. Ведь если вы страдаете поносами, вам абсолютно не нужны клизмы, и наоборот, средства, устраняющие спазмы кишечника, не годятся для тех, кто склонен к запорам. Однако не только на физическом уровне нам потребуются знания о своем типе, ведь и интеллектуально, и эмоционально мы должны бороться с загрязнением, влияя на работу желудочно-кишечного тракта всеми способами.

Поэтому далее я сразу привожу необходимые знания о запорах и поносах, с которыми следует познакомиться до начала очищения.

ЗАПОРЫ

Причины запоров

Запор — это беда, которая может случиться с каждым, независимо от возраста и пола. Поскольку мы ориентируемся в нашем лечении на здоровый организм, то давайте еще раз посмотрим, что же мешает быть организму здоровым и вызывает запоры. Ведь мы условились заботиться о здоровом организме, а не о болезнях, лечить не следствия, а причины!

1. *Детские запоры.*

Даже у таких относительно здоровых существ, как дети, случаются запоры. Это повод для большой тревоги, ведь получается, что скорость засорения организма настолько велика в современном мире, что уже детский организм не справляется с выведением нечистот.

У новорожденных запор чаще всего является следствием врожденных нарушений в желудочно-кишечном тракте. В такой ситуации необходима консультация хорошего специалиста.

В грудном возрасте запорами, как правило, страдают дети, перегруженные переваренными белками, переваренными крахмалами. Здесь не обходится без хваленых смесей или материнского молока, перенасыщенного жирами.

Однако бывает, что грудной младенец страдает запорами от недоедания, когда у матери недостаточно молока.

2. *Запоры у взрослых.*

Запоры часто являются следствием перенесенных кишечных заболеваний: дизентерии, дисбактериоза, колита. А эти заболевания, как мы знаем, являются следствием засорения организма, так что выход один: очищаться и не загрязняться вновь.

Кроме того, более частные причины запоров можно установить по цвету испражнений:

— слизь без примеси крови указывает на раздражение в кишечнике;

— кровь на поверхности кала говорит нам о геморрое или трещинах в заднем проходе;

— кал, перемешанный с кровью, указывает на возможность развития опухоли;

— черные, похожие на деготь испражнения говорят нам о кровотечении высоко в пищеварительном канале. Такое случается при язвах желудка и двенадцатиперстной кишки.

Если при запорах человек неуклонно теряет вес, то следует искать опухоль. Кроме всего перечисленного причиной запоров могут быть стрессы, непривычные обстановка и еда, сильное перенапряжение.

Помните! Основной сообщник запоров — сидячий образ жизни, недостаточность физической активности. Кишечник подстраивается под общий тонус организма и просто-напросто «ленится» выполнять свою работу. Движение, как и правильное питание, это основное условие нормальной работы желудочно-кишечного тракта!

Если при запорах уменьшается частота мочеиспускания, нужно обратить внимание на состояние позвоночника и спинного мозга, поскольку малейшие нарушения в этой области отражаются на мочевом пузыре и на сокращениях кишечника. Позвоночник вообще — основа основ, наш стержень, поэтому забота о нем — наша прямая обязанность.

Постоянное чередование запоров и поносов должно сразу настораживать. Оно может быть признаком наличия полипов или опухоли в толстом кишечнике.

К чему приводит неграмотное лечение запоров

Грех неправильного лечения приводит, как я уже не раз говорил, к деградации организма. Одним из первых страдает от модных пилюль желудочно-кишечный тракт, пытающийся очистить организм. Многие современные лекарства от гипертонии, стенокардии и болезней, связанных с нарушениями сердечного ритма, успокоительные, транквилизаторы, добавки кальция, многие антациды, лекарства, содержащие морфин и кофеин, могут вызвать запоры.

Еще раз хочу напомнить, что, зная причины болезни, мы должны направлять лечение именно на них. Нужно быть внимательными даже к самым, казалось бы, безобидным средствам лечения. Так, распространенные клизмы и слабительные имеют и свою обратную сторону: они помогают лишь на первых порах, не устраняя причину запоров — тотальное загрязнение организма. К тому же даже, казалось бы, безобидные растительные слабительные со временем практически отучают кишечник сокращаться. Перистальтика просто исчезает, и вы обречены на зависимость от лекарств. А дальше происходит, как с наркотиками: мы привыкаем к слабительному — приходится увеличивать дозу, а организм тем временем напрочь теряет естественные способности к самовосстановлению и саморегуляции!

Кроме того, при регулярном использовании слабительных организм теряет с водой огромное количество калия. Из-за этого может произойти ослабление сердечной мышцы и всей скелетной мускулатуры. Получается замкнутый круг: недостаток калия ослабляет мускулатуру кишечника и ануса, а слабительные и клизмы продолжают вымывать из организма калий. Очень характерная для современной медицины ситуация: ничего не лечим, а все, напротив, калечим!

Теперь нам ясны причины и следствия запоров. Запор — это стена на пути божественной энергии, благодаря которой мы существуем. Значит, очищение организма и предотвращение запоров — это борьба за саму жизнь. Для победы в этой борьбе не стоит жалеть сил, но и безудержно рваться вперед тоже нельзя. Необходимо внимательно и чутко следить за правильным, естественным ходом этой борьбы!

ПОНОСЫ

Причины поносов

Мы уже твердо уяснили, что истинная причина любой болезни — загрязнение естественных путей выделения. Однако способы засорения бывают разными, значит, способы борьбы с загрязнением тоже могут быть разными.

Итак, что может вызывать поносы?

1. Как всегда, не обходится без современной медицины: многие лекарства могут спровоцировать поносы. Это слабительные, антибиотики, ханидин, наперстянка, лекарства, снижающие уровень сахара в крови или уровень кислотности и холестерина, противоопухолевые препараты, облучения и химиотерапия.

2. Если понос начинается сразу после приема пищи, то в ней, в ее качестве, и следует искать причину. Такой понос — это работа токсинов, которые выделяются бактериями в зараженную пищу.

3. Если же после еды прошло 12 часов или больше, то причина поноса — бактериальное отравление. Чаще всего такое отравление сопровождается повышением температуры.

4. Когда понос становится хроническим (то проходит, то снова ни с того ни с сего начинается), это означает, что кишечник раздражен или воспален. А возможно, вы просто не переносите какие-то продукты.

5. Все чаще причиной поносов становятся нарушения функций щитовидной железы, преимущественно ее гиперфункция. Как узнать, что причина именно в этом? Такие поносы сопровождаются повышенной потливостью (особенно ладоней), раздражительностью, учащенным пульсом, неприязнью к жаре и ко всему горячему.

6. При жирных не тонущих в воде испражнениях с очень неприятным запахом причину поноса нужно искать в плохом всасывании в тонком кишечнике. Именно из-за плохого всасывания в испражнениях остается излишний жир.

7. Слизь в испражнениях говорит о систематическом раздражении толстого кишечника. Это уже признак колита. Если к слизи прибавляется кровь, то нужно искать рак, полипы, хроническую дизентерию, сильное раздражение и воспаление стенок кишечника или язвы.

8. Если поносы происходят по утрам, это говорит о вероятности раздражения или нервности кишечника.

9. Ночные поносы обычно являются следствием гиперфункции щитовидной железы, диабета, илеита или язвенного колита.

10. Если понос случается меньше шести раз в день, мы имеем дело с нарушениями в верхнем отделе кишечника — с пло-

хим всасыванием; если больше шести раз — это нарушения в толстом кишечнике или прямой кишке.

11. Хронические поносы могут указывать на опухоль, называемую карционоид. Эта опухоль выделяет гормон, вызывающий кашель, покраснение кожи и понос.

12. Кроме того, от поносов часто страдают больные кистозным фиброзом и хронической болезнью легких.

Болезни, симптомом которых является понос

Сразу хочу сказать всем своим читателям, что перечень болезней ни в коей мере не зачеркивает наш постулат о загрязнении, об энергоинформационном засорении как главной причине всех болезней. Разнообразные болезни лишь подтверждают мои слова. Поврежденные органы страдают либо из-за замещающего выделения, либо вообще из-за отсутствия выделения болезнетворных организмов и тотального засорения. То, чем вы заболеете, зависит от того, какими путями будет организм выводить токсины при забитой выделительной системе. Кроме того, все органы внутри нас тесно взаимодействуют, и поражение одного из них тянет за собой нарушения в работе всех остальных. Организм борется до последнего, пытаясь сохранить себя здоровым, но и у его ресурсов есть предел, ведь энергия в загрязненный организм не поступает. Вот тут и появляются самые разные болезни, которые лечат медики, не задумываясь об их истоках. Что же это за болезни?

Энтерит. Эта болезнь развивается в результате дистрофии слизистой оболочки тонкого кишечника. Помимо обильных поносов он сопровождается вздутием живота, урчанием и болями. Больной может потерять в весе до 10 кг, при этом он очень быстро утомляется. Может возникнуть тахикардия, судороги мелких мышц и онемения. При лечении энтерита назначается диета с повышенным содержанием маловареного белка, ограничивается количество клетчатки.

Колиты. Как правило, ими болеют молодые люди. Их симптомами являются боли в толстом кишечнике, поносы с кровью, анемия и лихорадка. Запущенные колиты могут стать причиной рака толстой кишки.

Функциональная ахилия желудка. Эта болезнь напрямую связана с нашим психическим состоянием, а это лишнее свидетельство того, что любую болезнь можно излечить, только встав на путь веры в Творца, которая принесет в вашу душу здоровый покой. Болезнь происходит от психического угнетения, дальше симптомы нарастают, как снежный ком: интоксикация, инфекционные заболевания, гиповитаминозы, отравление гормонами щитовидной железы при ее гиперфункции, а позже и сахарный диабет, нервное и физическое истощение. При всем этом, конечно же, наблюдается снижение аппетита, плохое усвоение продуктов (особенно молочных), диспепсия.

Кишечный дисбактериоз. Он как раз развивается от кишечной диспепсии, хронических гастритов, панкреатитов, энтеритов, колитов и просто от употребления антибиотиков. Его характерные симптомы: неприятный вкус во рту, тошнота, метеоризм, понос или запор, потеря аппетита. Кал с резким запахом гнили, вялость, сонливость вследствие отравления организма.

Метеоризм. Чаще всего он вызывается плохо пережеванной углеводистой пищей или пищей, принятой в неправильной последовательности. Неправильное сочетание продуктов при общей слабости пищеварительного тракта (характерной практически для любого из нас), раздраженный толстый кишечник, «нервный» желудок — все это способствует скоплению газов и возникновению метеоризма.

> **Не жалейте усилий и времени для установления правильного диагноза. Используйте все доступные методы, консультируйтесь у разных специалистов. НО! В любом случае после снятия острых симптомов вам необходимо очистить желудочно-кишечный тракт, без этого никакое лечение не пойдет впрок!**

Как мы действуем дальше

Итак, все, что вы прочтете в последующих главах этой части, поможет вам наиболее эффективно провести чистку первой линии обороны — желудочно-кишечного тракта. Сначала вы ознакомитесь с процедурой чистки, не приступая к ней, потом получите ряд анатомических и физиологических сведений, без которых сама процедура просто невозможна. Дочитав эту часть книги до конца, вы снова вернетесь к этому месту и приступите непосредственно к чистке. Соблюдая такую последовательность, вы подготовитесь к чистке очень хорошо, поскольку сознание ваше в процессе чтения будет соотносить текст книги с конкретными особенностями организма и психики и строить наиболее удобный и эффективный для вас план очищения.

ЧТО НЕОБХОДИМО СДЕЛАТЬ ПЕРЕД ЛЮБОЙ ЧИСТКОЙ. ПРЕДУПРЕЖДЕНИЯ И ПРОТИВОПОКАЗАНИЯ

Очищение — необходимое условие оздоровления и омоложения организма. Однако даже такое естественное действие требует определенной подготовки. Перед началом чистки необходимо выяснить:

1. Уровень кислотности. Он определяется в соответствии с типом чистки, который вы выбрали для себя. Известно, что пониженная кислотность вызывает склонность к запорам, и наоборот, поносы возникают при повышенной кислотности.

2. Наличие или отсутствие паразитов в желудочно-кишечном тракте. Для этого нужно пройти полное обследование у хорошего специалиста, то есть просто сдать анализы и услышать грамотный комментарий. При наличии паразитов необходимо от них избавиться с помощью грамотного специалиста.

3. Наличие гастритов, эрозий, деформации желудка и 12-перстной кишки, язв, кровотечений, вздутий, газов. Все эти явления необходимо свести к минимуму, прежде чем приступать к чистке. Язвы и кровотечения необходимо вылечить. При этом нужно соблюдать строгую диету, предписанную при конкретном заболевании! Только вы сами можете проконтролировать свое состояние и ввести дополнительные меры предосторожности.

Внимание! Любые чистки опасно проводить при наличии:
- дивертикулитов
- опухолей, затрудняющих проходимость кишечника
- кровотечений
- открытых язв
- грыж
- язвенных колитов

> Кто предупрежден, тот вооружен, и я призываю вас: не пренебрегайте безопасностью! Лучше потратить больше времени на подготовку к чистке, чем провести ее без пользы. Забота о своем здоровье — это уважение к природе, к Творцу, создавшему нас.

ПЕРВАЯ НЕДЕЛЯ ЧИСТКИ

Первая неделя чистки — это этап вхождения в нее. За эту неделю мы должны наладить связь с организмом, запустить естественные механизмы очищения и частично очистить желудочно-кишечный тракт. Мы не будем овладевать тысячей методов очищения — нам достаточно и необходимо придерживаться определенной видовой диеты и каждый день проводить идеомоторную чистку. Эффективность этой методики проверена многократно, и ничего лучше просто невозможно придумать! Самое главное — внимательно прислушиваться к себе и помнить о главной нашей задаче — возвращении к своей природе, к законам Творца.

ИДЕОМОТОРНАЯ ЧИСТКА — ГЛАВНЫЙ МЕТОД ОЧИЩЕНИЯ

Ну а теперь, когда все предварительные сведения уже изложены, мы приступаем к описанию физического очищения организма. Это очень важный момент в моем повествовании. Правильное понимание сути главного метода — это залог успеха всей чистки. Идеомоторная чистка подходит для обоих типов пациентов, очищающих желудочно-кишечный тракт: и для тех, кто страдает запорами, и для второго типа — людей, склонных к поносам.

Как проводить идеомоторную чистку

Каждый день в течение двух недель вы должны посвящать ей 30 минут. К процессу подготовки нужно подойти очень серьезно, ведь речь идет о генеральном очищении желудочно-кишечного тракта!

Итак, найдите подходящее помещение, где вам никто не помешает и где вы будете чувствовать себя комфортно. Если вас будут отвлекать неприятные и даже приятные воспоминания, ничего не выйдет! Вы будете сидеть, так что подберите удобное кресло, в котором можно максимально расслабить мышцы живота.

Помимо удобного места для идеомоторной чистки нам понадобится... подходящая музыка. Да-да, ведь мы собираемся задействовать и физическую, и психическую составляющие нашего организма. А лучшего способа воссоединения для них, чем ритмичная музыка, нет. Ритм — это музыка жизни, он возник прежде стихов и музыки, прежде слов, — это глубинное и древнее проявление живого. Поэтому для чистки нашего сильно загрязненного кишечника подойдут отчетливые и лучше фольклорные ритмы ударных инструментов. Разбудить очистительную систему кишечника под силу лишь барабанам!

Когда все будет готово — сядьте, расслабьтесь и настройтесь на очищение, на воссоединение с природой. Сконцентрируйтесь на правой части кишечника — это слепая и ободочная кишка. Мы начнем отсюда. Теперь как можно отчетливее мысленно представьте, что именно в этой части кишечник начинает двигаться в такт музыке «влево-вправо». Вы почувствуете, что он и вправду начинает двигаться, — продолжайте «танец» в течение трех минут. После этого мы меняем направление движения на «вверх-вниз» и продолжаем также в течение трех минут. Завершающее направление — «вперед-назад», или «живот-спина», — так мы «танцуем» тоже 3 минуты. Все вместе займет всего 9 минут. Не огорчайтесь, если сначала ваши ощущения не будут слишком отчетливы: с каждым днем разум и тело все больше будут понимать друг друга, и чистка будет все эффективнее.

После очищения слепой и ободочной кишки мы отдохнем 2—3 минуты, а потом проведем ту же работу с поперечной ободочной кишкой. Затем снова трехминутный перерыв и работа с самой грязной и застойной левой частью кишечника. Тут потребуются упорство и настоящий труд по налаживанию контакта с телом!

Идеомоторная чистка великолепно способствует восстановлению естественных механизмов очищения без какого-либо физического вмешательства в организм. Поэтому она не опасна даже для самого ослабленного человека. Она не только подготовит организм к более грубым очищающим процедурам, но и уже на первом этапе прекрасно очистит стенки кишечника, улучшит кровоснабжение, энергоснабжение — словом, очистит кишечник наилучшим образом.

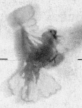

ПРОМЕЖУТОЧНЫЕ ИТОГИ ПО ПЕРВОЙ НЕДЕЛЕ ЧИСТКИ

Первая неделя — очень ответственный период. Это вхождение в чистку с помощью перехода на правильное, близкое к видовому или видовое питание (подробнее об этом питании вы сможете прочитать в главе «Как следует питаться, чтобы быть здоровым») и очищение с помощью генерального метода — идеомоторной чистки, которую мы будем проводить каждый (!) день.

Помимо названных мероприятий по очищению в первую неделю вы можете ускорять очищение особым, на первый взгляд, странным образом.

Дайте себе зарок ни с кем не сориться в эту неделю, не злиться на соседей и на детей, больше гуляйте на природе — словом, делайте то, что давно считали нужным сделать, да никак не могли собраться. Сейчас самое время! Энергия, уже поступающая в ваше тело, поможет справиться с самыми большими проблемами, и не только в желудочно-кишечном тракте.

Ну а теперь, в соответствии с нашим общим планом очищения, поговорим с вами поподробнее о двух типах очищения желудочно-кишечного тракта в период первой недели чистки. Напомню только, что тем, кто читает описание чистки первый раз, еще нельзя ничего делать — у вас впереди знакомство с правилами видового питания и анатомией желудочно-кишечного тракта. Без этой информации вы не можете провести чистку грамотно.

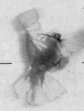

ПЕРВАЯ НЕДЕЛЯ ЧИСТКИ ДЛЯ ЛЮДЕЙ, СКЛОННЫХ К ЗАПОРАМ

ДИЕТА ДЛЯ ТЕХ, КТО СТРАДАЕТ ЗАПОРАМИ

Мы уже говорили о питании, и все сказанное пригодится нам в процессе очищения... Не только диеты, которую я приведу сейчас и буду приводить далее, но и все остальные рекомендации должны быть использованы вами в полной мере. Настоятельно требую еще раз: прежде чем начинать активные действия по очищению организма, возьмите карандаш и просмотрите всю книгу, подчеркивая и закладывая то, что важно именно для вас. Учтите свой возраст и свои заболевания, оцените свою настойчивость и выберите оптимальный вариант диеты для этой первой правильной чистки в вашей жизни!

А сейчас я расскажу вам о самых необходимых мерах «безопасности» питания для тех, кто склонен к запорам.

Категорически исключаем из ежедневного меню:

— все (!), что сделано из белой муки: белый хлеб, макароны и т. д.;

— вареные крахмалы, как-то: каши, слизистые супы, вареный картофель (можно съедать 1—2 штуки сваренных в кожуре или испеченных в духовке) и другие вареные овощи;

— исключить совсем кисели, кофе, чай и какао;

— колбасные изделия;

— жареные и копченые продукты;

— максимально ограничиваем сахар и соль.

Максимально включаем в рацион:

— свеклу, брюкву, репу, арбуз, дыню, морковь, капусту, тыкву, желтую и зеленую фасоль в стручках, цуккини, помидоры;

— грубый хлеб с цельными зернами и отрубями без примеси дрожжей (лучше из кислого молока или хмеля);

— фрукты и овощи в кожуре;

— сливы, вишню, смородину;

— компоты из сухофруктов — без сахара; лучше заменить ими воду;

— соки: черносливовый, свекольно-морковный (1:10), морковно-картофельный (1:1);

— перед сном пить горячий настой плодов шиповника или съедать 2 апельсина.

Совместив эту диету со всеми последующими рекомендациями по видовому питанию (в главе о том, как мы засоряем первую линию обороны) и с идеомоторной чисткой, вы получите в конце первой недели очень хорошие результаты.
Организм начнет очищаться и будет готов к дальнейшим, более жестким, но тоже естественным и безвредным методам очищения.

ПЕРВАЯ НЕДЕЛЯ ЧИСТКИ ДЛЯ ЛЮДЕЙ, СКЛОННЫХ К ПОНОСАМ

Надеюсь, что внимательные читатели не пролистали страницы, говорящие о первом типе чистки, и знают уже, что любое благое дело, помимо перехода на здоровое питание и ежедневную идео-моторную чистку, поможет сделать очищение более эффективным. Замечу еще, что человек — удивительно цельное существо, и его психологические проблемы часто находятся в прямом соответствии с нарушениями внутренних систем. Так, поносы очень часто связаны с невоздержанностью, излишней вспыльчивостью, гневливостью. Подумайте об этом — быть может, стоит стать немного другими, и процесс очищения пойдет куда быстрее.

Но одними психическими изменениями нам не ограничиться — слишком уж засорен организм токсинами и шлаками. Тем более что правильное питание — это в очень большой степени психология. Итак...

Вам необходимо, так же как и в случае с запорами, просмотреть всю книгу с карандашом в руках и отметить или даже выписать все, что касается питания при вашем типе организма. Все, что мы говорили и будем говорить о белках, жирах, отдельных продуктах, — все это нужно учитывать, формируя свою, индивидуальную, диету на период чистки. В процессе очищения вы можете корректировать рацион, однако нельзя отклоняться от основных положений, которые я сейчас изложу.

Для организма, склонного к поносам, необходимо соблюдать диету, содержащую:

— крепкий чай (черный и зеленый), какао;

— черствые белые сухари;

— свежий протертый творог;

— 1 яйцо всмятку в день;

— слизистые супы на воде;

— протертые рисовую и манную каши на воде;

— отварные или паровые мясо и рыба в ограниченном количестве (в фарш вместо хлеба добавлять рис);

— нежирный трехдневный кефир;

— отвар сушеной черной смородины, черники, кисели, желе из черники;

— ограничивать поваренную соль;

— увеличить употребление витаминов С, В1, В2, РР;

— питаться небольшими порциями 5—6 раз в день.

> Все продукты, рекомендованные для людей, склонных к запорам, лучше исключить или же максимально ограничить их употребление.
> Таким образом вы запустите механизмы очищения самого организма и поможете ему извне, а это именно то, что нам требуется в первую неделю чистки!

Переход ко второй неделе чистки

Что ожидает вас в этот момент? Скорее всего — душевный подъем и ощущение телесного здоровья. Это кульминация первой недели чистки. Неделя идеомоторного очищения и правильной диеты, как я уже сказал, запускает механизм очищения. Организм, несомненно, чувствует это и с благодарностью принимается за работу. Но — удивительная вещь — изменяются и ваши мысли. Вам абсолютно точно не хочется съесть гамбургер, потому что вы довольны своим состоянием, потому что ваш ум постепенно освобождаются от энергоинформационного засорения.

Но не стоит слишком гордиться собой — впереди еще много работы, ведь мы не очистили еще и первую линию обороны!

Настройтесь на упорную борьбу — и скоро мы разгребем завалы из грязи, накопившейся за годы безответственного и неестественного для человека существования!

ВТОРАЯ НЕДЕЛЯ ЧИСТКИ

Вторая неделя чистки — это кульминация и выход из чистки. В этот период вы уже хорошо чувствуете свое тело, видите изменения и контролируете весь процесс.

В течение второй недели мы продолжаем придерживаться видовой диеты и идеомоторной чистки. Кроме этого добавляем более «жесткие» методы очищения: клизмы, физические упражнения, фитотерапию. По-прежнему все наши методы остаются абсолютно естественными, а физическое вмешательство в организм уже контролируется за счет механизмов естественной защиты, запущенных в первую неделю. Так, последовательно, мы доводим чистку до логического завершения и постепенно выходим из нее.

ВТОРАЯ НЕДЕЛЯ ЧИСТКИ ДЛЯ ТЕХ, КТО СКЛОНЕН К ЗАПОРАМ

Ну что ж — вы начали процесс очищения, и нельзя останавливаться на полпути. Ваш организм уже начал очищаться и готов к дальнейшим, более привычным для наших пациентов действиям.

Начнем с того, что продолжим делать все то же, что и в первую неделю: соблюдать диету и регулярно проводить идеомоторную чистку. Это крайне важно! Идеомоторная чистка остается главным методом — мостом между разумом и телом, который нам нужно воздвигнуть на долгие годы!

Что же мы добавляем? Мы категорически и бесповоротно бросаем пассивный образ жизни! Сидячая жизнь — это не для нас. Кресло, телевизор, послеобеденный сон объявляются нашими врагами! Начинаем интенсивные прогулки на свежем воздухе в любую погоду. Быстрая ходьба или, для тех, кто физически готов к этому, неспешные пробежки в течение 20—30 минут минимум — это условие полного очищения желудочно-кишечного тракта, да и всех других систем организма.

Любые активные действия — плавание, танцы, спортивные игры пойдут вам на пользу.

Кроме этого утром и вечером вы должны выполнять гимнастику, способствующую очищению желудочно-кишечного тракта. В нее могут входить и другие упражнения, даже лучше, если это будет так, но упражнения на пресс и массаж — это ваш долг!

УПРАЖНЕНИЯ НА ПРЕСС

1. Лежа на спине, сгибаем ноги в коленях и упираемся ими в пол. Руки за головой. Поднимаем туловище в вертикальное положение и опускаемся в исходное. Делаем три подхода с максимально возможным количеством повторений.

2. Лежа на спине с вытянутыми ногами, делаем упражнение «велосипед»: подняв ноги не слишком высоко, сгибаем и разгибаем их поочередно, словно крутим педали. Точно так же, как и в первом упражнении, делаем три подхода, стараясь максимально выложиться. Три раза по 10 раз — вполне подойдет для первой чистки.

Массаж живота

Это проще, чем идеомоторная чистка, но по сути очень похоже. Массажем мы усилим и закрепим эффект очищения. Лягте поудобнее, сосредоточьтесь на ощущениях в области живота.

Начинаем делать массаж круговыми движениями сразу двумя руками: правая рука — снизу вверх, левая — сверху вниз. Можно те же движения выполнять мокрой тряпкой.

Этот массаж нормализует перистальтику кишечника, а значит, способствует очищению.

Использование клизм. Рецепты

После недельной диеты наш организм готов к физическому вмешательству, без которого, к сожалению, в случае сильного загрязнения не обойтись. Методов такого рода грубой очистки сейчас опубликовано очень много, но, используя их, нужно быть осторожными, чтобы не перестараться и не навредить организму. Я спокоен за вас, поскольку ко второй неделе чистки естественные механизмы защиты и очищения начинают действовать и организм в состоянии сам нейтрализовать мелкие нарушения, которые могут произойти при любом физическом вмешательстве.

Я приведу несколько наиболее употребимых и эффективных рецептов.

1. 2 л чистой теплой кипяченой воды, 50 г лимонного сока — это самая простая и самая распространенная очищающая клизма.

2. *Основная лечебная клизма* — она стимулирует пищеварение. 1 ст. л. сухой травы чистотела настоять в 1 л кипятка 45 минут. После этого сделать клизму.

3. *Клизма для грубой очистки.* 2 л воды, 20—30 г соли, 100— 150 мл лимонного сока.

4. *Клизма, рекомендуемая онкологическим больным.* 1 л кипятка, 1 ст. л. аптечной ромашки. Настоять в термосе 20—30 мин. Взять 1 л чистой теплой кипяченой воды, добавить полстакана настоя ромашки и 30 капель 10% раствора кофеина.

5. *Кофейная клизма.*

1 л воды, 3 ст. л. молотого сырого кофе. Варить в течение трех минут. На одну клизму потребуется 20 г такого отвара.

6. *Клизма с касторкой.* В 10 часов утра выпить 2 ст. л. касторового масла с чашкой черного кофе и с медом. Через пять часов взять 1 л теплой кипяченой воды, растворить в ней 10 —20 г детского мыла, добавить 30 капель кофеина 10% или 10 г аптечной желчи животных, добавить 3—4 ложки касторового масла и размешать до получения эмульсии.

7. *Клизма из соков.* Приготовить 0,5 л сока из зеленых листьев (салат, свекла, одуванчики, красная капуста, кресс-салат и др.).

Делать клизму с такими соками надо очень медленно и держать ее как можно дольше, лучше всего — целую ночь. Она подходит всем больным с поражениями толстой кишки и заднего прохода, а также ослабленным онкологическим больным.

Еще несколько советов:

— кофейные клизмы делаются обязательно 2 дня подряд, затем на третий день — очистительная клизма №1;

— если состояние вашего организма было плохим, то можно делать клизмы несколько раз в день (до четырех);

— делать клизмы лучше всего утром, между 6 и 9 часами, но можно и на ночь;

— для повышения эффективности клизм полезно утром натощак выпивать стакан сока, состоящего из смеси морковного и свекольного соков — 3:1. При повышенной кислотности сок свеклы можно заменить соком картофеля. После сока съесть 2—3 яблока и до обеда больше ничего не есть;

— хорошо сочетать клизмы с массажем живота, который заключается в продавливании по ходу движения пищи в толстой кишке.

ФИТОТЕРАПИЯ И ДРУГИЕ СРЕДСТВА ОЧИЩЕНИЯ ПРИ ЗАПОРАХ

Все рецепты, которые я приведу ниже, использованы и проверены уже тысячи раз. Вы сами, в соответствии с моими рекомендациями, должны выбрать то, что будете использовать во время второго этапа чистки желудочно-кишечного тракта. Не нужно применять все, достаточно для начала 3—4 рецептов. Остальное обязательно пригодится впоследствии. В конце концов организм сам сделает выбор и даст вам знать, что лучше использовать, какие природные средства подходят именно для вас. Главное — это использовать для очищения и лечения те средства, что дала нам сама природа, тогда наши шансы на возвращение здоровья и молодости увеличиваются в тысячи раз!

1. Прием свежей домашней молочной сыворотки в течение недели вместо воды и чая. Это средство способно победить самые упорные хронические запоры.

2. Выпить перед сном 1 стакан настоя льняного семени. Готовится он так: 1 чайная ложка семян заливается 1 стаканом кипятка и настаивается, пока не остынет до комнатной температуры. Пить нужно, не прожевывая, вместе с семенами.

3. С вечера смолоть 1 ст. л. семян льна, залить стаканом холодной воды и настоять ночь. Утром выпить настой холодным за час до еды.

4. Рецепт на завтрак: 50 г моркови, 100 г картофеля, 50 г корней петрушки, 50 г корней сельдерея. Вечером нарезать мелко и варить 15 мин. в 0,5 л воды без соли. После этого долить воды до первоначального объема и добавить 2 ст. л. пшеничных отрубей и порошка из семян льна. Все вместе настоять до утра, утром подогреть и выпить.

5. 1 ч. л. отрубей залить 1 стаканом теплой воды. Когда отруби разбухнут, съесть за час до еды.

6. *Рецепт на завтрак*: сделать смесь хлопьев пшеницы, ржи, ячменя и овса (1:1:1:1). К 2 ст. л. этой смеси добавить 2 ст. л. отрубей, 2 ст. л. изюма или апельсиновых корок, проварить около 5 минут в 0,5 л воды, настоять не менее 2 часов, добавив молотую смесь грецких орехов, миндаля, кунжута, подсолнечника, лесных орехов и мака. Можно добавить инжир и финики. Завтрак получится просто королевский и при этом — очень полезный!

7. *Сладкий рецепт на завтрак:* 1 ст. л. грубой муки, 2 ст. л. отрубей, 3—5 шт. инжира. Все вместе проварить 10—15 минут в 200 мл воды, затем добавить 1 ст. л. порошка из семян льна. Через 10—15 минут добавить немного сгущенного молока или варенья, или меда. После такого завтрака вам на гамбургеры и смотреть не захочется!

8. В промежутках между едой полезно есть плоды актинидии.

9. Очень полезны при запорах вареные в меду листья черной бузины.

10. *Средство от запоров:*

Сложить в емкость ягоды красной рябины, собранной до морозов, чередуя ее слои с сахаром — сахар первый на дне и последний в емкости. Обвязать тряпкой и выставить на солнце или просто в тепло. Настоять 3—4 недели, затем в сироп добавить по 25 г спирта на каждые 0,5 л. Принимать по 0,5—1 рюмке утром натощак. Обязательно запивать холодной водой.

11. 1 ч. л. коры черной бузины на стакан воды. Варить 8—10 минут, настоять в термосе 1 час и процедить. Пить по 2 ст. л. перед едой.

12. Выкопать майский кустик подорожника (вместе с корнями), обмыть и варить в двух стаканах воды 10 минут. Выпить все по глотку в течение дня. Такую процедуру можно проделывать круглый год.

13. *«Венское питье».* Измельчить лист сенны — 1 часть, добавить 1 часть меда, 1 часть спирта, 7,5 частей кипяченой воды. Все перемешать, настоять 3—4 часа и пить по 1—3 ст. л. на ночь. Слабительный эффект наступает через 6—10 часов.

14. 100 г льнянки, 100 г коры крушины, 75 г листьев подорожника, 100 г корней алтея, 75 г семян льна. 3 ст. л. смеси залить 3 стаканами кипятка, настоять в течение ночи в термосе. Пить по 150 г 4 раза в день через 10—15 минут после еды.

15. Кунжутное масло по 1 ч. л. 3 раза в день за 30 минут до еды.

> **Существует великое множество рецептов, помогающих очистить желудочно-кишечный тракт. Я привел лишь самые простые и эффективные. Это не значит, что нельзя использовать другие, нужно лишь следить за естественностью, натуральностью предлагаемых методов.**

ВТОРАЯ НЕДЕЛЯ ЧИСТКИ ДЛЯ ЛЮДЕЙ, СКЛОННЫХ К ПОНОСАМ

Собственно говоря, отличаться этот тип чистки будет только отсутствием клизм и рецептами. Что же касается гимнастики, массажа и прогулок на свежем воздухе, то это обязательно абсолютно для всех. Вторая неделя очищения нуждается в подкреплении физической активностью и бодрым настроением. Не родился еще тот человек, которому активный образ жизни помешает стать здоровым и молодым!

Конечно, остаются диета и идеомоторная чистка — это наши основные методы. Именно благодаря им организм начинает функционировать как положено: саморегулироваться и самоочищаться. Вторая неделя — это пик изменений в организме, поэтому будьте к себе очень внимательны. Не позволяйте лишнему энтузиазму испортить все дело, но и не ленитесь выполнять ВСЕ условия энергоинформационного очищения!

Самые эффективные рецепты от поносов и сопутствующих заболеваний

1. Слабый раствор марганцовки — 1 стакан утром до еды, 1стакан — вечером.

2. 1 ч. л. крахмала, полстакана холодной воды — это средство быстро избавит вас от поноса.

3. 100 г свежих цветов таволги настоять в течение 21 дня в 0,5 л водки. Принимать по 25—30 капель.

4. Вино «Кагор» и сок хвоща в пропорции 1:1 пить по 25—30 г 3—4 раза в день за 30 мин. до еды.

5. 50 г коры корня барбариса на 1 л сухого белого вина — настоять 30 дней. После этого довести до кипения и варить 30 минут на медленном огне. Пить 3 раза в день по 50 г за 15—20 мин. до еды. Это средство хорошо влияет и на работу печени.

6. Поджарить семена базилика. Принимать в виде порошка по 0,5 ч. л. 3 раза в день за 15—20 мин. до еды.

7. При дизентерии и рвоте можно съесть просто несколько кислых яблок.

8. Принимать порошок горца змеиного с медом — по 1 г.

9. Топленое сливочное масло принимать по 1 ч. л. 3 раза в день за 30—40 мин. до еды.

10. Смолоть порошок из семян подорожника большого. Принимать по 4—5 г 2—3 раза в день.

11. Настойку плодов софоры (1:10) пить по 1 ч. л. 3 раза в день за 30 мин. до еды. Этот рецепт подойдет особенно тем, кто страдает заболеваниями почек.

12. Семена зверобоя в порошке принимать по 3 г 3 раза в день за 30 мин. до еды. Кроме всего, это отличное глистогонное средство.

13. Спиртовая настойка из перегородок грецкого ореха. Набить ими доверху пол-литровую банку и залить водкой. Настоять в течение 60 дней, но можно пить и после 20. По 6—10 капель 3—4 раза в день до еды. Мы еще вернемся к этому рецепту, когда будем очищать эндокринную систему.

14. 1 ч. л. сухой коры черемухи настаивать в 1 стакане водки 14 дней. Пить по 1 ч. л. 3—4 раза в день до еды.

15. 100 г свежей черешни залить 750 мл «Кагора» и настоять 7 дней. Пить по 50 мл 3 раза в день до еды. Подходит в качестве профилактического средства при эпидемиях дизентерии.

16. 20 г травы чернобыльника залить 100 г 70% спирта, настоять 8 дней, пить по 15—20 капель 3 раза в день за 30—40 мин. до еды.

17. 1 стакан риса (лучше, если он будет цельным) отварить в семи стаканах воды. Пить отвар каждые 2 часа.

18. 1 ч. л. древесного угля или сильно горелой корочки черного хлеба смешать с 50 мл красного вина или водки.

19. 1 ст. л. касторки смешать со стаканом пива и сразу выпить. Через 2 часа — повторить. Последует сильный понос со спазмами, но на другой день состояние сильно улучшится.

20. Для самых упорных поносов: трава манжетки, чернобыльника, корень алтея в пропорции 1:1:1. 50 г смеси залить 1 л «Кагора» и настоять 2 недели. Утром натощак выпить полстакана, оставшуюся половину выпить за 4 раза, запивая горячей водой.

21. В стакане рисового отвара размешать 4–5 г поджаренного до черноты порошка имбиря. Выпить 2–3 стакана за день.

22. Трава спорыша и хвоща в пропорции 2:1. 100 г смеси залить 1 л «Кагора», настоять в течение недели, затем проварить 5 минут. Пить горячим по $^1/_3 - ^1/_2$ стакана каждые 4 часа.

Подобным рецептам можно посвятить целую книгу, но сейчас наша цель не в этом. Главное, справиться со вторым шагом к здоровью и молодости — очищением желудочно-кишечного тракта. А для этого я предоставил всю необходимую информацию. Я верю в каждого из вас, потому что нет на земле человека, не желавшего бы стать здоровым, а раз есть желание и есть возможность в лице вашего покорного слуги, значит, пусть каждый и воспользуется этой возможностью в полной мере! Я буду счастлив, если вы последуете моим рекомендациям и очистите первую линию обороны. А потом мы встретимся с вами в следующей части книги, посвященной очищению печени, и вы станете еще здоровее, еще совершеннее.

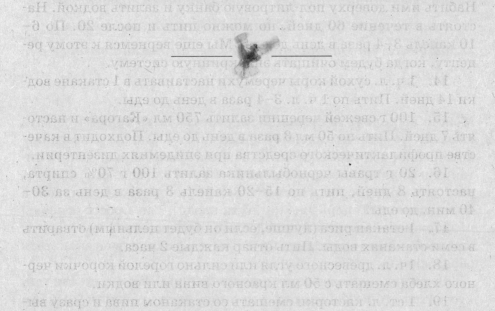

ВЫХОД ИЗ ЧИСТКИ

*Выход из чистки — это процесс скорее эмоциональ-
но-интеллектуальный. Тут я не буду давать никаких рецептов, на физическом уровне вы просто прекращаете чистку. Но важно сделать это вовремя,
ощутив, что настало время именно для вашего организма.*

Можно выходить постепенно: перестать пить травы и делать
клизмы, но оставить идеомоторную чистку. Так организм плавно перейдет в другое состояние. А что касается правильного питания и физических упражнений, то тут я вас немного перехит-
рил! Это, конечно, был элемент чистки, но не двухнедельной, а
пожизненной! Теперь уже нет пути назад — вы просто обязаны
поддерживать чистоту в желудочно-кишечном тракте, а значит,
вам необходимо правильно питаться и переходить на активный
образ жизни.

Вот и закончилось описание процедуры чистки, но для тех,
кто читал его в первый раз, это лишь начало знакомства. Начать чистку вы сможете, только прочитав и взяв на вооружение
следующие главы этой части. До встречи на этом же месте! Ну а

сейчас нам необходимо получить знания, без которых невозможно эффективно очистить организм.

Какие знания нам необходимы, чтобы очистить первую линию обороны

Нам крайне необходимы знания о том, что происходит в нашем организме до очищения, во время очищения и к чему мы приходим после очищения. Для того чтобы понять все это, нужно представлять себе, казалось бы, элементарные вещи — как происходит пищеварение, в чем заключаются функции той или иной части желудочно-кишечного тракта и так далее. Мы немного говорили об этом в первой части книги, но сейчас разговор будет более детальным и информативным. Как ни странно, мы таких вещей не знаем и даже не стремимся узнать, пока болезнь не скрутит нас. Если же вы в самом деле хотите вернуть здоровье, то постарайтесь усвоить все, о чем пойдет речь ниже, «на отлично».

Кроме того, знания нам нужны для того, чтобы не бездумно манипулировать клизмой или целебной травой, а подключить к процессу очищения весь организм: мысли и чувства в том числе. Подкрепление ощущений твердыми знаниями совершенно необходимо нам в процессе чистки. Именно поэтому перед вами главы, посвященные анатомии желудочно-кишечного тракта, его функциям, неправильному и правильному питанию и другим не менее важным вещам. Усвоив всю эту информацию, вы отправитесь в начало описания чистки, чтобы снова прочесть его, но уже сопровождая чтение конкретными действиями по очищению.

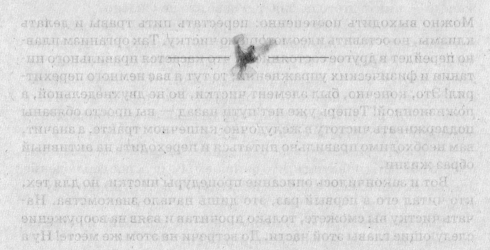

АНАТОМИЯ ЖЕЛУДОЧНО-КИШЕЧНОГО ТРАКТА. ЧТО МЫ ЗНАЕМ О СЕБЕ

Нам представляется порой невозможным и странным, что кто-то не знает, например, автора известной книги или не помнит теоремы Пифагора, а между тем почти никто из нас не знает собственного тела. Я уж не говорю о необъясненных медициной явлениях, связанных с человеческим организмом, но даже банальные сведения из школьной программы, что за чем идет и куда выходит или зачем человеку, например, поджелудочная железа — никто этого не знает. Разве это не ужасно?

Мы знаем, как идут войны на другой стороне земного шара, мы знаем, что у английской королевы на завтрак, и не представляем, что происходит внутри нас, какие трагедии и войны разыгрываются под кожным покровом. Вот он — очередной результат информационного засорения! Мы привыкли считать нормальной физиологическую безграмотность, мы привыкли не обращать внимания на себя.

Однако, принимаясь за очищение организма всерьез, мы просто обязаны понимать, что очищаем. Бездумное соблюдение диеты или выполнение других процедур не даст нужного результата.

Вы помните, что бездуховное лечение приводит к деградации организма, но верно также и то, что:

┌───┐
│   **Лечение без знания физиологии не**   │
│   **победит болезнь!**   │
└───┘

Строение стенок пищеварительного канала

Мы начнем с описания пищеварительного канала, поскольку пищеварительный канал — это вся пищеварительная система. Раз мы уже приступили к ее изучению, надо знать не только перечень составляющих, но и их внутреннее строение.

Длина пищеварительного канала — 8 –10 м. Конечно, такая огромная система подлежит чистке в первую очередь, ведь даже водопроводные трубы на таком участке засоряются быстро, а ведь в них течет только вода!

Стенка пищеварительного канала состоит из трех слоев. Внутренний представлен слизистым и подслизистым слоями. Поверхностные клетки вырабатывают слизь, а ниже находятся пищеварительные железы. Этот слой наполнен кровеносными и лимфатическими сосудами.

Средний слой включает в себя гладкую мускулатуру, благодаря которой пища и передвигается по каналу.

Наружный слой состоит из соединительной ткани, к которой на протяжении тонкой кишки прикрепляется брыжейка.

Состоит пищеварительный канал из ротовой полости, глотки, пищевода, желудка, тонкого и толстого кишечника.

Ротовая полость

Начинается описание пищеварительной системы традиционно с ротовой полости. Пусть она не является объектом нашей чистки, но без нее, что называется, не обойтись. О гигиене ротовой полости мы худо-бедно заботимся, поскольку она у всех на виду. Да и производители зубных щеток и паст напоминают нам по сто раз в день о кариесе и свежести дыхания. Но важно и еще кое-что.

Полость рта выстлана слизистой оболочкой, в нее открываются протоки трех пар слюнных желез. Область перехода ротовой полости в глотку обозначается как зев. По бокам его находятся скопления лимфоидной ткани — миндалины. И — внимание — здесь уничтожаются первые наши враги-микроорганизмы! Лимфоциты, содержащиеся в миндалинах, выполняют защитную роль в борьбе с ними. Тут мы сталкиваемся с очередной попыткой медицины перекрыть пути естественного выделения — попросту удалить миндалины. Они-де болят и докучают. А спросить почему? Потому что ведут активную борьбу за наше здоровье, потому что через них выводится болезнь.

Удалив миндалины, мы заставляем организм приступить к вынужденному выделению через другие, более важные и уязвимые органы, а это, в соответствии с краеугольными камнями нашего здоровья, уже начало серьезной болезни.

Важно знать, что в ротовой полости происходит молниеносный химический анализ пищи, в результате чего дается команда на выделение определенного секрета. Если же мы глотаем не жуя, то организм лишается этой информации и процесс пищеварения нарушается в самом начале. Кроме того, пережевывание стимулирует щитовидную железу — часть третьей линии обороны — на увеличение или уменьшение количества определенных гормонов, от которых зависит процесс усвоения пищи.

Так что и ротовая полость, которую мы можем даже разглядывать в зеркале, заслуживает более пристального внимания.

Глотка

Глотка — мышечный орган, соединяющий ротовую полость с пищеводом и носовую с гортанью. Здесь пищеварительные пути пересекаются с дыхательными. Суженная часть глотки на уровне шестого позвонка переходит в пищевод.

Рядом с глоткой располагается щитовидная железа. Глотательные движения позволяют ей более активно освобождаться от гормонов и застойных явлений.

Пищевод

Пищевод — это не просто труба, по которой проходит пища: в нем идет процесс согревания и анализа поступившей пищи. Заканчивается пищевод особым клапаном, который пропускает пищу в желудок. Обратно же — в пищевод — он не должен пропускать ничего: ни запах, ни пищу. Если вы страдаете из-за дурного запаха изо рта или вас мучает отрыжка, это значит, что клапан не справляется со своей работой!

Желудок

Желудок — самый расширенный отдел желудочно-кишечного тракта, и важность его в процессе пищеварения трудно переоценить. Желудок похож на изогнутый мешок, в который мы «складываем» все хорошее и плохое, что съедаем. Плавно сужаясь, желудок переходит в тонкий кишечник. Сзади к желудку прилегают селезенка, поджелудочная железа и левая почка. Вместимость желудка у взрослого человека составляет примерно 2 л, однако заполнять его полностью совсем не нужно, но об этом мы поговорим чуть позже.

Размеры и форма желудка могут изменяться в зависимости от количества принятой пищи и сокращения мышц его стенок. В местах перехода пищевода в желудок и желудка в тонкий кишечник расположены кольцевые мышцы сфинктеры, регулирующие продвижение пищи строго определенным образом.

В толще слизистой оболочки желудка расположены в большом количестве трубчатые железы, вырабатывающие желудочный сок.

Вся система желудка предназначена для того, чтобы механически и химически обрабатывать пищу и всасывать некоторые продукты простого строения.

Неправильным питанием на этом уровне мы разрушаем, во-первых, сам желудок, во-вторых, кишечник, из которого в общий кровоток и попадают разнообразные токсины.

Тонкий кишечник

Это самая длинная часть желудочно-кишечного тракта, длиною 5–6 м. В тонкой кишке обычно различают три части — двенадцатиперстную, тощую и подвздошную. Двенадцатиперстная кишка похожа на подкову длиной около 30 см. В нее открываются желчный проток и проток поджелудочной железы. Это самый важный и сложный участок по степени агрессивности среды. Налаженность работы 12-перстной кишки необходима для дальнейшего процесса разложения и усвоения пищи.

Здесь смыкается работа кишечника и печени, мы не раз вспомним об этом, но и сейчас я хочу в очередной раз сказать: чистить печень и желчный пузырь можно только после генеральной чистки кишечника, в противном случае вы будете только развозить грязь по своему организму, как плохая хозяйка развозит грязь по полу мокрой тряпкой.

Граница между тощей и подвздошной кишками очерчена нечетко. Здесь кишечник многократно изгибается, образуя так называемые петли кишок, прочистить которые сам организм может только в идеальных условиях. И наша задача — создать ему такие условия!

Слизистая оболочка тонкого кишечника имеет множество выростов и ворсинок, которые резко увеличивают площадь его поверхности, а это очень важно для процесса всасывания питательных веществ. Слизистая оболочка пронизана также огромным количеством устьев трубчатых желез, секретирующих кишечный сок и ряд гормонов. Эта информация очень важна для проведения чистки и налаживания нормальной работы кишечника — запомните ее!

Клапанная система

Эта важнейшая система отделяет пищевод от желудка, желудок от 12-перстной кишки, 12-перстную кишку от тонкого кишечника. Выход из строя этой системы чреват большими неприятностями. Если, например, плохо работает клапан между желудком и кишечником, то агрессивная щелочная желчь, попадая в желудок, приводит к образованию ожогов в желудке. Солевые составы, образующиеся в желудке в такой ситуации, попадают затем в кровоток и суставы. Это и есть основная причина возникновения солевых образований и накоплений.

Толстый кишечник

Это последний и самый проблемный отдел желудочно-кишечного тракта. О нем разговор будет долгим и очень серьезным, а пока — лишь «анкетные данные». Длина толстой кишки — 2 м. Кроме того, это самый широкий отдел кишечника. В «составе» толстой кишки различают слепую кишку с червеобразным отростком (аппендиксом), ободочную кишку и прямую.

Толстая кишка не имеет ворсинок, да и пищеварительных желез в ней мало. Главная ее функция — выделение, и именно эта функция является на этапе очищения самой важной.

Обилие слизи в толстой кишке способствует продвижению по ней плотных остатков пищи. Заканчивается прямая кишка сфинктером — кольцевой мышцей, регулирующей опорожнение кишечника.

КАК ПРОИСХОДИТ ПРОЦЕСС ПИЩЕВАРЕНИЯ?

Мы поговорим о той части пищеварения, которая происходит в организме на участке от желудка до толстого кишечника.

Что происходит в желудке

Пища в желудке находится в течение нескольких часов и за это время обрабатывается желудочным соком. Желудочный сок — это жидкость кислой реакции с небольшим содержанием слизи. Основные его компоненты, участвующие в расщеплении питательных веществ, — это соляная кислота и ферменты — пепсин и липоза. Пепсин расщепляет сложные белки на простые, остальное — задача кишечника. Пепсин действует только в кислой среде, так что нарушение кислотности желудка сильно осложняет процесс.

**Помните, что нормальная кислотность
желудка — залог здоровья кишечника!**

Липоза расщепляет только эмульгированный жир молока. Углеводы же в полости желудка не перевариваются, поскольку в нем отсутствуют необходимые ферменты.

Содержимое желудка, после необходимой обработки, в виде кашицы, пропитанной желудочным соком, движениями мускулатуры перемещается к «выходу» в тонкий кишечник. Важно помнить, что скорость опорожнения желудка зависит и от объема, и от состава, и от консистенции принятой пищи.

> **Отсюда — важность диетического лечебного питания, сопутствующего процессу очищения желудочно-кишечного тракта.**

Жидкости, не задерживаясь в желудке, сразу переходят в кишечник, а плохо пережеванная, жирная и тяжелая пища задерживается в нем, как я уже сказал, несколько часов.

Помните, что мы говорим лишь о схеме работы желудка и других органов. На самом деле все обстоит гораздо сложнее и индивидуальнее, поскольку тип питания, качество здоровья и степень загрязнения организма могут менять процесс пищеварения до неузнаваемости!

Пищеварение в тонком кишечнике

Здесь пищевые массы, так называемый химус, подвергаются действию ферментов и механическому перемешиванию. Именно в тонком кишечнике завершается расщепление питательных веществ и переваривание основной части углеводов, жиров и белков. Путем сокращения его стенок химус продвигается дальше и попадает в толстую кишку.

Функции толстого кишечника

Толстый кишечник — главная часть первой линии обороны организма от болезней. Главная его задача — не допустить в кровь ядовитые вещества. Он может прекрасно с ней справляться, но только, как уже было отмечено, в идеальных условиях. Соблюсти эти условия при нашей склонности к нездоровому образу жизни организму практически невозможно.

Толстый кишечник завершает переваривание и всасывание пищи, однако его работа настолько сложна, что он загрязняется куда быстрее прочих органов. Те яды, с которыми не удается справиться толстому кишечнику, обезвреживаются второй линией обороны — печенью, опять-таки при условии ее чистоты.

Кроме того, кишечник выполняет важнейшие гормональные и стимулирующие функции.

Из всего сказанного становится совершенно ясно, что без очищения кишечника очистить эндокринную систему и весь организм не удастся!

ВЫВОДЫ ИЗ АНАТОМИЧЕСКОЙ ЧАСТИ

Что же мы имеем

Прекрасную систему пищеварения и выделения вредных веществ. Это с одной стороны. С другой — людей с засоренным разумом, загрязняющих все внутри и вокруг себя. Результат — загрязнение систем выделения, выход болезнетворных организмов замещающими путями и, как следствие, страшные болезни!

Несложная анатомическая информация говорит нам о том, что:

1. Во-первых, желудочно-кишечный тракт — действительно первая линия обороны против болезней. Он первым встает на нашу защиту, значит, и нам нужно позаботиться о нем в первую очередь.

2. К сожалению, мир, который окружает нас, далек от совершенства. Энергоинформационное засорение, царящее в этом мире по нашему немому согласию, делает и физическое засорение организма неизбежным.

3. Из всего сказанного в этой главе становится ясно, что самая уязвимая часть первой линии обороны — это кишечник! Именно он принимает на себя главный удар и загрязняется в первую очередь.

Используя всю эту информацию, мы будем строить процесс очищения, следуя законам природы и принципам функционирования здорового организма.

Нужно понять, что тело — наш друг, оно поможет нам справиться с любым недугом, как только мы очистим его, вернее, как только начнем его очищать. НО! Очистить можно лишь тогда, когда мы знаем пути засорения. Поэтому мы приступаем к обсуждению и изучению путей, которыми мы загрязняем первую линию обороны.

КАК МЫ РАЗРУШАЕМ ПЕРВУЮ ЛИНИЮ ОБОРОНЫ

КРАЕУГОЛЬНЫЕ КАМНИ ЗДОРОВЬЯ И ТРАГЕДИЯ НЕПРАВИЛЬНОГО ПИТАНИЯ

Я подробно разъяснил суть краеугольных камней здоровья. Теперь вам известно, что болезнь есть результат неестественного выделения токсинов и ядов. Отчего выделение идет неестественным путем? Оттого, что мы засорили естественные пути и телесного, и духовного очищения. Оттого, что перестали верить в Творца, нарушили законы природы. На самом бытовом (но очень важном) уровне это выражается в грехе неправильного питания. Неправильное питание — лучшая почва для болезней и старения организма.

Но раз известна причина болезней, значит, есть шанс от них избавиться, очистив организм и изменив свои привычки. Очистить же организм мы сможем, только приняв идею Творца.

> Надеюсь, что все мои читатели уже совершили этот первый и самый важный шаг. Если нет — вернитесь снова к началу книги и перечитайте первую часть! Помните, очищение зиждется на энергоинформационном восстановлении, на возвращении к Природе!

Как мы губим соединительную ткань — основу нашей жизни и здоровья

Что такое соединительная ткань? Это то, из чего мы состоим на 80%. И желудочно-кишечный тракт — не исключение. Само наше зачатие, соединение сперматозоида и яйцеклетки, происходит лишь благодаря третьему компоненту — соединительной ткани.

Как же мы ее губим? Беспощадно, как и все вокруг и внутри себя! Еще в утробе матери соединительная ткань младенца засоряется всеми присущими ее организму ядами. Добавьте сюда еще неправильное питание, курение, алкоголь... Если патологична соединительная ткань матери (а, как правило, это именно так), то патологична и беременность, и, естественно, плод.

Природа пытается очистить тело матери путем перенесения ядов и нечистот в тело младенца!

Дальнейшее засорение соединительной ткани

Получается, что мы появляемся на свет с уже порядком засоренной соединительной тканью. Что же происходит дальше? Дальше ребенка все чаще вскармливают не грудным материнским молоком, а магазинным пастеризованным или искусственными смесями. Это катастрофа!

Молоко, как и вода, несет в себе информацию развития. Кого же мы хотим вырастить? Мутантов, запрограммированных на коровье существование? Засорение таким молоком соединительной ткани наиболее опасно, ведь именно она несет в себе программу управления генами клеток для созревания. И так продолжается всю нашу жизнь!

С самого детства мы засоряем святая святых — соединительную ткань! На всю жизнь желудочно-кишечный тракт остается ущербным, если в младенчестве человек не получает молока правильно питающейся матери. Дальше организм пытается очищаться и пользуется замещающими путями, пока это возможно. А что потом? Потом — хронические заболевания дыхательных путей, полное загрязнение слизистых оболочек, лейкозы, опухоли... Желудочно-кишечный тракт страдает еще больше других органов, поскольку его соединительная ткань засоряется в первую очередь.

Получается, что мы появляемся на свет с уже засоренной соединительной тканью.
Потом, под руководством взрослых, продолжаем ее засорять неправильным питанием.
К зрелому возрасту мы имеем соединительную ткань в ужасающем состоянии.
Выход один — срочно очищаться!
Начать с перехода на правильное питание и очищения желудочно-кишечного тракта.

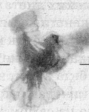

КАК СЛЕДУЕТ ПИТАТЬСЯ,
ЧТОБЫ БЫТЬ ЗДОРОВЫМ

В этой главе я только в общих чертах расскажу вам о правильном питании. В последней части книги мы займемся уже индивидуальным подбором напитков и продуктов на основе вашей генетики. Но это будет возможно только после завершения всех этапов очищения. Сейчас же мы будем говорить о видовом питании. Такое питание получило название видового, так как именно оно предназначено человеку как виду. Чтобы создать объективную картину, я изложу и другие, наиболее популярные в наше время теории питания, указав их достоинства и недостатки. Однако именно видовое питание становится основным объектом нашего небольшого исследования — именно оно рекомендуется как оптимальное в период любой чистки. С принципами видового питания вам нужно будет совместить рекомендации по питанию для тех, кто склонен к запорам, и тех, кто страдает поносами. В результате вы получите схему питания на период чистки.

ТЕОРИИ ПИТАНИЯ

Нельзя сказать, что человечество совсем не задумывается о процессе питания. Ведь даже ребенку видно, как много больных, толстых и некрасивых людей на нашей планете. А кому хочется быть таким? Многие даже готовы что-то делать, дабы спасти свое здоровье и красоту. Но, к сожалению, очень часто предлагаемые разными специалистами программы здорового питания не соответствуют простым и четким законам природы. Я уже и не говорю о различных дамских диетах, изобретатели которых готовы загубить здоровье женщин самыми варварскими способами, лишь бы заставить их сбросить несколько килограммов. Надеюсь, что подобные варианты даже не рассматриваются уважаемыми читателями. Но беда в том, что многие авторитетные и даже остепененные медики и так называемые целители рекомендуют ряд диет, которые на самом деле не отвечают потребностям человеческого организма.

Мы с вами коротко обсудим основные теории питания, чтобы каждый из читателей мог сознательно выбрать ту, которая в действительности нужна его организму.

Миф о калорийном питании

С точки зрения современной медицины, человеку необходимо в сутки 1200–1700 ккал. Не верьте! С позиции видового питания мы снижаем эту цифру до 250–450 ккал и получаем здоровый организм.

Запомните на всю жизнь: более чем умеренное потребление пищи — один из основных показателей крепкого здоровья! Калорийная теория принесла человечеству больше вреда, чем пользы. Она совершенно не учитывает энергию живых продуктов. Каждый продукт имеет свою энергетику, которая гораздо важнее той биохимической энергии, которую мы получаем в результате переваривания. Много калорий — это много энергии, а способны ли мы ее использовать как нужно? Чем больше неиспользованной энергии мы пропускаем через себя в единицу времени, тем короче и болезненнее наша жизнь! Проходя через клетки организма, неиспользованная энергия действует подобно радиационному облучению со всеми последствиями.

Итак, в организме существует лимит потребления энергии, превышение его опасно для здоровья и жизни. Еда — это соединение материи, энергии и информации, поэтому, садясь за стол, нужно учитывать качество и количество каждой составляющей. Я научу вас это делать и очень надеюсь, что вы воспользуетесь моими советами!

Раздельное питание

Сколько же теоретических потасовок в «научных трудах» на эту тему, а истина живет сама по себе. Я скажу коротко так: «Я не берусь лечить ни одно «сопливое» заболевание без перехода на раздельное питание, не говоря уже о более сложных». Я не стану утверждать, что необходимо всем строго следовать ему всю жизнь, но при болезни делать это необходимо и обязательно строго.

Начисто отрицают раздельное питание врачи, никогда не изучавшие гигиену питания. Они скажут: «Чепуха все это. Ваш желудок способен справиться с любой пищей в любых сочетаниях. Человек всеяден». И я согласен — может, но какой ценой:

1. «Все вместе» требует для переваривания вдвое больше времени и вдвое больше затрат энергии и ферментов. А значит, и такой же работы клеток.

2. Сочетание несовместимых пищевых продуктов приводит к ацидозу (окислению) крови.

Плохо переваренный белок загнивает, а непереваренный крахмал подвергается брожению. Жиры в таких условиях прогоркают.

3. Вам скажут, что в природе не существует продуктов, содержащих только белки или углеводы. Правда, нет таких. В природе только горох, соя, фасоль, чечевица и арахис содержат примерно равное содержание белков и углеводов. Но вспомните «музыкальные» последствия этой еды. Это убедительно указывает на явную несовместимость их в этих продуктах. Если хотите сберечь силы, энергию, ферменты для «сражения» на поле здоровья, не валите в свой желудок все вместе в невообразимых сочетаниях. Это не питание, а издевательство над собой.

Питание в соответствии с группой крови

Не так давно возникшая теория о подобном питании, основанная на различиях организмов людей разных групп крови. Что ж, предположить некую логику в таком подходе можно, ведь кровь — одна из основных составляющих организма. Но пока эта теория не дала нам ничего полезного и даже нового. Все разумное, что пропагандируется ее родоначальниками, уже давно известно и имеет отношение к единственно верной и самым серьезным образом проверенной теории видового питания.

Видовое питание

Переход на видовое питание необходим для выживания человечества в целом. Для нас же важно, что видовое питание будет прекрасным дополнением к очистительным процедурам, потому что ничего более естественного для человека не существует. Я готов поручиться за свои слова и предоставить доказательства, благо их накопилось немало.

Главное, о чем нужно знать людям, желающим правильно питаться, — что видовое питание — самое естественное питание человека! С этого мы и начнем.

Что же это такое? Видовое питание — это то питание, которое предназначено человеку как виду изначально, при его сотворении. Сейчас бытует мнение о том, что человек и плотояден, и травояден — словом, всеяден. Так ли это? Понятно, что если мы хотим быть людьми, то нужно употреблять в пищу только то, что предназначено в пищу человеку. Все остальное сделает нас человекоподобным, искалеченным болезнями животным.

> **Я утверждаю, что человек запрограммирован на потребление овощей, фруктов, бобовых, злаковых, круп, ягод, съедобных трав и кореньев, семян, орехов и меда.**
> **Грудным же детям предназначено исключительно материнское молоко.**

Это основное положение видового питания.

Некоторые нюансы видового питания

Мы будем говорить о питании на протяжении всей этой книги. Мы обсудим, как нужно питаться и как переходить от привычного рациона к видовому питанию, чтобы не погубить организм. Сейчас я немного расскажу о некоторых частных правилах видового питания, которые обязательны для всех.

1. Важнейший элемент видового питания — это употребление злаков и картофеля вместе с кожурой. Именно в кожуре и сразу под ней природой «вмонтирован» механизм самопереваривания. Без кожуры крахмал усваивается лишь в ничтожных количествах, все остальное превращает кровь и соединительную ткань в вязкое болото. Об этом мы еще поговорим подробнее.

2. Термическая обработка пищи должна быть сведена к минимуму. Чем дольше мы варим и жарим, тем больше засоряется наш пищеварительный тракт!

3. Продукты питания не должны быть генетически измененными и иметь свою природную энергоемкость.

Поэтому все должно быть максимально свежим. Продукты же, переработанные механически, не несут нам никакой энергии и информации. Вернее, переработанные технологически продукты несут нам информацию смерти! Особенно это относится к воде.

Никто не говорит о глобальной катастрофе, связанной с традиционным питанием, загрязняющим организм. А нужно кричать об этом! Повседневное питание ведет человечество к вырождению и самоуничтожению! Каждый из нас лично отвечает за эту катастрофу.

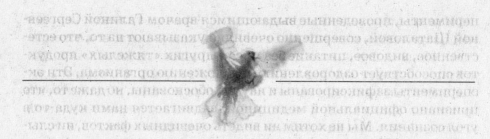

БЕЛКИ КАК ВРАГИ И КАК ДРУЗЬЯ

Поскольку первая линия обороны — желудочно-кишечный тракт, то в первую очередь нас интересует питание. Именно неправильным питанием мы губим свой организм. Пока не очистишься, даже не можешь себе представить, сколько возможностей отнимает у организма тяжелая и противоестественная пища! Белки — безусловный источник энергии, но они же — источник засорения и смертельных болезней. Как же быть?

Путем долгих опытов и накопления знаний я нашел оптимальные способы употребления белков.

> Объективные знания о качестве
> и количестве потребляемых белков —
> это необходимая мера по
> очищению и омоложению организма!

Мясо: все-таки есть или не есть?

Во-первых, мы едим гораздо больше мяса и вообще белков, чем нам требуется. Мы считаем его чуть ли не единственным источником жизненных сил, но это лишь результат внушения, а не естественная потребность.

А между тем мясо — источник перенасыщения организма солями мочевой кислоты, а значит, источник ревматизма и многих солевых отложений. Мясо также может стать источником психических заболеваний, перенасыщения клеток энергией и отравления неусвоенными белками, то есть трупным ядом!

Эксперименты Галины Сергеевны Шаталовой

Я не открываю Америку, убеждая вас, что жизнь без мяса — это более энергичная и более здоровая жизнь вопреки традиционным представлениям о сбалансированном питании. Эксперименты, проведенные выдающимся врачом Галиной Сергеевной Шаталовой, совершенно очевидно указывают на то, что естественное, видовое, питание без мяса и других «тяжелых» продуктов способствует оздоровлению, омоложению организма. Эти эксперименты зафиксированы и научно обоснованы, но даже то, что признано официальной медициной, задвигается нами куда-то в угол сознания. Мы не хотим ни видеть очевидных фактов, ни слышать о них! Пора остановиться, ведь это плоды энергоинформационного засорения, ведущего к болезни и угасанию жизни.

Призываю вас осмыслить самым серьезным образом то, о чем я расскажу. Первый официальный эксперимент Галина Шаталова провела со сверхмарафонцами. Участники забега были разделены на две группы, одна из которых питалась по традиционным правилам сбалансированного питания, то есть в их рацион входили мясо во всех видах, рыба, макароны, хлеб, наваристый суп, крепкий чай, какао, шоколад, избыток поваренной соли и сладостей. Подопечные же Шаталовой перешли на питание растительной пищей, сохраняющей естественные биологические свойства исходных продуктов. В их рацион входили множество свежеприготовленных салатов, каши из цельных круп, отвары целебных трав с медом. И что же? Участники экспериментальной группы прекрасно перенесли тяжелейшие нагрузки и пришли к финишу бодрыми и свежими, в отличие от остальных спортсменов, обессилевших и вышедших из эксперимента к концу забега. Подопечные Шаталовой не только не теряли, но и прибавляли в весе!

После удачного эксперимента Галина Шаталова продолжала работать со спортсменами — альпинистами и горными туристами. Ничтожный, по традиционным меркам, но естественный и полноценный, с точки зрения Шаталовой, рацион нисколько не ослаблял людей. Напротив, питаясь один раз в день и проходя при этом по горным тропам около 25 км в день, они не теряли в весе, не болели и прекрасно себя чувствовали. Это не предания, не слухи, а документально зафиксированные научные эксперименты. Значит, не мясом единым жив человек! Это давно известно, но наш засоренный разум отказывается с этим соглашаться. Что ж, берусь переубедить вас, тем более что примеров у меня в запасе множество.

В продолжение «мясного» разговора

Папуасы обходятся 20–30 г белка, ведя очень активный образ жизни. По данным науки, им должно катастрофически не хватать энергии. А ведь хватает! Пора и нам брать пример с папуасов и уменьшать «мясную норму», иначе у организма просто не останется сил на очищение. В моих словах нет никакой иронии, ведь жители Новой Гвинеи и в самом деле ведут куда более здоровый образ жизни, чем так называемые цивилизованные люди.

На переваривание мяса мы тратим столько энергии, что игра просто-напросто не стоит свеч. А то, что не удается переварить и вывести, гниет в кишечнике, засоряя его и отравляя организм. Неумеренное употребление мяса — медленная казнь цивилизованного человечества. Можно возразить мне, сказав, что наши пещерные предки видели в мясе источник энергии. Разумеется! Тогда мясо помогало выжить человеку как виду, да и убить мамонта удавалось, наверно, не так часто. Теперь же, при обилии и доступности других, более естественных для человека продуктов питания, мясо почти всегда разрушает наше здоровье, а не укрепляет его. Избыточное потребление всех видов мяса ведет организм к гибели от рассеянного склероза, ишемической болезни сердца, рака толстой кишки, молочной железы и лейкемии.

Запомните! Усвоение мясной пищи идет только за счет адаптационных резервов организма. Мы тратим огромное количество энергии на переработку мяса, а потом и на выведение мясных ядов и продуктов распада. Не лучше ли затратить эту энергию на что-нибудь более полезное или сохранить ее в организме для борьбы с болезнями? Однако причитать можно сколько угодно, а вот взять и изменить свой рацион — это задача не из легких. Но я предупреждал, что без труда у нас с вами ничего не выйдет: хотите очиститься — трудитесь над телом и разумом.

Вегетарианство — прекрасная вещь! Но все наши действия должны быть последовательны. Резкий отказ от употребления мяса может привести не к оздоровлению, а к большим неприятностям, в первую очередь в желудочно-кишечном тракте.

Мясо без вреда для здоровья

Возможно и такое, если полный отказ от мяса вам пока не подходит. Эти рекомендации относятся ко всем без исключения. Их можно использовать во время очищения организма и в любое другое время. Никому они не принесут ничего, кроме пользы.

1. Итак, нельзя резко отказываться от всех мясных продуктов. Но необходимо сразу и навсегда отказаться от всех колбасных изделий! Мясные бульоны, при видимой легкости, тоже губят нас. В бульоне вас подстерегают лишний холестерин, антибиотики, гормоны, радионуклеиды и все остальные химические элементы загрязнения мяса. Так что наше мясо — это исключительно нежирное тушеное без бульона.

2. Первое время можно есть по 50—100 г тушеного мяса на ужин. Жареное мясо советую забыть, поскольку это дорога к раковым заболеваниям. Через некоторое время нужно сократить потребление мяса до 2—3 раз в неделю.

1. Следующий этап отвыкания — разбавление мяса овощами и кашами. Смешивая мясной фарш с овощным или с кашей, мы обманываем наш разум, жаждущий мяса. Что же делать — приходится идти на хитрости, ведь и разум обманывает нас, заставляя употреблять вредную пищу.

2. Для кого-то такие «дозы» окажутся оптимальными, кому-то придется отказаться от мяса совсем. Это прежде всего относится к онкологическим больным.

3. Все мы неповторимы и иногда встречаются люди, которые не могут отказаться от мяса. Если здоровье позволяет, не нужно впадать в депрессию от отсутствия мясных продуктов. Однако возвращение к «мясоедству» должно быть таким же постепенным, как и уход от него. А от жирного и жареного я все-таки настоятельно рекомендую отказаться навсегда.

Разумное употребление мясных продуктов освободит огромные силы организма. Вместо трудоемкого переваривания он займется чисткой и естественным выделением.

«Мясные» рецепты

Оптимальный способ обработки мяса

Мясо, птицу, дичь или рыбу положить в полотняный мешочек и опустить в кипящую воду. Предварительно в воду добавить 4 ст. л. календулы или шалфея, ромашки, мяты или 2 ст. л. тмина и варить до готовности. После этого дать мясу настояться 3—4 часа, а дальше — употребить по желанию. Не забудьте вылить бульон!

Разбавленные тефтели

150 г отварного мяса, 150 г сырой моркови, 70 г пшеничной крупы, 250 г овсяной крупы или риса, яйцо, 2 ст. л. растительного масла, зелень, тмин, соевый соус. Мясо, крупу и морковь пропустить через мясорубку. В фарш добавить яйцо, специи и зелень; скатать тефтели. В кастрюлю уложить слоями любые овощи и тефтели, залить все горячей водой, довести до кипения и тушить 10 минут.

Запеченное с овощами мясо

Мясо замочить на пару часов (а лучше на 24 часа) в разведенном лимонном соке или белом сухом вине. Затем запекать вместе с любыми овощами или отдельно как шашлык, или на гриле, или в фольге без добавления каких-либо жиров.

Так же можно готовить и рыбу, особенно жирных сортов: карпа, сома, лосося, угря, налима и т. д.

МОЛОКО ГЛАЗАМИ НАТУРОПАТА

Казалось бы, что может быть невинней молока? И прозываемся мы — млекопитающие, и внушено нам с детства, что в молоке — одна польза. Оказывается, нет. Маленьким детям молоко действительно нужно как воздух для построения скелета и роста костей. Ну а взрослые-то что растят на молоке?

Что можно вырастить в своем организме на молоке коров, больных маститом, закормленных антибиотиками и гормональными препаратами, коров, которые едят траву, удобренную самыми натуральными ядами? Даже официальная статистика говорит о содержании в молоке болезнетворных организмов, примесей антибиотиков и других «прелестей». Что же творится на самом деле?

Мы привыкаем к молоку с детства, как к наркотику. А между тем, когда рост организма заканчивается, мы теряем способность расщеплять основные составляющие молока. А дальше — засорение организма, гниение и брожение пищи и... болезни!

Пастеризованное молоко — тоже не выход. При пастеризации происходит порча молочного белка и разрушение солей кальция. А значит, пользы от такого молока не будет никакой.

Все это так, но не спешите делать вывод о том, что молоко и молочные продукты однозначно вредны всем. При 100% отказе от молочных продуктов мы теряем 25% необходимого организму кальция! А это влечет за собой гипертонию, остеопороз и другие болезни.

Что делать? Лучше всего употреблять рыночное молоко, покупаемое у проверенных продавцов. И не пить его ведрами!

И помнить, что некоторым людям молоко противопоказано в течение всей жизни! Но есть и другие полезные советы.

«Молочные» советы

О масле

Масло в магазинах — это на 80% белковый наполнитель, то есть тот же крем, что и в тортах. Этот наполнитель провоцирует развитие опухолей, так что магазинное масло лучше забыть.

На рынке продается масло более высокого качества, хотя бы потому, что в домашних условиях в него не поместить всех тех ядов, которые попадают в него промышленным путем.

Сметана

Сметану можно использовать 2–3 раза в неделю по 50 г. Мой совет — использовать домашнюю, рыночную сметану.

Рецепт домашнего творога

5 л домашнего молока, 1 л кефира или простокваши, 300 г сметаны, 1 ст. л. карбоната кальция или яичной скорлупы в порошке.

В закипающее молоко влить кефир и сметану и помешивать до образования творожной массы. Затем добавить карбонат кальция и выключить огонь. Образовавшийся творог процедить и подвесить или положить под груз.

Как обработать сливочное масло

Чтобы масло стало безопасным, его нужно растопить на слабом огне, добавив водный настой календулы (1ст. л. календулы на полкило масла), и кипятить до испарения воды. Пену и осадок нужно выбросить, воду в масле — слить.

Сухое и концентрированное молоко можно использовать для выпечки и соусов.

Домашнее молоко — это пища детей и тех взрослых, которым оно не противопоказано — в ограниченных количествах.

Домашний майонез

30 г сухого молока, 5 г меда, 2 желтка, 250 г растительного масла.

Взбить желтки с медом и по каплям ввести подогретое до 40 градусов масло, а затем — сухое молоко. Хранить обязательно в холодильнике!

Что касается сладостей, то я рекомендую лакомиться творожными тортами и другой творожной сдобой.

> **Мы еще не раз вспомним о молоке и молочных продуктах, и я советую вам очень внимательно отнестись к моим рекомендациям.**
> **Не зря говорят: мы — это то, что мы едим!**

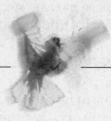

КАК ЕСТЬ ЯЙЦА

Яйца — отличный энергетический продукт! Но для того чтобы использовать их энергию, нужно многое знать. Сырые яйца есть не следует, поскольку сырой яичный белок блокирует действие важнейшего витамина — биотина. Сваренные вкрутую яйца относятся к продуктам с отрицательной калорийностью. Это значит, что на их переработку требуется больше энергии, чем в них содержится.

Лучше всего есть деревенские яйца, сваренные всмятку. Для этого их нужно положить в холодную воду и через 20—25 с после закипания вынуть.

Кстати, старый способ смешивания отдельно желтков и отдельно белков для приготовления яичницы или сдобы — вовсе не прихоть наших бабушек. Таким образом создается легкоусвояемый и полезный продукт.

> Итак, мы поняли, что белковая пища
> необходима организму.
> Но также мы поняли, что современная
> промышленность делает все,
> чтобы превратить ее в яд.
> Тем, кто хочет очистить организм, нужно
> набраться терпения и исключить из своего
> рациона все вредные продукты, а полезные
> употреблять в оптимальном количестве!

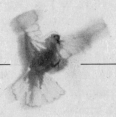

ЛУЧШИЙ ВАРИАНТ УПОТРЕБЛЕНИЯ БЕЛКА

В моих предыдущих книгах я называю эту схему «схема 1–5». Многие годы она оправдывает мое доверие, а значит, именно такая схема отвечает естественным потребностям организма. Значит, такая схема не уводит нас с правильного пути, а, напротив, помогает очиститься, обрести идеальное тело и вернуться в лоно Природы.

Белки могут быть строительным материалом нашего здоровья, но они же могут быть и убийцами.

Правильное употребление белков — это задача каждого, кто хочет очистить и оздоровить организм! Я поделюсь всеми накопленными знаниями об этом, а ваша задача — действовать!

Итак, запомним два главных правила: лучше всего белки употреблять на ужин, кроме того, нельзя ни в коем случае совмещать различные белки. А теперь — схема 1–5:

Понедельник. Слегка вареное (10–15 мин.) мясо или курица, индейка, кролик, коза или баранина, а к нему в обязательном порядке — зеленый салат с соком лимона.

Вторник. Тушеная рыба с овощами. Можно в конце тушения добавить томат и специи из трав.

Среда. Легкий яичный омлет или яйца всмятку с зеленым салатом.

Четверг. Домашний творог со сметаной и медом. Хорошо сочетается с зеленым салатом.

Пятница. Исключительно растительные белки. Ореховые котлеты, коктейли, соевое молоко, пюре из сои, фасоли, чечевицы или бобов.

Суббота и воскресенье. Не употребляем никаких белков. Даем организму избавиться за это время от их излишков.

Рецепт ореховых котлет:

Нам подойдут орехи любых сортов, кроме арахиса, зерна миндаля, кунжута, подсолнечника, льна и немного мака.

Все это подсушивается на сковороде и перемалывается в кофемолке. Таким же образом готовим муку из гречи. Добавляем немного воды и делаем небольшие котлеты. Теперь на очень горячей сковородке поджариваем их до легкой корочки с обеих сторон и подаем на стол.

Коктейль из орехов:

Такую же смесь муки орехов и семян, но без гречи, заливаем кипятком и взбиваем миксером. По вкусу добавляем корицу, мед, лимонный сок.

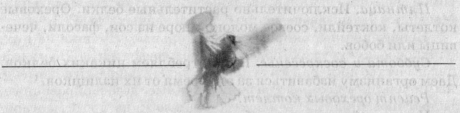

ВСЕ ГЛАВНОЕ О ЖИРАХ

Сразу хочу сказать, что жиры, как и белки, могут служить нам верой и правдой, а могут, исключительно по нашему невежеству, провоцировать самые тяжелые заболевания.

Вредны не жиры сами по себе — вредно энергоинформационное засорение, мешающее организму выбрать то, что для него полезно и необходимо. Существуют особо опасные жиры — пережаренные и переваренные. Есть люди с нарушенным обменом веществ, просто неспособные усваивать многие растительные и животные жиры. Для всех же без исключения опасно сочетание растительного и животного жиров, которое мы потребляем, например, в маргарине. Уяснив все это, мы начинаем урок о жирах, их полезных и опасных свойствах.

Функции жиров

Белково-жировые комплексы — это строительный материал обновления клеток. Жиры необходимы для нормального протекания эндокринных и обменных процессов в организме. Жиры организма человека, называемые липиды, предохраняют нас от охлаждения. Однако избыток жиров становится началом неправильного обмена веществ, а значит — нарушений во всех системах.

Главная функция жиров — энергетическая. В этом смысле они продуктивнее белков. Белки дают нам 70,8% энергии при 30% шлаков и ядов, жиры — 96% энергии + 4% шлаков (заметьте, что углеводы — это 100% энергии).

Свойства различных жиров

Существует два вида жиров — насыщенные и ненасыщенные. Насыщенные — это все животные жиры. Лучше всех из них усваиваются молочные, хуже всех — бараний жир. При неумеренном употреблении насыщенных жиров нарушается обмен веществ и начинается процесс замещающего выделения. Мы видим это по образованию белых и черных угрей.

Ненасыщенные жиры — растительные. Лучшие из них: оливковое, кукурузное, подсолнечное и соевое масла. Но и здесь человечество постаралось испортить дары природы и неимоверными усилиями создало рафинированные, дезодорированные, гидратированные масла и искусственные жиры вроде маргарина. Откажитесь от них! Не употребляйте их вовсе, если вам дорого здоровье! Эти жиры способствуют росту раковых клеток, они засоряют наше сердце. При самой большой нагрузке человеку достаточно 80—100 г всех жиров в день. При умеренной — 20—30 г. Организм сам умеет прекрасно производить необходимые жиры из белков и углеводов, так что в день нам достаточно 1 столовой ложки растительного масла и горстки орехов!

Как жиры могут губить нас

Как я уже сказал, излишки жиров нарушают обмен веществ и приводят к мутации клеток, то есть к опухолям. Не надо быть семи пядей во лбу, чтобы понять, что ожирение способствует образованию опухолей в организме. Лишнее к лишнему, как деньги к деньгам.

Жиры — виновники ухудшения слуха. Серные пробки — это не что иное, как лишний жир.

Жиры — главный источник сердечных заболеваний, кроме того, они нарушают гормональное равновесие организма и задерживают пищеварение на 2—3 часа. Очень важно знать, что венозная кровь нижнего отдела прямой кишки не проходит через вторую линию обороны — печень, а попадает неочищенной прямо в сердце. Жирная пища способствует загрязнению этого отдела, а значит, напрямую бьет по сердцу! Жир замедляет ток крови, от этого страдают все клетки организма.

> Все это сказано о лишнем, непригодном для организма жире. Жиры двулики, и какой лик обратится к нам — полезный или болезнетворный — зависит только от нас! Так же обстоит дело и с холестерином.

Что нужно знать о холестерине

Холестерин — жироподобное вещество. Он жизненно необходим нам, поскольку он участвует в строительстве клеток и выработке некоторых гормонов. Он необходим для работы мозга и входит в состав всех клеток. Помните! Холестерин легко синтезируется печенью, поэтому даже у вегетарианцев в нем не может быть недостатка. Почти весь холестерин, поступающий с пищей, становится лишним.

Опасен и избыток, и недостаток холестерина.

Но, конечно же, основная беда современного человека, вытекающая из греха неправильного питания, — это избыток.

Да будет известно всем читателям, что избыток холестерина приводит к атеросклерозу, он же образуют желчные камни, способствует отложению солей в суставах. Словом, лишний холестерин — орудие болезни и засорения!

Как уменьшить вредное влияние жиров, не отказываясь от них вовсе

Прежде всего — не злоупотребляйте жирной пищей.

1. Нам с вами необходимо и достаточно 1 ст. л. растительного масла или 20–30 г жиров. Полезно иногда устраивать просто постные дни — совсем без жира.

2. Сметану без вреда для организма можно есть по 30–50 г через 2–3 дня.

3. Сливочное масло лучше топить в настое календулы по рецепту, приведенному в предыдущем разделе.

Такое масло полезно не только есть — им можно лечить ожоги, раны и другие заболевания кожи!

Помните, что нельзя жарить на растительных маслах. Их можно добавлять только в готовые блюда.

4. Из животных жиров лучшим вариантом является некопченое, только просоленное сало. Сало, просоленное каменной солью, прекрасно очистит организм от радиоактивного загрязнения.

5. Если вам дорого здоровье и молодость, откажитесь от копченостей!

6. Главное, что нужно запомнить: злоупотребление мясом, солью, салом — дорога к болезни. Особенно это относится к детям и старикам.

> Даже полезные вещества мы умудряемся сделать вредными. Я призываю вас — прислушайтесь к своему организму! Вернитесь на Путь, для которого нас создал Творец, Путь, ведущий к здоровью и долголетию.

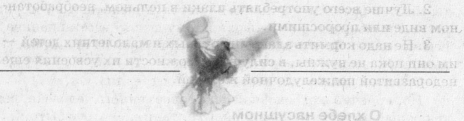

ЗЛАКИ, ХЛЕБ И ДРОЖЖИ

Поговорим обо всем по порядку и разработаем общую стратегию питания, которая подойдет в любой ситуации.

Злаки вскормили человечество — это бесспорно. Но, как всегда, двигаясь по направлению от веры в Творца к тотальному засорению организма, человечество напрочь забыло, что предки употребляли злаки почти всегда в неочищенном, цельном виде.

Вот белки оказываются умнее и питаются злаками, откусывая у зерна только кончик, содержащий росток. Остальное — выбрасывают. Кто их этому научил? Тот, от кого отвернулись мы, — Творец всего сущего или Природа — кому как удобнее. То, что выплевывают белки, не содержит нужных организму цистина и лизина, отличается избытком кислотности и нехваткой кальция. А у нас с вами и так мало кальция, а кислотность — почти всегда в избытке.

Как питаться злаками

Овсяная каша с сахаром, кукурузные хлопья, очищенный рис — это нездоровая злаковая пища. Она несет организму больше бед, чем пользы.

Что же делать? Отвечу с удовольствием, поскольку «правильные» злаки могут отлично очищать и питать организм.

1. Не ешьте слишком часто злаки в виде жидких или густых каш. И совсем откажитесь от каш с мясом и молоком.

2. Лучше всего употреблять злаки в цельном, необработанном виде или проросшими.

3. Не надо кормить злаками грудных и малолетних детей — им они пока не нужны, в силу невозможности их усвоения еще недоразвитой поджелудочной железой.

О хлебе насущном

К несчастью, тот хлеб, что мы едим, «очищен» от всего полезного и обогащен массой вредных добавок. Хлеб стал одним из основных источников болезней!

Лично я не вижу смысла забирать у зерна его естественные полезные элементы и обогащать его непонятно чем. Но промышленники рассуждают иначе, и в результате мы имеем то, что имеем. Значит, надо и в таких чудовищных условиях научиться питаться правильно. В противном случае пассивность приведет нас к несчастью!

Потребление изделий из очищенной белой муки должно быть сведено к минимуму! После 50 лет хлеб лучше совсем исключить из рациона. Замените его орехами — так будет гораздо лучше.

Если вы едите хлеб, лучше есть его подсушенным при больших температурах, выше 150 градусов (в духовке, тостере или на сухой сковородке). Тогда крахмалы переходят в легкие моносахара, которых нам всегда не хватает.

Здоровая пища — это только черный хлеб грубого помола, проросшие злаки, неочищенные рис, пшеница, греча.
Попробуйте еще до генеральной чистки питаться по моим рекомендациям, и ваш организм проснется от наркотического опьянения цивилизованной пищей.
Он сам поведет вас по правильному пути, сам начнет очищаться и молодеть на глазах!

Яд под названием крахмал

После всего, что проделывается современной промышленностью с зерном, после изъятия из него практически всех полезных веществ нам остается только высококонцентрированный крахмал — фактически клей. Усваивается он, в лучшем случае, на 20%, да еще при этом вызывает витаминное и минеральное голодание. Непереваренная часть остается в организме и гниет, засоряя нас. Сидя на диете из очищенных злаковых, почти все люди и животные заболевают панкреатитом. Вот вам и высокие технологии! Они со 100% гарантией закупоривают святая святых — капиллярное кровоснабжение.

Одной из главных причин образования опухолей является сочетание жиров, вареного (и жареного) крахмала и соли!

В толстом кишечнике непереваренная «крахмальная» масса приклеивается к стенкам, образуя каловые камни. Таким образом крахмал препятствует удалению из организма излишнего женского гормона — эстрогена. От его избытка ваше тело становится зыбким и дряблым, словом, крахмальный пудинг.

Вот так мы и уничтожаем крахмалом свое здоровье!

Немного о дрожжах и еще несколько советов

Регулярное употребление продуктов брожения, то есть дрожжей, ведет нас к снижению иммунитета, склонности к инфекционным заболеваниям, образованию опухолей, в общем, ослабляет организм. Если вы едите много продуктов, замешанных на дрожжах, то скоро становитесь постоянно усталым и недовольным человеком. А ведь никому из нас это не нужно! Меньше дрожжей — правило для тех, кто хочет очиститься и победить болезни.

Рецепты изделий из зерна и муки

1. Все крупы перед приготовлением нужно подсушивать в духовке без изменения цвета.

2. Каши я советую варить на овощном или фруктовом отваре. В процессе варки нельзя добавлять молоко, сахар, соль, растительное и сливочное масла. Только в готовую кашу можно добавить масло или мед.

3. Можно варить каши с изюмом и некопчеными сухофруктами, с овощами и свежими фруктами.

4. *Приготовление проросшей пшеницы*

Зерна промыть и разложить на мокрую льняную или хлопковую ткань. Накрыть такой же мокрой тканью. Поддерживать ткани всегда влажными, но не чрезмерно. Когда ростки будут длиной 1–2 мм, можно их есть. Ни в коем случае нельзя есть большие ростки — они ядовиты!

5. *Пирог из проросшей пшеницы*

Проросшую пшеницу с лимонной коркой пропустить через мясорубку, замесить на гречневой муке, покрыть слоем протертых яблок — и пирог готов!

6. *Котлеты из бобовых и орехов*

Замоченные на ночь фасоль или горох пропустить через мясорубку, добавить тертые орехи, лук, чеснок и зелень. Сделать котлеты и можно есть.

7. *Обработка муки*

Муку нужно обязательно прокаливать в духовке 2–3 мин., тщательно перемешивая. Затем просеять через сито, чтобы избавиться от комочков плесени.

Не следует использовать дрожжи, соду, уксус, соль, красители и алкоголь. На первых порах может быть тяжело, но потом вы поймете, какую помощь оказали своему организму.

8. Слоеное и песочное тесто нужно готовить с топленым маслом, сухим молоком, яйцами или яичным порошком.

9. *Домашний хлеб-1*

4–5 стаканов муки, пол-литра минеральной воды.

Замесить тесто, чтобы не липло к рукам. Посыпать противень мукой, разложить тесто и поставить в нагретую духовку. Хлеб выпекать 1–1,5 часа, лепешки — 15–20 минут.

10. *Домашний хлеб-2*

1кг муки, 100 г растительного масла, 100 г меда, 1 стакан минеральной воды

Полученную лепешку подсушить в духовке при 50 градусах. В таком хлебе все клетки будут живыми, поэтому хранить его надо в холодильнике.

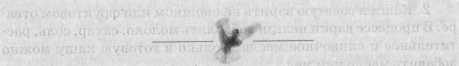

ВЫВОДЫ, КАСАЮЩИЕСЯ НЕПРАВИЛЬНОГО ПИТАНИЯ

1. Главное, что нужно понять, — во всех болезнях виноваты мы сами. Значит, нам и исправлять положение. Мы по собственной воле или по безволию, как угодно, подчиняемся информации болезни и смерти, которую фабрикует в больших количествах современная промышленность. Необходимо осознать это и немедленно прекратить издеваться над собственным организмом.

Отныне мы будем подчиняться не своему засоренному разуму, а воле Природы, воле Творца. Любую чистку надо начинать с уничтожения главного засорения — нашего невежества! Наша задача — очищение организма. А первая задача очищения — отказ от неправильного питания и переход к естественному видовому питанию.

Ведь мы можем чиститься до скончания века без малейшего результата, если только не прекратим поставлять в организм новые продукты загрязнения. Используя всю информацию книг по очищению, собрав все свои силы и всю волю, вам нужно решиться и изменить свою жизнь — ведь выбора у нас нет! Болезнь или здоровье, молодость или старость — выбор очевиден для каждого разумного человека!

2. Что мы знаем еще? Мы знаем теперь, что белки, жиры и вообще все, что попадает к нам внутрь, может быть и другом и врагом. Как распорядиться дарами природы — решать нам. Можно пойти на поводу у современных горе-медиков и промыш-

ленников, а можно прислушаться к себе, к голосу природы и научиться наконец есть правильно.

Кто-то посмеется над этим — ведь каждый из нас давно научился есть. Но мне не до смеха, ведь именно от таких простых вещей, как правильное питание, правильное дыхание, правильное движение, зависят наше здоровье и наша жизнь. Именно эти простые вещи, доступные любому младенцу, современные взрослые люди разучились делать правильно. Опомнитесь! Хотя бы усомнитесь в своей правоте!

4. В первую очередь от греха неправильного питания страдает желудочно-кишечный тракт. Именно он, как первая линия обороны, первым защищает нас от ядов, попадающих в организм. Желудочно-кишечный тракт — прекрасный защитник организма, но и у его возможностей есть предел. Нечистоты забивают кишечник, и он перестает справляться с очищением. А мы, словно безумцы, пихаем в себя еще и еще бесполезные и опасные продукты. Тотальное засорение становится неминуемым.

Такому положению вещей пора положить конец!
Пора сознательно и тщательно очистить желудочно-кишечный тракт и после этого не допустить его нового засорения.

ЧТО ЕЩЕ СЛЕДУЕТ ЗНАТЬ ПЕРЕД ЧИСТКОЙ. КАК КИСЛОТНОСТЬ ВЛИЯЕТ НА ВЫПОЛНЕНИЕ ФУНКЦИЙ ЖЕЛУДОЧНО-КИШЕЧНОГО ТРАКТА

Пониженная кислотность

Нормальная работа всех органов пищеварения зависит от уровня кислотности желудка и, как следствие, кишечника. Неправильное питание приводит к нарушению кислотности, а значит, нарушению жизнедеятельности полезных бактерий. Мы будем бороться со своими вредными привычками в первую очередь, потому что переваренная и высококрахмальная пища, лишенная витаминов и минералов, губит микрофлору. Это вызывает дисбактериоз. Начинается глобальное засорение: в складках кишечника образуются сначала каловые залежи, затем — каловые камни. Носить в себе камни по собственной воле — до такого мог дойти только человек! Взаимодействие кишечника с каловыми камнями приводит к:

• гиперфункции отдельных органов;

• попаданию токсинов в организм;

• воспалению стенок кишечника и колитам;

• зажатию кровеносных сосудов, геморрою и запорам.

Недостаток кислоты в желудке приводит к недостаточной обработке пищевого комка, а это уже — гниение в кишечнике плюс создание щелочной среды вместо кислой. Такой тип нарушения кислотности приводит, как я уже сказал, к снижению перистальтики и к запорам. Запоры приводят к загниванию и насыщению крови токсинами.

Повышенная кислотность

Избыток кислоты в желудке вызывает спазмы по всему желудочно-кишечному тракту, а значит, и в толстом кишечнике. Вот вам и причина поносов и сопутствующих заболеваний. Поверьте, неправильное питание загонит в могилу даже самый здоровый организм!

Итак, кислая среда является причиной усиленной перистальтики и поносов, а значит, обезвоживания организма и плохого переваривания пищи. Как говорят в народе: хрен редьки не слаще! Не думайте, что частые поносы очистят ваш кишечник и оздоровят организм. Поносы такие же враги нашего здоровья, как и запоры, только бороться сними нужно другими методами.

Симптомы нарушений в работе кишечника

Для самых упрямых, до сих пор считающих, что у них в организме все обстоит нормально, я приведу эти симптомы. Еще не было в моей практике пациента, который не сталкивался хотя бы с одним из них.

1. Неприятный запах от тела и изо рта (запоры).

2. Заболевания десен и зубов, кожные заболевания, частые простуды.

3. Полипы, папилломы (особенно на шее и под мышками).

4. Черный налет на зубах, говорящий о наличии плесени в кишечнике.

5. Гайморит, синусит, кашель, слизь в бронхах и горле.

6. Геморрой.

7. Скопление газов.

8. И наконец, хроническая усталость, которая так знакома городскому человеку.

Попробуйте теперь утверждать, что ваш желудочно-кишечный тракт находится в идеальном состоянии. Никто вам не поверит, потому что такого просто не может быть! Главное, что нет смысла убеждать себя в мнимом благополучии и лишать реальной возможности стать здоровым человеком.

ЗАКЛЮЧЕНИЕ ВТОРОЙ ЧАСТИ КНИГИ И НАЧАЛО ПЕРВОЙ ЧИСТКИ

Итак, если вы читаете эти строки, то вам уже известно, что теперь предстоит вернуться к первым главам этой части. Только теперь вам предстоит выполнить первую в своей жизни естественную чистку организма — это очень важный шаг. Ответственность, которая лежит на мне, а теперь и на вас, заставляет меня сделать ряд напутствий, которые помогут вам правильнее и увереннее пройти и эту, и все последующие чистки.

Признайте, что вам нужна помощь

Это признание очень важно. Первое, что от вас требуется — быть честными. Будучи честными, невозможно не признать, что организм нуждается в помощи, нуждается в очищении. Признав это, принимайтесь за дело сегодня же — не откладывайте чистку ни на один день. Любое промедление — это уступка засоренному разуму, который заставляет нас «есть гамбургер».

Начните сейчас, тем более что от вас требуются самые естественные и полезные вещи: переход на видовое питание и идеомоторная чистка, и то и другое доставит вам только радость и приятные ощущения, не говоря уже об оздоровительном эффекте.

Второе, что нужно каждому из нас, — правильная установка на серьезную работу. Я никогда не скрывал, что от вас потребуется усердие и настойчивость. Даже самые упорные встретятся с трудностями — путь к истинному здоровью не может быть легким! Столкнувшись с трудностями, не опускайте руки — у нас есть все, чтобы их преодолеть. Творец дал нам разум и волю, чтобы мы могли преодолевать трудности, так что — думайте и ищите решение. Правильное решение придет — не сомневайтесь.

Помните, что особая мощная энергия наполняет ваш организм

Помните, что вы приняли Творца и открыли тем самым путь для энергии-информации, которая теперь наполняет постепенно ваше тело. С той минуты, как это произошло, вы не одни боретесь с загрязнением и болезнью, и в трудную минуту вам помогут. Помните, еще в начале книги я говорил о случаях исцеления одной лишь верой в Творца? Так что, двигаясь по правильному пути, вы можете рассчитывать на очень серьезную помощь в любой трудной ситуации. Главное — не отступайте и не унывайте.

Если в вашем организме уже пришли в движение механизмы самозащиты и самоочищения, то с чем бы вы не столкнулись, обстоятельства будут организованы таким образом, что организм возвратится в естественное, а значит, здоровое состояние. Отчего так происходит? Мы много говорили об этом, а сейчас я просто хочу в очередной раз уверить вас и рассеять ваши страхи — так действительно происходит. Здесь много загадочного и неизученного, но вы должны знать, что феномен самоочищения и самозащиты организма наблюдается в ста процентах случаев, когда пациент выполняет все условия, поставленные в этой книге. Это должно поддерживать вас и вдохновлять на продолжение нашего пути.

Очищение каждого из нас — это подарок всему человечеству

Помните, что я горжусь вами и требую (именно требую!) продолжения сотрудничества! Каждый человек, вставший на путь очищения и принятия Творца, — это огромное счастье для меня и огромная удача для всего человечества. Чем больше нас, сторонников естественного существования и борцов за истинные права человека, тем больше шансов у всего человечества встать на правильный путь.

Наши далекие цели — это очищение всей планеты от мусора и прекращение планомерного энергоинформационного засорения. Но мы не пойдем с лозунгами на улицы и не станем преследовать «врагов» — мы начнем с себя! Изменив себя, вернувшись к законам Природы и очистив организм, мы изменим мир. Да-да, это действительно так. Уже в период очищения вы почувствуете, как меняется ваш организм, как меняются мысли и ощущения, как люди тянутся к вам. Не отталкивайте никого — помогите своим близким измениться так же, как изменились вы. И природа отплатит вам сторицей!

Но, празднуя первую победу, помните о том, что еще предстоит сделать. Вторая и третья линии обороны против болезней ждут вашей помощи! Уверен, дальше вам будет легче, чем в начале пути, ведь организм уже начал работать по-новому. Теперь вы знакомы с принципами и методами очищения, в тело уже поступает божественная энергия, а значит, действовать по-настоящему правильно будет легче.

Жду вас в следующей части, посвященной очищению печени и желчного пузыря. А сейчас за дело — вернитесь к первым страницам этой книги и начните очищение!

ЧАСТЬ ТРЕТЬЯ.
ОЧИЩЕНИЕ ВТОРОЙ ЛИНИИ ОБОРОНЫ — ПЕЧЕНИ И ЖЕЛЧНОГО ПУЗЫРЯ

Мы продолжаем первый этап очищения — очищение трех линий обороны организма. Вы уже осилили две его первые части: принятие идеи Творца и очищение первой линии обороны — желудочно-кишечного тракта. Не будем останавливаться и двинемся дальше. Вторая линия обороны очень нуждается в нашей помощи, поскольку каждый день выдерживает сильнейший натиск нечистот и болезнетворных организмов.

Почему так велико значение правильного и полного очищения печени. Краткие сведения

Древние люди боготворили печень, считая ее не только самым важным органом, но и центром души. Им и в голову не приходило разделять себя на физическую и духовную составляющие. Это только в наши безумные времена люди предпочли забыть о том, что печень выполняет 500 (это только известных) функций. Все пути в нашем организме ведут к ней, а это значит, что все яды и токсины ложатся на ее плечи. Чего же мы лишимся, засорив печень?

— Мы потеряем контроль над химией своего тела. Представьте, все жизненно важные химические соединения станут бесконтрольны!

— Мы потеряем колоссальные энергетические запасы, хранящиеся в печени, и организм не сможет защищаться.

— Наконец, мы лишимся второй линии обороны, и яды хлынут в общий кровоток рекой.

> Словом, просто представьте, что вы лишились одновременно зрения, слуха и правой руки — примерно так ощутит себя ваш организм без нормально работающей печени.

Я нисколько не преувеличиваю и не пугаю вас:
я говорю чистую правду и хочу побудить
вас к действиям.
Печень потрясающе сильна, но и нагрузка,
которую мы ей поручаем просто, чудовищна!

Обращение к тем, кто страдает больной печенью

Конечно же, эта книга привлекла внимание тех, кто уже знает, что такое больная печень. И я хочу обратиться сейчас именно к эти читателям. Мне ли не знать, как мучительны болезни, как дорого и бесполезно обычное лечение и как тяжело вам изо дня в день нести свой крест! Главная и единственная ваша мечта — избавиться от болезни. И это, по сути, абсолютно верно. Более того, эта книга призвана помочь вам самым эффективным способом, ибо только засоренная печень может быть больной.

Но! Не спешите ради себя же, книга никуда не убежит от вас. Перед тем как бросаться очищать печень, крепко запомните:

1. Болезнь печени не возникает сама по себе, она обязательно связана с засорением всего организма. Поэтому и очищение должно касаться всего организма. А раз так, то очищение печени — третий шаг на пути к здоровью, а никак не первый. О первых двух шагах я только что подробно рассказал. Без принятия Творца и очищения желудочно-кишечного тракта нельзя приступать к чистке печени!

2. Именно тех читателей, у которых уже больна печень, я хочу в первую очередь призвать к осторожности. Волею судьбы я не могу быть рядом с каждым из вас, поэтому перед чисткой вам необходима консультация лечащего врача. Если же в процессе чистки наметились осложнения — приостановитесь и еще раз проанализируйте все, обратитесь за профессиональным советом. Лучше медленнее добраться до цели, чем совсем до нее не добраться!

Вот и сказано все самое главное,
теперь мы отправляемся в путь.
В очередной раз мы вступаем в борьбу
с болезнями и старостью, с безволием
и усталостью, и мы намереваемся победить!
Все, чем я могу помочь, — к вашим услугам.
Помните, что вы не одиноки: в самые трудные
минуты я буду рядом — вам стоит только
раскрыть эту книгу на нужной странице.

КАК МЫ БУДЕМ РАБОТАТЬ С ЭТОЙ ЧАСТЬЮ КНИГИ

Чтение книги — есть элемент чистки

Структура этой части повторяет во многом структуру описания чистки желудочно-кишечного тракта. Мы снова делаем само чтение элементом чистки. Перекраивая материал разными способами, я убедился на опыте своих пациентов, что лучшая структура книги по очищению мне пока не известна.

Сначала следует освоить общую схему очищения печени и желчного пузыря

Чистка печени и желчного пузыря, как и чистка желудочно-кишечного тракта, будет длиться около двух недель, но в остальном схемы будут различаться.

1) Первую неделю, вернее 5 дней, мы проведем на щадящей диете — это очень важно для ослабленного и загрязненного организма. Кроме того, мы будем готовить печень и желчный пузырь к последующему генеральному очищению с помощью клизм. Это необходимо, поскольку генеральный метод очистки печени будет более «жестким» по сравнению с идеомоторной чисткой кишечника. Это не должно вызывать у вас беспокойства, потому что организм уже способен защищаться и исправлять наши возможные ошибки, ведь энергия-информация уже руководит нашим телом.

2) Последующие дни будут посвящены генеральной очистке печени. Этот метод потребует, как вы поняли, предварительной

подготовки, но, каким бы ни был ваш организм, он изменит его в лучшую сторону. Основной компонент очистки — прием растительного масла с соком. Мои рекомендации и комментарии помогут вам сделать эту процедуру нашим эффективнейшим союзником. Кроме того, мы совместим его с клизмами, гимнастикой и траволечением. Я предложу вам великое множество рецептов, каждый из которых может оказаться «вашим» и остаться таковым на долгие годы.

3) Выход из чистки должен произойти естественно, когда вы почувствуете, что сделали достаточно. Ведь еще в ходе первой чистки вы научились взаимодействовать с телом, понимать его потребности и правильно удовлетворять их.

Затем мы усвоим информацию, знание которой необходимо при чистке

Такая логика продиктована опытом моих пациентов, очищавшихся по этим книгам. Вы сами уже почувствовали, проведя чистку первой линии обороны, что повторное чтение открывает вам много нового, тем более что вы начинаете его уже вполне образованными в области физиологии и питания людьми.

Еще раз повторю, что читая в первый раз описание чистки, вы знакомитесь с ней, осваиваете ее на психологическом и интеллектуальном уровне, а это, поверьте, очень важно. После первого знакомства мы обращаемся к информации, которая сделает чистку возможной и эффективной и позволит правильно к ней подготовиться.

И только после этого, после освоения и практической, и теоретической информации, мы можем приступать к очищению. Вы возвращаетесь к уже знакомым страницам и работаете с материалом не как с чужими словами, а как с собственными мыслями и чувствами. Это гораздо эффективнее классической схемы, когда читатель окунается в обилие теории и после этого редко добирается даже до начала чистки.

Итак, в теоретической части вы узнаете следующее:

1. Сначала мы познакомимся с анатомией и физиологией печени и желчного пузыря. Уверен, что все понимают важность такой информации. В итоге каждый из вас сможет сам объяснить, почему печень является второй линией обороны против болезней.

2. После урока анатомии мы снова поговорим о питании. Вспомним о сказанном в предыдущих книгах, а потом я расскажу вам еще о соли, сахаре и других очень важных вещах. Учтя

всю эту информацию, мы поговорим о том, как готовиться к чистке людям, уже страдающим серьезными заболеваниями второй линии обороны.

3. Дело в том, что ослабленный болезнью организм нужно тщательно подготовить к чистке. Узнать противопоказания, подлечить болезни, чтобы не произошло обострения. Тем, кто не знает диагноза, но чувствует, что болен, следует обследоваться у толкового врача.

Специфика очищения печени и желчного пузыря как раз и заключается в большом разнообразии болезней. Для организма, страдающего каждой из них, необходим свой способ подготовки к чистке. Поэтому мы поговорим о причинах конкретных болезней и натуральных способах их лечения в отдельной главе.

Далее следует повторно читать-прорабатывать главу, посвященную чистке

Именно второе чтение вы будете сопровождать конкретными действиями по очищению. Вы будете читать описание процедур, словно смотреть альбом с фотографиями старых друзей. Ведь вы уже столько о них узнаете, столько поймете в работе своей печени, что генеральное очищение пройдет «на ура». Для этого я и использую мне такую «кольцевую» структуру каждой части книги. Перед вами — вся информация, необходимая для сознательного и эффективного очищения второй линии обороны. Тому, кто прошел первые стадии очищения, будет уже гораздо легче. Теперь очередь за печенью — мы очистим ее вместе и откроем новые каналы для энергии-информации, новые необъятные возможности для своего организма!

ПАМЯТКА ДО НАЧАЛА ОЧИЩЕНИЯ ПЕЧЕНИ

Эта небольшая глава нужна для того, чтобы никто не забыл о простых, но очень важных правилах очищения печени и организма в целом. Первое, чего нельзя забывать, — это очередность очищения. Мы очищаем печень в контексте всего организма. Второе — это сознание того, что очищение печени — не только физический процесс: мы очищаем наше настроение, наш повседневный тонус. И наконец, третье, что нужно помнить: лучший советчик в любой ситуации — ваш организм. Ему известно все необходимое, нужно только услышать его голос.

Помните о том, что, кроме диагноза, говорит о болезнях печени

На уровне эмоций человек, печень которого сильно засорена, становится гневлив и раздражителен, склонен к утомлению и слабости. Это реакция нашего тела на наши варварские действия. Симптомами болезней печени могут быть беспричинные (как нам кажется) головные боли, повышенное давление, боли в суставах, нарушения потенции и менструального цикла, стенокардия, нарушения зрения. А кроме этого еще депрессия, слабость, чувство бессилия, головокружения, нарушения координации, слабость мышц и несварение желудка. И поверьте, я вас не разыгрываю таким нелепым образом. Просто функции печени настолько обширны и разнообразны, что ее засорение приводит к тотальному угасанию функций всего организма.

> **Не спешите думать, что ваша печень**
> **в полном порядке.**
> **Проведите чистку —**
> **и вы узнаете всю правду о загрязнении**
> **и очищении.**
> **Результаты вас поразят —**
> **в этом я нисколько не сомневаюсь.**

И в этой чистке свобода выбора является основой моей системы

В чем же свобода, удивитесь вы, если необходимо строго придерживаться системы и выполнять множество обязательных процедур? А свобода заключается в том, что вы — уникальный обладатель уникального организма, второго такого нет во вселенной. Значит, правильная чистка во многом зависит от того, насколько правильно вы понимаете свое тело. Мы потратили уже немало времени на то, чтобы наладить этот контакт, чтобы вера в Творца привела вас к истинному пониманию своего организма. Уверен, что тот, кто старался, добился отличного результата, и теперь вам гораздо легче прислушиваться к телу и понимать его нужды. Никто, кроме вас, не сможет сделать этого!

> **Именно поэтому даже во время чистки главная**
> **инициатива принадлежит вам.**
> **Я предлагаю, как правило,**
> **несколько вариантов процедур**
> **и множество рецептов,**
> **из которых вы должны выбрать «свои».**

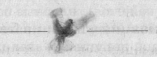

ПЕРВЫЙ ЭТАП ЧИСТКИ

*Первый этап — это постепенное погружение в чистку
с помощью щадящих диет, подготовительных клизм и
правильной психологической установки. В отличие от
чистки желудочно-кишечного тракта, в данном случае
мы не фиксируем строго продолжительность этого этапа. Обозначим ее как 5—7 дней. Вы сами должны выбрать
наилучший вариант, прочтя и проанализировав всю информацию по печени.*

Необходимо правильно настроиться на очищение

Несмотря на ваш опыт очищения желудочно-кишечного тракта, я все-таки напомню, что мы ориентируемся только
на здоровый организм. Неважно, насколько плохо или хорошо
вы себя чувствуете сейчас, важно, что изначально вы были созданы совершенными. И если вы правильно подготовитесь к
чистке и правильно проведете ее — вы сделаете огромный шаг
на пути к этому совершенству. Не только диеты и генеральный
метод очистки принесут вам здоровье, вам не удастся обойтись
без изменения привычек и образа мыслей. Не случайно гнев свя-

зан с болезнями печени. Попробуйте в первую неделю оставаться спокойными, вместо того чтобы гневаться и раздражаться. Душевный покой и вера в Творца помогут вам не меньше, чем травы и гимнастика. Только в соединении физического и духовного очищения вы достигнете наилучшего результата.

> **Не думайте о болезнях и старости во время чистки, напротив, представляйте себя молодыми, здоровыми и счастливыми. Зрительные и мысленные образы будут помогать нам в очищении и возвращении молодости.**

Щадящая очищающая диета

Специфика очистки печени заключается в том, что мы не приступаем сразу к главному методу. Генеральный метод очищения печени более сложен для восприятия организмом, чем идеомоторная чистка кишечника. Но ведь и вы теперь, как говорится, не лыком шиты! У вас за плечами трудный этап освоения идеологии очищения, принятие идеи Творца и вытекающее из этого очищение желудочно-кишечного тракта. Все предстоящие трудности я тщательно сверял с возможностями пациентов именно на этом этапе очищения. Столкнувшись с трудностями, остановитесь и прислушайтесь к своему организму, к тому, что вам подсказывает энергия-информация, циркулирующая в нем, — и решение будет найдено.

Ну а сейчас мы переходим к описанию щадящих диет и сопутствующим рекомендациям. Такие диеты рассчитаны именно на этап вхождения в чистку и подготовку организма к более «жестким» методам очищения.

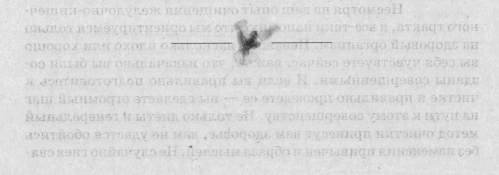

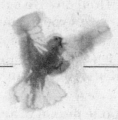

ОЧИЩАЮЩАЯ ДИЕТА ИНДЕЙЦЕВ ПЛЕМЕНИ СЕНЕКА

Согласно комментариям к этой диете, очищение организма происходит в каждый из четырех описанных ниже дней.

1. В первый день очищается прямая кишка (значит, и индейцы хорошо знали про первую и вторую линии обороны).

2. Во второй день из организма выводятся не только яды, но и отложившиеся в суставах соли, а также кальциевые отложения.

3. На третий день организм получает клетчатку, богатую минеральными веществами.

4. Четвертый день посвящен обогащению крови, лимфатической системы и вообще всех органов питательными веществами.

Раскрытие основных положений этой диеты

Первый день: можно есть только фрукты и пить их натуральные (без консервантов) соки. Исходя из своего опыта натуропата, я советую есть яблоки, груши, ягоды, арбуз, персики и вишню.

Второй день: пьем любые чаи из трав. Можно выбрать то, что вам по вкусу: малиновый, ежевичный, ромашковый, мятный, зверобойный, мелиссовый чай или другой, но обязательно натуральный.

Третий день: едим любые овощи, но только сырые, тушеные или паровые. Готовить их нужно без какого-либо жира, в собственном соку.

Четвертый день: варим большую кастрюлю овощного бульона. В его состав я рекомендую ввести разную капусту (кочанную, брокколи, цветную, кольраби и т. д.), зеленый перец, лук, петрушку, чеснок и любые другие овощи, к которым лежит душа. Лично я предпочитаю добавить волокнистую фасоль, цуккини, сельдерей, пастернак, свеклу, укроп — именно эти растения природа наделила максимальным количеством органического натрия.

Этот бульон (и только его) пьем целый день.

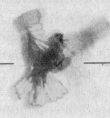

ОЧИЩАЮЩАЯ ДИЕТА ИНДЕЙЦЕВ
ПЛЕМЕНИ СЕНЕКА

СЕМИДНЕВНАЯ ОЧИЩАЮЩАЯ ДИЕТА

Не ешь то, чего нельзя

Эта диета основана на видовом питании, о котором мы еще вспомним позднее. Главный принцип этой диеты: не есть то, чего нельзя. Плюс добавлять некоторые блюда, особенно благотворно влияющие на процесс очищения. Чего же нельзя есть?

— никаких чипсов и крекеров; никакого белого хлеба и хлеба на дрожжах (см. рецепты бездрожжевого хлеба в главе об очищении желудочно-кишечного тракта);

— исключить все колбасные изделия, жирные сорта мяса, всю говядину и свинину, кожу птиц, утятину и гусятину;

— нельзя есть ничего жареного, консервированного и замороженного;

— откажитесь от цельного молока, подслащенных йогуртов с консервантами, мороженого и сметаны;

— исключить арахисовое масло, кексы, пирожные и прочую сдобу;

— макароны из муки высшего сорта;

— маргарин, острые приправы, животные жиры и тропические масла;

— ферментированные жирные сыры;

— кофе, сладости, сахар и соль (о них мы еще поговорим отдельно), газированные и искусственные напитки.

Комментарии к семидневной очищающей диете

1. Каждый день настоятельно вам советую есть морковный салат. Готовится он следующим образом. Берем чашку мелко натертой моркови или морковной мякоти, оставшейся после выжимания сока. Добавляем 1 столовую ложку оливкового масла, смешанного с 1 столовой ложкой лимонного сока (дозировку масла и сока можно пропорционально увеличивать, но не уменьшать!). Все тщательно перемешиваем, можно добавить по вкусу ананас или изюм.

Этот салат способствует очищению печени, но только при том условии, что вы будете есть его каждый из семи дней. В противном случае вам придется начинать все сначала, а время нам дорого!

2. Также каждый день выпивайте по 1—2 чашке овощного бульона. Не стану ограничивать вашу фантазию, но предложу все-таки проверенный на собственном опыте мой фирменный бульон.

Нам понадобится 2—3 чашки мелко порубленной зеленой фасоли, 3 чашки порубленных кабачков цуккини, 3 стебля или один небольшой корень мелко порубленного сельдерея, 3 столовых ложки так же мелко нарезанной петрушки, немного укропа, чеснока и лука.

В эту смесь добавляем 1 столовую ложку несоленого сливочного масла, приправляем все по вкусу имбирем, сладким перцем, травами.

Овощи для бульона — зеленую фасоль, цуккини и сельдерей нужно опустить в кипяток и держать недолго — чтобы они не изменили цвет. После этого положите овощи в миксер и приготовьте пюре. Помните, что наш бульон должен быть густым.

3. Каждый из семи дней пейте по стакану зеленого напитка.

Зеленые листья овощей пропустите через мясорубку. Нам подойдут свекольная ботва, ботва репы, моркови, шпинат, петрушка, цуккини, капуста, огурец, салат, листья и корни одуванчика, пырей, проросшая пшеница и то, что вам еще удастся найти.

Внимание! Из-за высокой щелочности этих соков их нельзя пить в чистом виде — можно получить ожоги горла, пищевода и желудка. Разбавьте их равным количеством яблочного, помидорного, ананасового, морковного или другого натурального сока.

Мой зеленый напиток, быть может, покажется вам слишком хлопотной затеей, но, поверьте, постараться стоит. Это уникальный источник хлорофилла и органических витаминов и микроэлементов, которых вы не найдете ни в одной банке лекарств. А главное, зеленый напиток выводит яды из организма и очищает кровь самым щадящим способом.

4. Каждый день выпивайте 100 г свекольного сока. Сок должен перед употреблением обязательно постоять не менее 8 часов в холодильнике открытым. Только смешивайте его с морковным, яблочным или ананасовым соками. С каждым днем немного увеличивайте дозу свекольного сока, и тогда процесс очищения пойдет куда быстрее!

5. Настоятельно рекомендую ежедневный чай из чертополоха или татарника.

Чертополох содержит самые мощные из известных вещества, способствующие очищению печени и защите всего организма. Невзрачный вид — не повод для пренебрежения, и чертополох всегда входит в онкологические и другие целебные рецепты настоящего натуропата. Активное питательное вещество силимарин, содержащееся в нем, препятствует разрушению печени. Именно он лишает свободные радикалы их антиокислительных свойств.

6. Откажитесь от алкоголя, шлаковой пищи и сладостей.

7. Сок расторопши для печени — самое лучшее в мире лекарство. Это рекордсмен по содержанию натурального витамина Е. Пейте по 30–50 г 3 раза в день.

Теперь читателям остается выбрать одну из двух диет. Не спешите — вы можете сделать это, дочитав эту часть книги. Именно тогда вы будете обладать всей необходимой информацией для успешного проведения чистки.

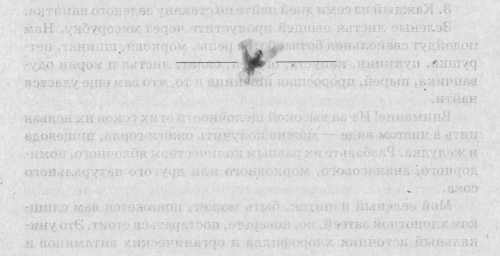

ЭКСКЛЮЗИВНЫЙ РЕЦЕПТ ДЛЯ ЩАДЯЩЕЙ ОЧИСТКИ ПЕЧЕНИ

Рецепт, увеличивающий эффективность чистки в несколько раз

Этот рецепт не отменяет ни видового питания, ни описанных диет, но он увеличивает эффективность чистки в несколько раз. В нем заключена огромная сила природных средств, предназначенных самой природой для лечения болезней печени. Без этого рецепта не обойтись тем, кто уже страдает заболеваниями печени, сосудов, остеохондрозом, радикулитом, полиартритом и нарушением обмена веществ.

Описание рецепта

Итак, 3 стакана непротравленного овса с кожурой нужно хорошо промыть теплой водой, всыпать в большую эмалированную кастрюлю, добавив 3 столовые ложки березовых почек и 2 столовые ложки листа брусники. Все это залить 4 литрами холодной воды и настоять в прохладном месте в течение суток.

Потребуется нам и еще одна кастрюля — в ней мы вскипятим литр воды. Одновременно с кипячением моем в холодной воде и разминаем 1 стакан сухих плодов шиповника и всыпаем их в кипящую воду. Кипятим не более 10 минут, затем снимаем с огня и настаиваем 1 сутки в прохладном месте.

По истечении суток настой с березовыми почками нужно поставить на огонь, плотно закрыть крышкой и прокипятить 15 минут на умеренном огне. После этого, размешивая, добавить в него 3 столовых ложки травы спорыша и 2 столовых ложки кукурузных рылец. Все вместе кипятить еще 15 минут, затем снять с огня и настоять в течение 45 минут.

После этого оба настоя, не взбалтывая, профильтровать отдельно через один слой марли и затем соединить. Должно получиться 3–3,5 л отвара.

Готовый отвар разливаем по бутылкам темного стекла и храним в холодильнике не более 5 дней. Пить его нужно сразу после приготовления, при этом каждую порцию разогревать на водяной бане.

Без преувеличения могу сказать, что эта жидкость «для промывки печени» великолепна, т. к. пригодна и ослабленным старикам, и маленьким детям, и боязливым тетям и дядям.

Дозировка и время применения

Дозировка приема будет такой:

Взрослым: по 150 мл 4 раза в день за 30 мин. до еды. Последний прием — не позже 19 часов.

Детям до 3 лет: 1 десертная ложка 4 раза в день.

Детям от 3 до 5 лет: 1 столовая ложка 4 раза в день.

Детям от 5 до 10 лет: по 25 мл.

Старше 10 лет: по 50 мл.

Курс приема этого снадобья составляет 10 дней. Таким образом, он распространится и на второй этап очищения печени, повысив и его эффективность.

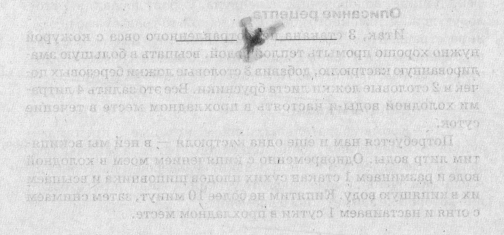

ДОПОЛНИТЕЛЬНЫЕ СРЕДСТВА ПОДГОТОВКИ К ГЕНЕРАЛЬНОМУ ОЧИЩЕНИЮ

Дополнительные средства — это не значит необязательные. Просто основной метод первого этапа — диета, теперь же мы поговорим о том, что дополнит ее и повысит эффективность чистки.

Клизма на травах

Во-первых, ежедневно в течение первого этапа вы будете делать клизму на травах. Можно использовать настой многих трав: эвкалипт, ромашка, лист березы, чистотел, шалфей, душица, подорожник, календула, укроп, добавляя 1 столовую ложку лимонного сока. Если какой-то травы у вас нет — не расстраивайтесь, достаточно будет и того, что имеем. Все травы смешиваются в равных пропорциях. Обычно я советую 5 ложек смеси на 2 л кипятка. Настаивать не менее 45 минут.

Салаты и каши

Кроме обязательных клизм, которые закрепят результат очищения желудочно-кишечного тракта, я рекомендую салаты с добавлением черной редьки, сельдерея и пастернака. А еще вам очень поможет рецепт утренней каши, приготовление которой не займет много времени.

Слегка поджарьте зерна пшеницы или овса, или ячменя, или ржи, или риса, или гречи. Поджаренные зерна смелите в кофемолке до получения муки. 1 стакан этой муки засыпьте в термос и залейте кипятком. Можно по вкусу добавить мед и чуть-чуть сливочного масла. Настоять в термосе в течение ночи. Варить такую кашу совсем не нужно — в этом ее достоинство. Если на зернах была шелуха, утром можно протереть кашу через металлическое сито — и можно есть-пить неограниченно.

> **Такими вот незамысловатыми блюдами мы и начнем очищать печень.**
> **Вы и представить не можете заранее, насколько эффективно действуют на организм самые простые травы, овощи, фрукты и злаки!**
> **По воле Творца этот мир наполнен всеми средствами для поддержания здоровья и для лечения, поэтому признание этой воли ведет нас прямо к натуропатии — естественному лечению и очищению.**

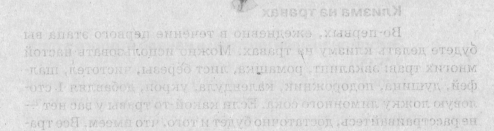

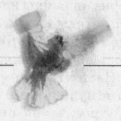

ВТОРОЙ ЭТАП ОЧИЩЕНИЯ ПЕЧЕНИ И ЖЕЛЧНОГО ПУЗЫРЯ

Второй этап потребует от вас предельного внимания, поскольку мы приступаем к генеральному очищению печени. Ваш организм отлично подготовлен, в нем уже действуют механизмы саморегуляции и самоочищения, запущенные благодаря поступающей энергии-информации (я уверен, что вы уже приняли идею Творца!). Генеральный метод очистки печени мы сопроводим специальными упражнениями, а выход из чистки нам облегчат травяные желчегонные сборы. Но при этом главное помнить о нашей цели — возвращении к совершенному организму, к здоровью и молодости.

Эмоциональный настрой в начале второго этапа чистки

Основа второй нашей чистки — генеральный метод очистки печени. Еще немного терпения, и я расскажу о нем самым подробным образом. Сейчас же хочу напомнить вам, что ваше психологическое, эмоциональное состояние должно соответствовать всем очистительным процедурам. Вера в Творца, открывшая нам путь к здоровью, должна сопутствовать нам в каждый момент жизни, а особенно в период чистки. Если наступает кризис — вы чувствуете усталость и раздражение, — остановитесь и вернитесь к началу пути. Вспомните, как мы начинали, как устанавливали причины болезней и искали единственно верный путь избавления от них. В мыслях об этом ваши сомнения и тревоги пройдут, вы почувствуете прилив сил — это следствие вашей веры и поступления энергии в ваше тело.

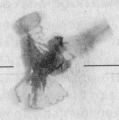

ГЕНЕРАЛЬНЫЙ МЕТОД ОЧИСТКИ ПЕЧЕНИ

Подготовка к очистке

Главная подготовка описана выше — в рассказе о первом этапе очищения. Но есть некоторые нюансы, о которых осталось сказать перед описанием самой процедуры. Будьте внимательны: каждое слово сейчас имеет огромное значение.

Итак, мы готовимся к генеральной очистке с помощью вегетарианской видовой диеты и клизм. Можно, для большей эффективности первого этапа, принимать ежедневно препарат полифепан по 1 чайной — 1 столовой ложке на полстакана воды, тщательно перемешав, — 3 раза в день за 30 мин. до еды. Кроме этого нужно заранее позаботиться обо всех сопутствующих вещах.

Подготовьте кровать, грелку (лучше электрическую), тонкое полотенце под грелку и потолще — на нее.

Возле кровати поставьте 300 г подогретого оливкового масла и 300 г сока лимона. На всякий случай нужно запастись еще соком лимона или любым другим кислым соком (граната, клюквы, брусники) — их мы будем пить при тошноте и отрыжке.

Также на всякий случай поставьте рядом флакон с нашатырным спиртом; из принимаемых лекарств можно оставить только сердечные.

Кроме этого (не пугайтесь!) два ведра, на треть наполненные водой: одно на случай рвоты, другое — на случай срочного поноса — такое случается.

Профилактика побочных эффектов чистки

Я думаю, вы уже хорошо поняли, что чистка предстоит нешуточная. Этот метод является самым эффективным, но одновременно и довольно сложным для восприятия организмом. Придется привыкать! Но можно избежать побочных эффектов вроде рвоты и поноса, если провести профилактику.

Во-первых, нужно хорошенько проветрить комнату. Во-вторых, если вы знаете за собой склонность к спазмам желудка и кишечника, примите за 1—2 часа до чистки две таблетки но-шпы или сделайте инъекцию внутримышечно. С этими же целями можно нюхать толченый чеснок.

В-третьих, в день чистки, утром, необходимо сделать описанную уже травяную клизму и в течение дня пить только свежеприготовленный морковный сок. Если хочется разнообразия, пейте морковно-яблочный или морковно-свекольный. Есть нельзя совсем!

> Еще раз повторю: только выполнение всех рекомендаций в сочетании с правильным пониманием собственного тела принесет вам желаемый результат.
> Не пренебрегайте ничем, любой нюанс может стать решающим.

Процедура чистки. Дыхание и время

Начнем со второго. Фактор времени интересует нас с двух сторон: сколько продолжится генеральное очищение и каково благоприятное время для проведения процедур. Отвечаю: продолжительность второго этапа колеблется от семи до девяти дней, в зависимости от вашего самочувствия. Как и в первой чистке желудочно-кишечного тракта, вы сами должны определить, когда ваш организм должен выйти из режима чистки. Что касается времени проведения процедур, то оптимально начинать чистку в 22 часа, а не в 19, как пишет большинство натуропатов. Именно в это время наиболее активна важнейшая система печень—почки—легкие. В момент этой активности мы должны приступить к усилению правой части тела и активизации печени.

Делаем это так. Усилим правую часть тела и левое полушарие мозга концентрационной техникой. Настройтесь на взаимодействие с телом, зажмите левую ноздрю и начинайте спокойно дышать через правую: вдох — воздух заполняет легкие, выдох — идет из них в печень; вдох — живительная энергия-информация заполняет легкие, выдох — энергия перемещается в печень. Рука при этом находится на печени и улавливает энергетические приливы. Таким образом мы продолжаем дышать 20 минут. После этого я рекомендую поговорить, не важно про себя или вслух, с печенью — настроить ее на очищение, на выброс всего ненужного, словом, наладить необходимый контакт.

> **Дыхание — основа нашей жизни.**
> **Поэтому необходимо сделать так,**
> **чтобы вместе с вдохом наше тело наполнялось**
> **живительной энергией.**
> **Постановка правильного дыхания поможет**
> **вам не только в период чистки —**
> **ее можно практиковать каждый день,**
> **переходя от одного органа к другому.**

Последовательность действий в генеральном очищении печени

Итак, процедуру приема масла с соком мы начинаем в 22 часа. Перед этим концентрируемся и устанавливаем дыхание. Но, кроме этого, необходимо заранее прогреть печень, размягчить камни и облегчить им выход. Для этого в 14—15 часов мы надеваем грелку на область печени и продолжаем заниматься своими делами. Но дела не должны отвлекать нас от процесса очищения, поэтому — внимание — никакого телевизора и чтения. Не будем пополнять запасы информационного мусора в тот момент, когда пытаемся избавиться от физического. Иначе чистка будет бессмысленна.

Но вот настает момент истины — 22 часа — подогреты 300 г оливкового масла и приготовлены 300 г лимонного сока. Кстати, из лимона можно получить больше сока, если его в кожуре проварить на слабом огне в течение 10 минут.

Дальше следует прием сока с маслом.

Как принимать масло с соком

Мне очень хорошо известно, что многих просто выворачивает наизнанку от одной мысли, что придется пить масло. Оно и понятно — здоровый организм в таких «вливаниях» не нуждается. Но нам-то с вами нужно выбираться из грязевых завалов, сооруженных собственными руками, так что придется пить. Однако я готов предложить щадящий метод приема масла с соком.

Можно пить масло по 30 г (три столовые ложки) и сразу запивать ложкой лимонного сока. Через 15 минут — повторяем, и так до тех пор, пока все не выпьете. Получается долго, но не так противно.

Тот же, кто готов отважно пить масло большими дозами, сразу выпивает половину порции и запивает половинной дозой сока. После этого немного отдыхаем и допиваем все до дна. Выпивая все приготовленное, настройтесь на то, что это не просто масло и сок, а эликсир очищения и здоровья, который выведет из вашей печени всю грязь.

Грелку можно снять через 1,5—2 часа после приема, но я советую оставить ее на ночь и спать на левом боку — тогда очищение пойдет быстрее. Только не перестарайтесь — ожоги не способствуют очищению организма!

Отмечу отдельно для людей с пониженной или нулевой кислотностью: им лучше пройти курс очистки с соком свежих яблок или клюквенным соком. Это будет оптимальный вариант для такого организма.

> **Так или иначе, вы принимаете оливковое масло с соком регулярно, в течение всего второго этапа очищения печени, и сопровождаете прием всеми перечисленными процедурами: грелкой, настройкой дыхания и так далее.**

Что выходит после чистки

Об этом надо поговорить отдельно, чтобы вы простонапросто не пугались. Одно дело говорить о грязи, а другое — увидеть, что было у вас внутри.

Вместе с калом выходят зеленые билирубиновые образования, по консистенции напоминающие пластилин. Многие называют их камнями. Итак, вы увидите зеленые камни, черные камни, холестериновые образования, омертвевшную слизистую отработанную желчь, коричневые камни, самый обычный песок, всякие пленки и хлопья непонятного происхождения. Ничего хоть сколько-нибудь приятного вы не увидите. Но на этом этапе очищения это вас уже не должно удивлять.

Утром в обязательном порядке сделайте двухлитровую клизму. Выйдет еще много шлаков, но и это не все, поэтому обязательно нужно сделать и вечернюю клизму, чтобы кишечник не «всосал» обратно всю грязь.

Комплекс упражнений для борьбы с рвотой

Рвота — это действительно серьезная проблема для всех, кто очищает печень. Нам она совершенно ни к чему. Помимо профилактики рвоты, о которой я уже написал, необходимо при первых позывах сделать комплекс упражнений для ускорения выхода содержимого желудка в 12-перстную кишку. Тогда у этого содержимого уже не будет возможности вернуться обратно.

Первое упражнение. Исходное положение — стоя, ступни расставлены на 30 см, руки — над головой, пальцы сплетены, ладони подняты вверх. Спина выпрямлена.

Наклониться в таком положении влево, не задерживаясь в конечном положении, выпрямиться и сразу наклониться вправо. Повторить четыре раза. Это упражнение открывает привратник желудка, и при каждом движении часть его содержимого отправляется в кишечник.

Второе упражнение. Исходное положение — то же. Вытянуть правую руку горизонтально в сторону на уровне плеча, а левую согнуть, чтобы она касалась пальцами правого плева. Затем выполняем поворот туловища назад, насколько можем, направляя назад и правую руку. Смотреть нужно обязательно на пальцы правой руки. Не задерживаясь в конце поворота, вернуться в исходное положение и повторить все то же самое в другую сторону. Повторяем двойной поворот четыре раза.

В продолжение этого упражнения пища покинет 12-перстник и больше не будет вас беспокоить. Этого мы и добивались!

Любые, доступные вам физические упражнения полезны в период чистки (как, впрочем, и в любой другой период). Активный образ жизни — это естественное состояние человеческого организма.

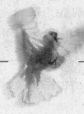

ВЫХОД ИЗ ЧИСТКИ

Как я уже говорил, момент начала выхода из чистки вы определяете сами. Но это должно произойти не раньше, чем через семь дней после начала второго этапа, то есть начала применения генерального метода очистки печени.

Выход из чистки не означает резкого прекращения всех процедур. Вы прекращаете прием масла с соком, но не перестаете правильно питаться (в соответствии с нормами видового питания) и делать элементарную зарядку по утрам. Это очень важно! Кроме этого нужно поддержать организм с помощью травяных снадобий, ведь ему нелегко пришлось последние две недели. В этом смысле очень хороши желчегонные сборы, но не стоит использовать сильные травы, такие как бессмертник или кукурузные рыльца.

Лучший, с моей точки зрения, сбор для поддержки печени после чистки это: березовые листья — 1 часть, зверобой — 1, перечная мята — 1,5, толченые плоды шиповника — 1,5, почечный чай (ортосифон) — 1 часть.

1 столовую ложку смеси залить 300 г кипятка и настоять в течение ночи в термосе. Принимать теплым 3 раза в день по 100 г за 15—20 мин. до еды в течение 7 дней. После этого, если чувствуется необходимость, можно попить мочегонный сбор.

Очень хорош сок из листьев расторопши.

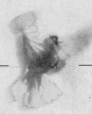

НАПОМИНАНИЕ О ПЕРВОМ И ВТОРОМ ЧТЕНИИ

На этом самом месте мы перейдем к описанию очищения эндо-кринной системы, но только тогда, когда вы дочитаете все о пе-чени, вернетесь к описанию чистки и проведете ее. Это будет второе чтение, а первое — это знакомство, повод для размыш-лений и накопления знаний. Для вашего здоровья совершенно необходима информация, которую я предоставляю в следующих главах. Всем понятно, что без знания анатомии и физиологии печени и желчного пузыря не удастся их продуктивно очистить. Это раз. Два — это возобновление разговора о питании, и здесь я хочу кое-что отметить. Сведения о видовом питании и отдель-ных продуктах приводятся на протяжении всей книги, поэтому полная картина сложится у вас, когда вы прочтете ее целиком. Поэтому — мой вам совет — приступая к чистке печени, про-чтите не только главу в этой книге, но и вспомните, о чем мы говорили, очищая желудочно-кишечный тракт.

Завершит эту часть книги глава о подготовке к чистке, пред-назначенная для людей, знающих свои «печеночные» и «желч-ные» диагнозы. Вам необходимо подлечиться! Иначе чистка мо-жет вызвать обострение и не принести никакой пользы. Не пре-небрегайте этой подготовкой, спешить в таком деле не стоит.

> Теперь же мы с вами переходим к изучению той информации, без которой невозможно правильное и эффективное очищение второй линии обороны — печени и желчного пузыря.

АНАТОМИЧЕСКИЕ СВЕДЕНИЯ О ПЕЧЕНИ, ЖЕЛЧНОМ ПУЗЫРЕ И ИХ НАСУЩНЫХ ПРОБЛЕМАХ

Зачем нужно читать эту главу

Знаю по опыту, что особенно резвые читатели уже настроились пролистать эти страницы и немедленно начать чистку. Естественное желание поскорее восстановить свое здоровье! Но придется подождать: еще не все сказано, не все обдумано. Назовите, например, хоть три болезни печени и их причины. Это, уверен, будет сложно. Вот поэтому-то и нужно читать эту главу. Не надо переоценивать свои силы — это большой риск.

Наши предки считали печень самым важным органом

Они думали, даже были уверены в том, что печень — это не только центр души, но и самый важный орган во всем теле. Не зная всех достижений нынешней медицины, они считали печень местом всех жизненных функций. И были абсолютно правы! Иначе не скажешь про орган, выполняющий 500 известных нам функций. А сколько еще наверняка неизвестно!

Словом, печень — это не просто часть нашего тела, это его энергетический центр. Поэтому так важно, чтобы печень была чистой и могла выполнять всю свою тяжелую работу.

Печень вступает в процесс очищения и выделения вслед за кишечником, который мы уже очистили. Теперь самое время приниматься за вторую линию обороны. Нам нужно узнать хотя бы самое необходимое (500 функций мы просто не имеем возможности рассмотреть) о том, как устроена печень, чем она живет и какие терпит с нашей стороны притеснения.

Портрет с комментарием

Знакомьтесь, печень — самая крупная железа в организме человека! Весит она от 1,5 до 2 кг. По строению печень — это сложноразветвленная трубчатая железа, снабженная желчными протоками, выполняющими выводящую функцию.

Из чего состоит сама печень, что является ее «кирпичиками»? Состоит она из так называемых печеночных клеток, или долек. Такая долька называется гепатоцит; она имеет форму призмы, а размер ее в поперечнике колеблется от 1 до 2,5 мм. В печени таких долек около 500 000.

Между дольками находится небольшое количество такой важной для нас соединительной ткани, в ней расположены междольковые желчные протоки, артерии и вены. Обычно вена, артерия и желчный проток держатся рядом, образуя своеобразную триаду. Все основное о строении печени сказано: если она остается такой, как я описал, вы практически застрахованы от любых болезней. Но, к сожалению, мы так активно засоряем и угнетаем печень, что в ее строении и расположении ее частей происходят роковые изменения. Именно поэтому нельзя остановится на описании исключительно здоровой печени.

Венозная система печени

Важная особенность печени заключатся в очень развитой венозной системе. Именно эта система является основной базой очищения крови от токсинов. Она подразделяется на воротную, или портальную, вену и систему печеночных вен. Воротная вена выглядит довольно необычно: подобно большой реке, она начинается и заканчивается огромным числом разветвленных капилляров.

Внутри кровеносной системы печени действует следующее разделение труда: печеночная артерия доставляет кровь, обогащенную кислородом, для питания печеночной ткани, а воротная вена выполняет «черную» работу — собирает кровь со всего желудочно-кишечного тракта и селезенки и очищает, обезвреживает ее, делает годной для всего организма. То есть воротная вена — это орган, определяющий основные функции печени, опора второй линии обороны!

Воротная вена имеет одно из основных соединений (это в здоровом состоянии, когда замещающие пути закрыты) с прямокишечными венами: верхней, средней и нижней. Эта связка очень важна! Именно благодаря ей печень обеспечивает (или не обеспечивает, в зависимости от степени загрязнения) нормальную деятельность почек, селезенки, желудка, сердца, эндокринных желез — словом, всего организма в целом. О связи печени с щитовидной железой мы еще подробно поговорим, когда приступим к чистке третьей линии обороны — эндокринной системы.

> Пока нужно твердо знать одно: от печени зависит
> эффективность работы всего организма.
> С больной засоренной печенью нам нечего
> и мечтать об исцелении всех
> перечисленных органов!

Циркуляция крови в печени

За одну минуту печень пропускает через себя 1,5 л крови, из них 1,2 л — через воротную вену и 0,3 л — через печеночную артерию. Нетрудно посчитать, что объем крови, циркулирующей в печени в течение часа, равен примерно 100 л. Вот это работоспособность! Представьте себе, какой страшный ущерб мы наносим всему организму, засоряя печень!

Получается, что, положив на печень грелку, мы в течение часа можем согреть 100 л крови. Элементарное действие, а между тем подъем температуры только на один градус повышает способность крови убивать микробы в 10 раз. Кто из нас знает об этом, кто пользуется таким простейшим средством? Вот это настоящий, яркий пример энергоинформационного засорения. Мы принимаем десятки ненужных лекарств, а вот положить грелку на печень не умеем!

> Внимание! Если вы действительно хотите
> прожить здоровым человеком долгую жизнь,
> грейте печень регулярно.
> Особенно это необходимо в пору эпидемий.
> Без такой простейшей процедуры нельзя
> ни вылечить, ни подлечить ни одну
> хроническую болезнь.

Связь первой и второй линий обороны

Для понимания последовательности полного очищения организма очень важен тот факт, что кровь, поступающая в воротную вену из разных отделов брюшной полости, не смешивается полностью с другой кровью, а идет отдельным потоком. Это дает защитной системе организма прекрасную возможность очистить то, что «проскочило» сквозь фильтры первой линии обороны.

Отсюда следует очень важный вывод: степень загрязнения, интоксикации разных отделов печени прямо соответствует степени загрязнения разных отделов тонкого и особенно толстого кишечника. Завалы каловых масс, воспаления, раздражения, язвы — все эти нарушения в работе кишечника, ложатся «на плечи» печени.

Что еще нам известно об этой связи? Нам известно, что селезеночная кровь поступает преимущественно в левую долю печени, а кровь из тонкого кишечника — в правую. Эту особенность нужно учитывать в процессе очищения.

Неправильное питание провоцирует образование агрессивной желчи

Через печень кровь течет гораздо медленнее, чем через другие органы. Необходимо время, чтобы очистить кровь и вывести из организма токсины! А давление в воротной вене, напротив, гораздо сильнее, чем в других венах — от 7 до 14 мм ртутного столба. Чем же это нам грозит?

Если мы питаемся правильно, то ничем. Но в 99% случаев неправильное, несвойственное человеческому виду питание делает нашу кровь слишком кислой. Это приводит к образованию такой же кислой, агрессивной желчи!

Кислая кровь, лишенная натуральных органических минералов и витаминов, малоподвижный, опять-таки неестественный образ жизни, агрессивная желчь приводят к засорению и разрушению желчевыделительной системы.

Засорение желчевыделительных протоков имеет совершенно определенные последствия. В первую очередь возрастает сопротивление до 750–800 мм рт. ст. (это почти атмосфера). Это уже чревато катастрофой: под таким давлением происходит заброс агрессивной желчи через общие протоки в поджелудочную железу. Это, уверяю вас, сказывается на ней крайне плохо. Поджелудочная железа разрушается, а в первую очередь так называемые островки Лангерганса, производящие... инсулин! Они составляют всего 2–3% массы поджелудочной железы, но именно так начинается диабет. А мы искренне удивляемся — откуда он взялся? От неправильного питания и только от него!

Дальнейшие последствия засорения

Как мы уже выяснили, в желчевыводящих протоках создается неестественное сопротивление, при котором концентрация желчи возрастает в 20 и более раз. Когда представляю себе это, волосы встают дыбом — ведь своими руками отравляем организм! Такое положение вещей приводит к выпадению в осадок веществ, находящихся в желчи в излишке. Первым начинает кристаллизоваться холестерин, после — билирубин вместе с продуктами своего окисления, затем соли, извести. Остается только удивляться, как хватает места для всей этой дряни. Уж во всяком случае, места для поступления энергии при таком раскладе никак не остается. Дальше образуются камни. Вместе с ними в печеночных протоках откладывается аморфная билирубинно-кальциевая масса (своеобразные сгустки). Кроме этого в желчном пузыре и протоках может образовываться желтовато-белый песок.

В результате всех этих заторов и «пробок» печень изнутри распирают желчные тромбы — мазутообразные и твердые. Из-за этого уплотняются все ткани печени, затрудняется ток крови, в особенности по воротной вене.

К чему приводит такое загрязнение

Хоть мы и говорим о физиологии, но придется начать разговор и о болезнях. Физиология современного человека уже включает в себя описание болезней. Это страшный, трагический, но бесспорный факт!

Болезнь, которая возникает в результате всех описанных явлений, называется портальная гипертония. Вследствие неправильного питания происходит белковая и жировая инфильтрация печени, следующий шаг болезни — образование тромбов в желчных протоках. Белково-жировые массы откладываются в печени, раздвигают печеночные дольки, тем самым сдавливая эпителиальные клетки и в конце концов полностью атрофируя их. Начинается перестройка самой структуры печени! Когда расстояния между печеночными дольками и воротная вена закупорены, когда кровеносный и лимфатический протоки находятся в состоянии застоя, возникает цирроз! И уже не требуется внедрения никакого дополнительного вируса, мы сами подавляем сопротивляемость организма.

> Согласитесь, страшнее этой картины трудно себе представить. Ни одно животное не обращается так неразумно со своим организмом, мы же, псевдоразумные существа, делаем все для того, чтобы заболеть.

К чему приводит закупорка лимфатических путей

Во-первых, печеночная лимфа отличается от лимфы всех других органов: она содержит больше белковых молекул. Воспаление, называемое серозным, может возникнуть из-за закупорки лимфатического тока в печени. Закупорка лимфатических путей провоцирует патологические изменения в организме, поскольку она останавливает движение жидкостей в брюшной полости.

Скопление газов в толстой кишке, асцит, оттесняет печень к грудной клетке, сжимает нижнюю полую вену, сужает лимфатические протоки в брюшной области и, следовательно, уменьшает лимфопоток в печени. Вот и очередное подтверждение того, что нужно соблюдать последовательность очищения, предусмотренную самой природой. Не очистив кишечник, мы не наладим нормальную работу печени, даже если проведем сотню чисток!

Но вернемся к лимфе. Печень продуцирует от $1/_3$ до $1/_2$ всей лимфы тела. Нарушения в этом процессе чреваты самыми серьезными заболеваниями, в том числе и эндокринной системы. А первопричина этих нарушений все та же — неправильное питание.

> **Неправильное питание — следствие неприятия Творца и законов Природы. Анатомию и физиологию нам не отделить от самосознания и взаимодействия с миром, как бы порой ни хотелось это сделать! Принятие идеи Творца и переход на видовое питание необходимы нам как воздух.**

ВТОРОЕ ВЕНОЗНОЕ СЕРДЦЕ

Врачи обычно игнорируют тот факт, что ток крови в печени сильно зависит от присасывающих движений грудной клетки и в особенности — движений диафрагмы. Мы же будем внимательнее и разберемся в этом вопросе.

В здоровом организме диафрагма совершает 18 движений в минуту. При этом она перемещается на 2 см вниз и на 2 см вверх. Таким образом, амплитуда ее движений составляет 4 см. Задумайтесь: 18 колебаний в минуту, 1000 колебаний в час и 24 000 в сутки — вряд ли такой процесс не влияет на работу организма в целом. Какую же работу выполняет диафрагма?

Это самая мощная мышца в нашем теле, обладающая очень большой площадью. Она опускается, как поршень, сжимая печень, селезенку, кишечник, и улучшает тем самым все портальное и брюшное кровоснабжение. Сжимая лимфатические и кровеносные сосуды живота, диафрагма выталкивает кровь из венозной системы и проталкивает ее дальше — к грудной клетке. Это и есть второе венозное сердце! Диафрагма стабилизирует, поддерживает и дополняет работу сердца. Почти полное отсутствие диафрагмального дыхания у женщин преводит к тому, что 90% из них имеют камни в желчном пузыре из-за отсутствия массажа печени диафрагмой. Вывод простой: этому дыханию нужно научиться.

> **Венозный застой может возникнуть по целому ряду причин, но если вы перейдете на видовое питание и начнете вести активный образ жизни, то риск его возникновения сведется практически к нулю.**
> **Не мешайте организму защищаться — это главная заповедь натуропатии!**

Последствия венозного застоя

В холодное время года печень и селезенка удерживают от 30 до 50 % общего объема циркулирующей крови! Представьте, какому риску мы подвергаемся при наличии венозного застоя. Без активной работы «второго венозного сердца», проталкивающего лимфу в грудной проток, нам ни за что не справиться с десятками болезней, порожденных венозным застоем: это и пневмония, и нефросклероз, и пневмосклероз, склеродермия, рассеянный склероз, цирроз печени, миокардит, эндокардит, инфаркт миокарда, отеки, кожные микрозы и другие, не менее ужасные.

Итак, запомним на всю жизнь, чем чреват венозный застой:

1. Серьезное увеличение доли углекислоты в венозной крови.

2. Сокращение объема артериальной крови и увеличение объема венозной.

3. Уменьшение количества кислорода в клетках, тканях и во всех органах и, соответственно, увеличение объема углекислоты в организме в целом.

Следствие этих процессов — гипоксемия и гипоксация! Эти заболевания отражаются на состоянии всего организма и в первую очередь на состоянии щитовидной железы. В таких условиях целый ряд болезней, которые мы привыкли считать следствием деятельности болезнетворных микробов, попавших извне, развиваются «сами по себе» без какого-либо микробного вмешательства. Это ряд сердечно-сосудистых заболеваний, невриты и невралгии, астма, базедова болезнь, эпилепсия, глаукома, катаракта и другие.

Кроме того, венозный застой делает организм беззащитным перед инфекцией. Получается очень любопытная цепочка, которую обычно упускают из вида и медики, и народные целители.

Диафрагмальное дыхание — венозный застой — заболевания щитовидной железы. И это мы не говорим о менее серьезных проблемах.

Как бороться с венозным застоем

После очищения трех линий обороны и при условии соблюдения основных правил жизнедеятельности венозные застои должны навсегда вас оставить. Но если они уже появились, до того, как вы решили изменить свою жизнь — что тогда? Уменьшить венозные застои и начать планомерную борьбу с ними не так уж сложно.

Сразу скажу, что грелка на область печени уменьшает венозный застой в ней и во всех органах, обслуживаемых воротной веной. Если цирроз печени уже развился, нужно придерживаться строгой фруктово-овощной диеты и раз в два месяца ставить пиявки на область печени. Венозный застой в легких, в плевре и миокарде можно уменьшить или совсем снять горячими обертываниями грудной клетки. Советую также прибегнуть к гипертермическим ваннам (не превышающим 42 градусов) — они уменьшают и местный, и общий венозный застой.

К началу чистки вы должны позаботиться о том, чтобы свести венозный застой в организме к минимуму!
Что мы должны понять в связи со всем сказанным?
Что слабая, засоренная печень — это одна из основных причин, разрушающих наше здоровье.
Наиважнейшие органы, такие как гипофиз, щитовидная железа, поджелудочная железа, отвечающие за развитие организма, перестают нормально работать, как только печень перестает нормально выполнять свои функции. Общее расстройство этих систем влияет не только на рост и развитие, но может привести к смертельным заболеваниям.
Если такой исход вас не устраивает, беритесь за ум, меняйте свою жизнь, бегите от болезней и загрязнения, как от чумы!

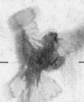

СПАСЕНИЕ ПЕЧЕНИ — В ПРАВИЛЬНОМ ПИТАНИИ

Никакие таблетки, никакие операции не помогут упрямцам, пренебрегающим законами природы. Естественная пища и окружающая среда для человека — вовсе не та, что окружает нас сейчас. В общем-то, вся серия «Книга-очищение» и эта итоговая книга по очищению посвящены этому, все, что мы делаем и будем делать, направлено на возвращение организма к первоначальному состоянию, позволяющему черпать жизненную энергию извне и справляться с любыми болезнями. Наша печень не рассчитана на переваренную, пережаренную, химически обработанную и соленую пищу. Прекратим же мучить себя противоестественным питанием! Только на тех продуктах, которые показаны человеку как виду, предназначены ему Творцом, мы можем выжить. Это наш единственный шанс!

Чудесная жизнеспособность печени — залог нашего успеха

Как бы ни была сложна наша задача, сама печень поможет нам с ней справиться. В лице, если можно так выразиться, этого органа мы будем иметь очень терпеливого и сильного союзника. Дело в том, что печень способна восстанавливать свои погибшие клетки и регенерировать поврежденные, словно ящерица, отращивающая оторванный хвост. Известно ли вам, что печень может выполнять свои функции даже при наличии $1/5$ части? Даже официальной медицине известны случаи, когда, в ситуации злокачественной опухоли, удалялось до 90% печени, а спустя некоторое время после операции орган вырастал до нормальных размеров.

> Из подобных примеров я делаю бесспорный вывод: наша печень потенциально бессмертна. Мы же прилагаем поистине «героические» усилия, чтобы погубить ее еще в молодости. Но теперь, с моей помощью, вы можете в корне изменить эту ситуацию.

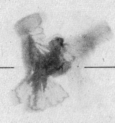

МЫ ДЕЛАЕМ ВЫВОД: ПЕЧЕНЬ ДЕЙСТВИТЕЛЬНО ЯВЛЯЕТСЯ ВТОРОЙ ЛИНИЕЙ ОБОРОНЫ ПРОТИВ БОЛЕЗНЕЙ

1. Печень, выполняющая свыше 500 функций в организме — это главная химическая лаборатория и крайне важный нейтрализатор ядов. Без печени человек может прожить лишь несколько часов.

2. Я убежден, что если бы мы не мешали печени поддерживать кровоток чистым, человек мог бы жить вечно вопреки всем случайностям.

3. Болезни возникают только тогда, когда яды проникают из-за загрязнения самой печени в общее кровяное русло.

4. Печень вступает на защиту нашего здоровья вслед за желудочно-кишечным трактом, поэтому ее очищение и лечение немыслимо без предварительной чистки первой линии обороны.

5. И наконец, главный вывод: непременным условием сохранения и возвращения здоровья и молодости является очищение печени и последующее поддержание ее чистоты.

> **На мой взгляд, все сказанное
> в этой главе просто и очевидно.
> Нельзя смириться с существующим положением
> дел, если только мы не хотим погибнуть.
> А это значит, что мы продолжаем разговор об
> очищении, чтобы затем приступить
> к самой чистке и помолодеть на десятки лет!**

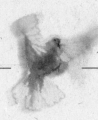

ВИДОВОЕ ПИТАНИЕ
И КОНКРЕТНЫЕ СОВЕТЫ

Видовое питание — это питание, естественное для человека, питание, предназначенное ему Творцом или Природой. У каждого вида есть свои особенности: каким-то животным нужна густая шерсть, каким-то — постоянно растущие зубы, каким-то — рога и копыта. У человека как вида тоже есть свои потребности, и они существенно отличаются от потребностей других видов.

Ваша задача — это постепенный и неуклонный переход на видовое питание.
Не верьте скептикам, уверяющим, что вы ослабнете и зачахнете на такой пище.
Ничего подобного!
Вспомните случаи, описанные в предыдущей части, когда люди самого тяжелого физического труда переходили на видовое питание и... переставали болеть и значительно улучшали свою физическую форму.
Если уж спортсменам как нельзя лучше подходил естественный малокалорийный рацион, то что говорить обо всех остальных!

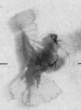

БЕЛКИ

Мы недавано говорили о белках, о том, как они могут убивать нас и как избежать этого. Повторять все заново я не буду, поскольку требую от читателя прилежности и последовательности, то есть требую, чтобы к моменту начала чистки печени все, связанное с чисткой первой линии обороны, было обдумано и использовано. Но самое главное, что должно быть известно всем, — это то, что нужно постепенно отказываться от мяса и молока (взрослым людям). В период адаптации к новому рациону использовать только свежие, рыночные мясные и молочные продукты и обратиться к рецептам, приведенным мною в описании чистки желудочно-кишечного тракта. Таким образом, вам, с одной стороны, удастся защитить организм от тотального загрязнения белковыми продуктами, а с другой — сделать переход к новому режиму питания менее стрессовым. Это не значит, что нужно себя жалеть и баловать, нужно лишь внимательно относиться к своему организму!

Белки и печень

Но все-таки о белках сказано еще не все! Необходимо понять, каково их негативное влияние на работу печени.

Итак, вам уже хорошо известно, что организму очень сложно нейтрализовать гнилостные продукты сильно переваренных белков. В этом нелепом процессе, которого можно избежать, правильно употребляя белок, конечно же, участвует печень. Чтобы очистить организм после наших сытных белковых трапез, печень быстрее расходует свой органический натрий. Его запасы не успевают пополняться, так как в нашей обычной пище недостаточно натрия. Вторая линия обороны ослабевает, следовательно, резко возрастает опасность отравления!

Надпочечники пытаются компенсировать слабость печени за счет сверхокисления и усиления работы почек. Но мы не унимаемся — мы поставляем и поставляем в организм тяжелую белковую пищу. В результате печень и почки ослабевают, и возникает потребность в замещающем выделении через органы, которые нормально секретируют белки.

Последствия замещающего выделения при ослаблении печени

Замещающее выделение становится причиной болезни. Объясню это подробнее на примере женского организма. Женская грудь пытается выделить токсичные белковые кислоты в виде отравленного молока (катастрофа для ребенка), кистозно-фиброзных новообразований, матка выделяет раздражающую секрецию вместо нормальных менструальных белков.

Результатом подобного замещающего выделения может стать, и часто становится, рак. Это всегда результат выделения разрушительных кислот путями замещения; болезнь проявляется, когда яды достигают максимальной концентрации. А изначальная причина? Питание, не свойственное человеческому организму!

Разрушительные кислоты — продукты гниения белковой пищи — проходят через органы, не предназначенные для их выделения, не давая тем самым клеткам достичь нормального возраста и заставляя их пребывать в возрасте скоростного деления. Эта безумная гонка приводит к сбою и к развитию злокачественных опухолей.

> По моему твердому убеждению, этот процесс —
> от гниения белковых продуктов в организме
> до скоростного деления клеток — основная
> причина рака груди и матки у женщин
> и рака простаты у мужчин.

Активизация усвоения белка

Активизация усвоения белка, как вы, конечно, понимаете, очень актуальная вещь. Чем быстрее и эффективнее усвоится белок, тем больше пользы и меньше вреда он принесет организму. Итак, несколько полезных советов.

1. Смешиваем пюре из фасоли и гороха с рисовой кашей в соотношении 1,5:4. От этого ценность белка возрастает до 43%.

2. Пшеничную кашу смешиваем с таким же пюре из гороха и фасоли в соотношении 3:0,5 — ценность белка возрастает до 33%.

3. Пюре из гороха и фасоли с кукурузной кашей 1,2:5 — ценность белка возрастает до 50%.

4. Рисовая каша плюс пюре из сои в соотношении 5:1,2 — ценность белка возрастает до 32%.

5. Рисовая каша, пшеничная мука грубого помола, порошковое молоко в пропорции 3:1,3 — ценность белка возрастает до 13%.

6. Картофельное пюре из трех картофелин плюс 2 столовые ложки порошкового молока — ценность белка возрастает до 7%.

Отнеситесь к белкам очень внимательно:
они могут дать вам энергию или убить вас,
в зависимости от того, как вы будете
их употреблять.
Одно лишь изменение белкового рациона
может основательно оздоровить ваш организм.
Но мы не остановимся на этом,
ведь наша задача — очищение!

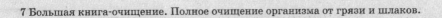

НАТРИЙ И СОЛЬ — ВАЖНЕЙШИЕ ТЕМЫ РАЗГОВОРА О ПИТАНИИ

Я не случайно оставил разговор о соли для этой части книги. Расхожее мнение гласит, что с поваренной солью мы получаем натрий, необходимый организму и прежде всего печени. Так ли это, или это мнение — результат энергоинформационного засорения? Я предлагаю раз и навсегда разгадать эту загадку.

Натрий необходим для поддержания кислотно-щелочного равновесия

Начнем с того, что изо всех щелочных элементов тела натрий действительно является самым важным. А печень — естественное хранилище этих элементов. Натрий необходим для поддержания кислотно-щелочного равновесия как печени, так и всего организма. Он содержится во всех клетках тела, но существуют и целые хранилища натрия высокой концентрации, которые используются в крайнем случае. Но мы с вами уже знаем, что «крайний случай» для загрязненного организма — это повседневная ситуация!

Участки по хранению натрия выполняют важную защитную функцию: они постепенно нейтрализуют многие кислоты и едкие яды! Такими хранилищами натрия помимо печени служат мышцы, мозг и нервы, костный мозг, кожа, желудочная и кишечная слизистые оболочки и почки. Очевидно, что недостаток натрия и в самом деле крайне опасен для всего организма!

Если запасы натрия в печени иссякают, уходя на нейтрализацию вредных кислот (которые, кстати, мы поставляем в печень неправильным питанием), ее функция настолько сильно подавляется, что начинает развиваться болезнь!

Мы не получаем натрий из поваренной соли!

Из «вполне достоверных» источников, являющихся рупорами информационного засорения, мы можем узнать, что пищевые источники натрия — это поваренная соль, соевый соус и вообще всякая соленая пища — рассолы, кислая капуста, всевозможные консервы. Не верьте ни одному слову! Это жестокий обман, ведущий к очень серьезным последствиям для здоровья. Такая информация — это преступление против человечества, не меньшее, чем сознательное отравление питьевой воды!

От такого натрия организм старается всеми силами избавиться, но это не так-то просто! На борьбу с ним идет много сил, значит, организм разрушается, стареет и болеет. Вот результат «добрых» советов! Рацион с высоким содержанием такого натрия (а это рацион почти каждого из нас) приводит к большой потере кальция и магния с мочой, и это, в свою очередь, играет не последнюю роль в разрушении организма.

> Существующая у современного общества
> потребность в соли подобна наркомании!
> Удовлетворение этой потребности ведет к
> не менее страшным, но растянутым
> во времени результатам.

История отношений натрия и человеческого организма

Можно было бы провести тест на соль — такой же, как мы проводили на гамбургер в предыдущей книге, — но, к несчастью, наше энергоинформационное засорение зашло так далеко, что никто не скажет уверенно, что соль вредна для здоровья. Так, глядишь, через сотню лет всех жителей планеты удастся убедить, что и гамбургер — самая здоровая пища. Наша цель — не допустить этого!

Так чего же мы не знаем о соли? Мы не знаем, что в ее составе мы потребляем каустическую щелочь, хлор и неорганический натрий. А это примерно то же, что принимать цианистый калий. Как же человечество дошло до этого? В дни первого человека на Земле существовало равновесие натрия и калия. Однако продолжительные дожди веками смывали легкорастворимые натриевые соли. Со временем почва, а значит, и растения стали недополучать натрий и в избытке получать калий. Этот дисбаланс привел к дисбалансу натрия и калия в человеческом организме. Калий на 98% находится внутри клеток, преобладает в нервных и мышечных тканях, в красных кровяных тельцах. Натрий же преобладает в кровяной плазме и межклеточных жидкостях. С возникновением дисбаланса люди стали искать замену органическому натрию и... совершили страшную ошибку — нашли неэффективный и вредный заменитель — неорганическую соль.

Соль без прикрас

Употреблять соль ради получения натрия — это все равно что поедать удобрения ради получения минералов. До этого мы еще не додумались, но если не остановимся в своем движении к гибели, то скоро и такому не придется удивляться. Усваивать необходимые организму микроэлементы мы можем только из растений — это наша природа, свойство нашего вида.

Соль же — это самое страшное заблуждение человечества в области питания! Прежде всего, это не еда. Почему? Да потому, что она не переваривается и, соответственно, не усваивается организмом. Вот и весь сказ. Зачем тогда мы ее едим? Ладно бы только не переваривается, но ведь соль — это яд для почек, печени, желчного пузыря, мочевого пузыря, сердца, артерий и всех кровеносных сосудов! Живого места не останется от вредного воздействия соли.

Нерафинированная и рафинированная соль

Привычка рафинировать все продукты (в том числе и соль) развилась у человечества не от большого ума. Рафинируя продукты, мы выхолащиваем их, лишаем энергии и полезных свойств. Что с того, что они долго не портятся? Они лежат в наших холодильниках и желудках мертвым (в прямом смысле этого слова) грузом. Мы чувствуем, что нам чего-то не хватает, и спешим приправить и без того вредную пищу солью.

В древности люди, на свое счастье, не умели очищать соль и ели неочищенную (черную), содержащую не столько хлористый натрий, сколько почти всю таблицу Менделеева. Ведь в морской воде содержится в растворенном виде более сорока химических элементов. Кстати, почти тот же состав у морской капусты, которой с успехом можно заменять поваренную соль.

Такая неочищенная соль в правильной дозировке — 1—2 г в сутки — не только не вредна, но и чрезвычайно полезна, это лекарство, имеющее даже название — полигалит. В отличии от черной соли, наша рафинированная медленно убивает организм. Она обезвоживает ткани — это известно даже детям, хоть раз переевшим «солененького». Первая естественная реакция человека, съевшего ложку соли, — сильная жажда. Доверяйте своему организму — это он стремится вывести из себя яд!

> Мы способны по своей природе усваивать
> только органический хлор и натрий
> в зелени, овощах, рыбе, мясе и т. д.
> Что же касается поваренной соли,
> то при норме 0,5—1 г мы съедаем,
> в среднем, 15—20 г в сутки! Есть о чем подумать и что изменить в своих привычках.

Официальный приговор соли

Не только я стремлюсь избавить людей от вредного воздействия соли. Как бы ни была несовершенна официальная медицинская наука, но и она уже заклеймила соль. Медики всего мира на симпозиуме во Франкфурте сошлись во мнении, что: «Поваренная соль — это отравляющее вещество, которое мы поглощаем во время каждой трапезы. Оно присутствует в опасных дозах в колбасе, сыре, хлебе, тортах и т. д. По ошибке объявленное безобидным, оно уже давно, во все больших количествах, добавляется в пищу человека и постепенно стало фактором, серьезно подрывающим здоровье человека... В индустриально развитых странах соль давно уносит в могилу больше жертв, нежели все известные нам вредные вещества».

> В данном случае мне не остается ничего
> другого, как только снять шляпу
> перед медиками.
> От себя же добавлю, что соль может не только
> обезвоживать организм, но и быть причиной
> задержки в организме лишней жидкости.
> Можно сказать, яд с очень богатым
> и возможностями!

Соль «дружит» со многими болезнями

Давно и не мною доказана связь ожирения с избытком соли в рационе. Представьте себе (особенно если вы страдаете лишним весом), что только переход на малосольную диету убирает за короткое время с жидкостью от 5 до 7 кг массы тела.

Что означает для нас излишняя жидкость, удерживаемая солью? Она является причиной не только повышенного давления в целом, но и глазного, и внутричерепного давления. Вот чем оборачивается любовь к соли! По этой причине больным глаукомой, больным, страдающим заболеваниями центральной нервной системы, показана строжайшая малосолевая (а лучше бессолевая диета) при 0,5–1 г в сутки. Впрочем, таким должен быть рацион любого, кто хочет жить долго и оставаться здоровым и молодым. Соль съедает наши силы и красоту, впитывая их, как воду.

Те, кто вместе со мной последовательно проходит курс полного очищения, имеют уже достаточный опыт, чтобы понять, что соль — одна из причин мочекаменной болезни. Соленые огурцы, томаты, квашеная капуста снижают растворимость солей мочевой кислоты, которая, выпадая в осадок, формирует камни в мочевыводящих путях.

> **Все соленые, квашеные и острые продукты
> вредны для взрослых и попросту ядовиты
> для детей (даже в материнском молоке).
> Они приводят к нарушениям практически
> во всех системах организма, включая наши
> незаменимые три линии обороны:
> желудочно-кишечный тракт,
> печень и эндокринную систему.**

Поваренная соль — продукт, чуждый человеческому организму

Человек приспособлен для строго видового питания — это мы уже поняли. Человеческая клетка может нормально функционировать только на той энергии и информации, на которую она запрограммирована изначально. Соль не несет в себе ни энергии, ни полезной информации!

И природа не предусмотрела способов защиты от ее воздействия, поскольку соль просто не предназначалась человеку в пищу. Мы и так окружены едой и водой с ужасающими параметрами энергетики и информации, поэтому просто не имеем права усугублять ситуацию неумеренным потреблением соли!

Человечество веками ищет пути решения проблемы питания. И ваш покорный слуга посвятил этому почти всю свою жизнь.

> **Потратив столько времени и сил на поиски
> выхода из сложившейся ситуации,
> я вправе требовать от вас: сделайте один из
> самых важных шагов к естественному
> существованию — ограничьте потребление
> соли или вовсе откажитесь от нее.**

Этого требует наша с вами человеческая природа!

Выход из ситуации — органический натрий

Я призвал вас забыть о соли раз и навсегда, но как же быть с дефицитом натрия? Дело в том, что организму нужен органический натрий. Тот, который находится в растениях, овощах и фруктах.

Лучшие источники органического натрия это: красная свекла — в ней 50% натрия и 5% кальция, чеснок, сельдерей, цуккини, горох, картофельный сок, черная смородина, абрикосы, помидоры, греча, овес, яблоки. В других овощах и фруктах органического натрия меньше, но присутствует он во всех плодах.

Соотношение натрия и кальция в свекле особенно полезно для нас, так как способствует лучшей растворимости кальция, накопившегося в кровеносных сосудах в результате обилия вареной пищи. Практически все народные средства по избавлению от печеночных камней содержат сок свеклы. Ведь в свекле 20% калия и 8% хлора. Этот органический хлор — уникальное средство по очищению печени, почек, желчного пузыря, а кроме того, катализатор действия лимфы во всем организме!

Знайте: ни при каких обстоятельствах вы не сможете накопить в организме излишки органического натрия! Он отлично усваивается и легко, без каких-либо последствий, покидает организм через естественные пути выделения.

Как узнать, что вам не хватает органического натрия? Его недостаток вызывает частую сильную жажду, хроническую усталость, а также спазмы пальцев и икр ног — это самый верный признак. Кроме этих симптомов может появиться тошнота и даже рвота. Недостаток натрия делает нас беззащитными перед солнечными и тепловыми ударами.

Еще один нюанс. Невежественные доброхоты могут посоветовать вам получать органический натрий из мяса и печени животных. Да, он действительно там содержится, но чтобы получить его, нужно есть мясо сырым! Этого я вам делать категорически не советую. Так что лучше обойтись пищей, содержащей натрий и являющейся одновременно компонентом видового питания.

САХАР И ВИДОВОЕ ПИТАНИЕ

Сахар и видовое питание — вещи почти несовместимые. А в том виде, в котором мы привыкли употреблять сахар, и вовсе несовместимые. В этом виде он способствует развитию алкоголизма и наркомании, и это далеко не все. Это сладкий яд, самый настоящий пищевой мусор, пустые калории! Сахароза — рафинированный тростниковый или свекловичный сахар — не содержит ничего, кроме глюкозы и фруктозы. 100 г сахара — это 409 ккал плюс еще половина всех нарушений в человеческом организме. Судите сами, может ли такой продукт быть признан видовым?

Тем не менее за последние 150 лет произошло пятидесятикратное увеличение выпуска сахара в мире. При потреблении 50 г сахара в день (а чаще уже и 100 г) стали очевидными последствия: нарушения обмена веществ, и в первую очередь углеводного.

Гликемия

Гликемия — это понижение уровня сахара в крови. Его симптомами являются усталость, постоянный голод, головокружения, ухудшение зрения и многое другое. Следствием этой болезни становятся диабет, атеросклероз и сердечно-сосудистые заболевания. Ни кишечник, ни печень с желчным пузырем не в состоянии вывести из организма такое количество сахара, которым мы его ежедневно снабжаем. Все линии обороны не устоят перед его натиском.

Если бы человечество могло объективно взглянуть на употребление сахара, его бы запретили или, по крайней мере, на всех продуктах с его содержанием писали «Минздрав предупреждает...». Но, боюсь, этого не случится никогда. Только вы сами, своим умом и своими силами, можете отказаться от сахара, по крайне мере, в таких страшных количествах.

Если мир сошел с ума, это не повод
следовать за ним.
Напротив, это повод спасать себя
и этот мир по мере сил.
Борьба с сахарным загрязнением — это одно
из правил видового питания.

Сахарная наркомания — это трагедия вырождения

Вкупе с потреблением всех мертвых продуктов — тех же гамбургеров, пепси-колы, алкоголя, табака — пристрастие к сахару свидетельствует о вырождении человечества. Избыток сахара, как фактор загрязнения, нарушает в организме транспортировку холестерина, ряда жирных кислот, способствует повышению уровня мочевой кислоты в крови. Это гарантирует развитие атеросклероза, гипертонии и ишемической болезни сердца. Кроме того, сахар иногда является прямой причиной диабета. Совершенно очевидна связь тотальной детской и взрослой аллергии с неумеренным потреблением сахара. Именно сахароза повреждает эмаль зубов и вызывает развитие кариеса.

Моим преданным читателям не нужно долго
объяснять, что такой продукт лучше
всего исключить из рациона.
Но всегда найдутся скептики, которым
вынь да положь еще дополнительные
доказательства и факты.
Что ж, мне дорого здоровье всех без
исключения читателей, поэтому мы
продолжаем разговор.

Технология переработки сахара

Мы с вами уже не раз говорили, что современная промышленность научилась «очищать» продукты до тех пор, пока в них не останется ничего полезного. Так происходит и сахаром, который и сам-то по себе не очень нам нужен.

Очищенный от хрома рафинированный сахар как раз и способствует нарушению инсулинового обмена, вызывает близорукость и болезни сердца.

Технология «очистки» сахара основана на применении многочисленных реагентов, сорбентов, неоднократного упаривания и кристаллизации. При таком «очищении» продукт теряет все, что можно было считать его достоинствами: 88% золы, 98% магния, 93% хрома, 89% марганца, 95% меди, 100 % молибдена, 95% кобальта, 83% меди, 98% цинка, 100% витамина В.

Усвоение сахара и ожирение

У здоровых людей, не страдающих ожирением, глюкоза сгорает на 100% без шлаков. Если же у вас есть хотя бы 5—10 кг лишнего веса, то все обстоит по-другому. У таких людей в крови всегда избыток жирных кислот, эти жиры и используются в качестве топлива. Даже когда вы поели и насытили кровь глюкозой, организм по-прежнему продолжает питаться жирами, поскольку глюкоза не сжигается из-за их высокой концентрации. Даже самый чистый сахар, съеденный таким человеком, должен превратиться в жир, прежде чем будет усвоен.

Кроме того, огромное количество сахаров и крахмалов заставляет нашу поджелудочную железу работать с огромными перегрузками. Железа, естественно, истощается, развиваются ее болезни и, вскоре, диабет. Особенно вреден сахар детям до 5 лет и старикам. Правда, существует не такой вредный желтый и коричневый сахар (неочищенный), но его у нас днем с огнем не сыщешь.

Что приносит нам сладкое после еды

Традиционное сладкое после основной трапезы — это кислые отрыжки, повышенная кислотность желудка и кишечника (а значит, и крови), несварения, гастриты, язвы. В желудке при брожении сахара образуется двуокись углерода, уксусная кислота и спирт, а им там совсем не место. Смешиваясь с кислотой желудка, они травмируют его стенки и отравляют организм. Потребление жиров и сахара в виде разнообразных кремов задерживает пищеварение на 1—2 часа, а значит, приводит к брожению, гниению, отравлению, загрязнению и, следовательно, болезням. Артриты, язвы, диабет, геморрой — вот малая часть болезней, которые кроются за тем, что мы привыкли называть «к чаю».

В каком виде можно есть сахар

Лучший из сахаров — это мед. Мед — один из компонентов видового питания, но даже и его доза для взрослого человека ограничена одной столовой ложкой в день. И лучше съесть эту ложку утром, натощак, с теплой водой. Еще лучше получать глюкозу из фруктов, овощей и их соков. Поверьте мне, этого будет вполне достаточно, и скоро ваш организм привыкнет обходиться без сахара.

Однако легко сказать — откажитесь от сахара, но не так просто сделать. Я знаю это очень хорошо. Поэтому познакомлю вас с двумя рецептами приготовления сахара, который не вызывает брожения в желудке. Только такой сахар можно применять для чая, изделий из теста и т. д.

Рецепт 1. В эмалированную кастрюлю насыпать сахарный песок. 1 кг сахара заливают 200 мл кипяченой воды и, помешивая, нагревают до образования однородной желтой массы. После этого вливают еще 0,2–0,3 л кипятка и в течение 40 мин. доводят до консистенции меда на медленном огне. В такой сахар можно по вкусу добавить кусочки апельсина, лимона, мяты, мелиссы, липовый цвет и вообще любые комбинации лечебных трав (но только в мешочках).

Рецепт 2. Доза сахара и воды остается та же. Кипятим 30 мин. с момента закипания, снимая образующуюся пену. Добавить по вкусу лимон, апельсин с корками и варить еще 10 мин. Можно вместо цитрусовых добавлять травы — кому как нравится.

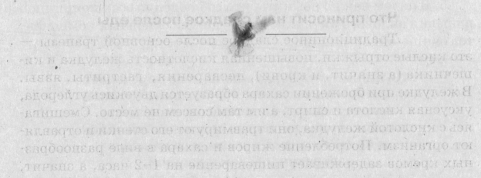

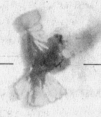

ВЫВОДЫ О ПИТАНИИ

Главное, что нужно сказать о питании, — это необходимость видового питания для любого человека. Существует масса модных теорий питания и диет, которые обещают вам здоровье, но ни одна из них не проверена так, как теория видового питания. То, что предназначено нам от сотворения Творцом, должно стать нашей пищей. От всего остального необходимо избавляться.

Какие же конкретные выводы мы можем сделать из рассуждений этой части книги?

1. Видовое питание — единственный путь для оздоровления организма путем диет.

2. Тяжелая белковая пища (в основном это относится к мясу) крайне неблагоприятно влияет на здоровье печени и на весь организм в целом.

3. Поваренная соль, вопреки распространенному мнению, не является источником натрия, а напротив, губит наше здоровье. Органический натрий следует получать из овощей и фруктов.

4. Рафинированный сахар — это враг человечества, становящийся причиной многих тяжелых болезней. Его оптимальная замена — мед и фрукты, содержащие глюкозу.

5. В целом важно помнить, что соблюдение всех принципов и правил видового питания — это один из основных компонентов очищения организма.

> **Питание — это образ жизни. Оно определяет практически все наши проявления. Именно поэтому мы с вами переходим на видовое питание, чтобы не терять человеческий облик и не старить свой организм за каждым завтраком, обедом и ужином.**

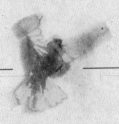

ВЫБОРЫ О ПИТАНИИ

ПОДГОТОВКА К ЧИСТКЕ ДЛЯ ТЕХ, КОМУ УЖЕ ПОСТАВЛЕН ДИАГНОЗ

Значение второй линии обороны слишком велико для организма, чтобы пренебречь здесь хоть чем-нибудь. А болезни печени и желчного пузыря, к сожалению, столь многочисленны и разнообразны, что единого подхода тут быть не может. Каждому, кто знает свой диагноз, необходимо подлечиться перед чисткой, выйти из критического состояния. Причем сделать это надо не привычными методами — таблетками и уколами, а природными средствами. Древняя народная медицина располагает всеми нужными нам рецептами, моя же функция — донести их до вас, разъяснить, дать совет. Этим мы сейчас и займемся. Но помните — все сказанное раньше тоже нельзя забывать. Лечение должно совмещаться с переходом на видовое питание и здоровый образ жизни!

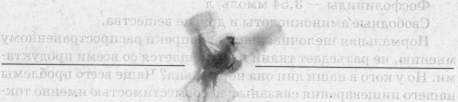

ЗАБОЛЕВАНИЯ ЖЕЛЧНОГО ПУЗЫРЯ

Сразу хочу оговориться, чтобы читатель понял меня правильно. Заболевания желчного пузыря — это лишь заголовок в книге, на самом деле от любой болезни страдает весь организм, тем более если поврежден орган, входящий в одну из линий обороны. Не говоря уже о печени, которая связана с желчным пузырем неразрывно и непосредственно. Во время острой фазы желчного кризиса нельзя делать чистку! В этот момент переваривание пищи практически невозможно, поэтому нужно срочно сесть на диету, состоящую из дистиллированной воды или фруктовых соков, или овощных супов. В таком режиме необходимо «продержаться» не меньше трех дней, затем восстановить постепенно, в течение двух недель, нормальный режим питания, и только после этого выбирать для себя оптимальный режим чистки. Но не раньше, чем вы прочтете эту главу!

Однако многие читатели могут даже не знать, что такое желчь и как она действует в здоровом организме. Мы обязательно должны восполнить этот пробел.

Функции желчи и ее состав

Состав пузырной желчи в здоровом организме таков:

РН — 7,5%

Вода — около 84%

Желчные кислоты — 7%

Муцин и пигменты — 4,1%

Минеральные вещества — 0,8 %

Жиры — 3,1%

Холестерин — 0,6 %

Фосфолипиды — 3,54 ммоль/л

Свободные аминокислоты и другие вещества.

Нормальная щелочная желчь, вопреки распространенному мнению, не разъедает ткани и совмещается со всеми продуктами. Но у кого в наши дни она нормальна? Чаще всего проблемы нашего пищеварения связаны с несовместимостью именно токсичной желчи и продуктов питания.

Печень в сутки производит от 1 до 1,5 л желчи. Одна часть желчи направляется в кишечник для нейтрализации пищевого комка, эмульгирует жиры и способствует их усвоению. Именно под действием желчи жиры распадаются на глицерин и аминокислоты, в кишечнике они вновь соединяются и образуют химически восстановленные жиры, которые и попадают в кровь. В крови жиры снова распадаются и высвобождают таким образом некоторое количество энергии, используемой организмом. Получается, что от деятельности печени и желчного пузыря зависит снабжение организма энергией.

Кроме этого желчь оказывает возбуждающее действие на перистальтику, с желчью выводятся из крови энзо- и эндогенные вещества и излишки холестерина. Поэтому следующий мой рассказ о нарушении движения желчи.

ДИСКИНЕЗИЯ ЖЕЛЧНЫХ ПРОТОКОВ

В переводе «дискинезия» означает нарушение движения. Эта болезнь связана с нарушениями прохождения желчи из желчного пузыря в двенадцатиперстную кишку. Не подлечив эту болезнь, мы не вправе начинать чистку. Каковы причины?

Во-первых, ненормальное выделение желчи в желчный пузырь.

Во-вторых, неправильная работа гладких мышц стенок желчных протоков. Они могут быть слишком напряжены — это чаще бывает у мужчин, или слишком расслаблены — это, скорее, женская проблема. При этом желчь задерживается в пузыре, он переполняется и — начинаются боли. Это один из распространенных путей засорения второй линии обороны. Этим путем образуются воспаления, выпадают соли, желчные пигменты, образуются камни и, конечно же, нарушается работа печени.

Что же делать? В первую очередь — правильно питаться. Организм не сможет засориться, если мы с вами не будем его засорять.

Симптомы дискинезии имеют две разновидности:

При гипотонической форме — боли в правом подреберье постоянные, отрыжка, тошнота, атонический запор.

При гипертонической форме — периодические боли в правом подреберье, появление тошноты, чередование поносов с запорами.

Лечение дискинезии желчных протоков перед чисткой

1. Первым делом три дня питаться только отварами щелочных овощей: волокнистая фасоль, цуккини, сельдерей, можно немного моркови и красной свеклы, немного зелени петрушки и укропа. Но все — без жира и соли! Вечером делать очистительные клизмы.

2. Постепенно вернуться к нормальному питанию. Нормальное — это значит без жареного, копченого, жирного. Также исключить мясные бульоны, грибы, шоколад, кофе, мороженое, алкоголь, сахар и специи.

Фитотерапия при дискинезии желчных протоков

В сочетании с диетой вы должны использовать следующие рецепты. Не нужно хвататься за каждый — те, что подойдут любому, я укажу, — нужно выбрать нечто свое, подходящее вашему уникальному организму.

1. Категорически не пьем воду — это касается всех. Даже серебряную. Сейчас вам показаны отвары травяных сборов.

Донник — 5 частей, барвинок — 2,5, арника — 1,5, календула — 2,5, чистотел — 1,5, вереск — 1,5, сушеница топяная —5, лист березы — 2,5, хвоя сосны — 10.

100 г такой смеси залить 2 л кипятка и настоять 1—3 часа. Применять не внутрь (до этого мы сейчас дойдем), а в виде ванн. 15—20 мин. при температуре 36–37 градусов. В период обострения ежедневно в течение 2—3 дней, затем — через день 3–4 раза.

2. Корень одуванчика — 1,5 части, лист одуванчика —1,5, хвощ —1, тысячелистник —1, ромашка — 1, корень или трава цикория 1,5, семена посевного овса — 5, плоды шиповника — 5.

2 столовые ложки смеси залить 0,5 л кипятка, настоять 45 мин., добавить мед и сок лимона по вкусу. Пить теплым по полстакана 5–6 раз в день за 20–30 мин. до еды. При этом рекомендуется частое, дробное питание.

3. Корень одуванчика — 5 частей. Семена посевного овса — 5, 2 части чистотела, трава земляники, плоды шиповника.

Готовить и пить, как сбор №2.

4. Бессмертник — 1 часть, шандра или валериана — 1,5, спорыш — 1,5, корни или трава цикория — 1,5, корень одуванчика — 0,5, мята — 1,5, хмель — 1,5, календула — 1.

Готовить и употреблять так же, как сбор 2.

Это все были желчегонные сборы. Они разжижают желчь, расширяют протоки и сосуды, снимают боли.

5. Поскольку при очищении и лечении желчного пузыря и печени очень важно спокойное и уравновешенное состояние, соответствующее здоровому организму, то советую вам сбор успокоительный:

4 части пустырника, 3 части плодов или цветов боярышника, 4 части календулы, 2,5 части ромашки, 2 части сушеницы топяной, 2,5 — чистотела, посевной овес — 5 частей. Плоды шиповника — 5 частей.

Готовим этот сбор, как сбор 2, но употребляем по-другому: по $^1/_2$ — $^1/_3$ стакана за 2 часа до сна.

6. Очень помогает при дискинезии сок свеклы 1:1 с соком лимона или яблока.

7. Если вы страдаете хронической дискинезией в атонической форме, то перед чисткой натощак рекомендую выпивать 1–2 стакана теплой минеральной воды или 30 г растительного масла с соком 1–2 лимонов.

8. Самый обычный чеснок при регулярном употреблении предотвращает застойные процессы в печени.

ХОЛЕЦИСТИТ

Холецистит — это воспаление желчного пузыря. Происходит оно вследствие инфицирования, заброса панкреатического сока, часто на почве желчнокаменной болезни, нарушения кровообращения, заболеваний желудочно-кишечного тракта и ожирения.

Существует ряд понятий, уточняющих место развития воспаления:

холангит — воспаление в желчных протоках;

холангиолит — поражение мелких желчных протоков;

ангиохолит — поражение более крупных, внутри- и внепеченочных желчных протоков;

холедохит — поражение общего желчного протока;

папиллит — поражение области фатерова соска.

По этиологии холецистит может быть бактериальный, гальмитозный, токсический и токсико-аллергический, вирусный, аутоиммунный.

По течению холецистит бывает острый и хронический.

Острый холецистит

И его причиной чаще всего является неправильное питание. А причина неправильного питания нам уже хорошо известна — энергоинформационное засорение. А его причина — неприятие Творца. Я вновь и вновь говорю об этом, чтобы читатели не увлеклись чрезмерно описанием болезней и не забыли об их всеобщей и главной причине.

Но вернемся! Симптом острого холецистита — сильные боли в эпигастральной области с последующим распространением на правое подреберье, при этом еще «отдает» в правую лопатку и предплечье. При этом нередко бывает рвота желчью. Запущенный приступ острого холецистита может привести к перитониту. Все эти симптомы сопровождаются сухостью во рту.

Существует четыре стадии острого холецистита.

Четыре стадии острого холецистита

1. В первой стадии основной симптом — высокая температура с ознобом. Начинается приступ внезапно — это хорошо известно всем, кто хоть раз ему подвергся. Температура повышается ежедневно или раз в 2–3 дня. Появляются схваткообразные боли в правом подреберье и рвота. При этом, конечно же, развивается слабость и снижается артериальное давление.

2. Во второй стадии уже увеличивается и становится резко болезненной печень. Заметна небольшая желтуха. К концу первой недели, если не принять меры, увеличится и селезенка.

3. В третьей стадии при отсутствии правильного лечения развивается печеночная недостаточность с выраженной желтухой. Одновременно изменяется моча, повышается уровень мочевины и креатина в крови. Нарушается сердечная деятельность со всеми возможными последствиями, возможен панкреатит.

4. В четвертой стадии появляется ярко выраженная печеночная недостаточность, и человек впадает в кому. Надеюсь, ни один из моих читателей не доведет себя до такого финала. Во всяком случае, я сделаю для этого все возможное.

Недолеченный острый холецестит или камни в желчном пузыре, гастрит и хронический панкреатит, да и другие заболевания органов первой линии обороны, могут стать причиной хронического холецистита.

Хронический холецистит

Его причиной часто является застой в желчном пузыре. О причинах застоя нам уже известно, если не вдаваться в подробности — это неправильное питание и малоподвижный образ жизни. Таблетками тут не поможешь!

Хронический холецистит чаще всего протекает длительно и, как и любая хроническая болезнь, характеризуется чередованием затихания боли и обострения. Помимо названных причин его могут вызвать острые кишечные инфекции, тяжелая физическая работа, употребление алкоголя. Все вместе мы назовем засорением первой и второй линий обороны самыми разными способами.

При хроническом холецистите часто наблюдаются диспепсические симптомы, смена запоров и поносов, выраженный невротический синдром (как и при любой «печеночно-желчной» болезни) — бессонница и раздражительность. При пальпации живота ощущается боль в области желчного пузыря, прощупывается несколько увеличенная печень с болезненным краем.

Наблюдается лейкоцитоз, повышение СОЭ и температуры. В желчи определяется большое количество слизи, эпителиальных клеток и лейкоцитов.

> **Важно знать, что бактериологические исследования позволяют определить причину холецистита, и тогда направление очищения и лечения определяется отчетливо.**
> **Не стоит пренебрегать помощью медиков, когда она действительно компетентна и может принести пользу.**

Народные средства лечения холецистита

Народная медицина первым делом приводит в порядок толстый кишечник, здраво полагая, что без этого не приходится и мечтать о лечении печени и желчного пузыря. Так что можете считать, что первый шаг в лечении холецистита вы уже сделали, очистив желудочно-кишечный тракт.

Научная же медицина сразу берется лечить печень — категорически не советую вам так поступать. Таким неразумным способом болезнь загоняется внутрь, засорение продолжается и конца края этому процессу не видно.

Не только я — любая старушка, ведающая травы, скажет вам, что нужно попить для щадящего лечения и профилактики легкие настои или соки. В случае холецистита можно использовать и те рецепты, что я привел для дискинезии, но есть и несколько оригинальных, которыми я, конечно же, с вами поделюсь.

Средства от холецистита

1. 2 части подорожника большого, 1,5 часть корней девясила, 1 часть плодов тмина, 4 части сушеницы топяной, 2,5 части ромашки, 2 — календулы, 1,5 — мяты, 1 — чистотела, 5 — толченых плодов шиповника.

Готовим так: 2 столовых ложки смеси заливаем 0,5 л кипятка и настаиваем в течение ночи в термосе. Пить теплым по пол-стакана 5–6 раз в день за 30 мин. до еды (при условии дробного питания).

2. Полынь горькая — 1 часть, ягоды можжевельника — 0,5, сушеница топяная — 3, календула — 2, бессмертник — 2, корень полевого стальника — 2,5, семена посевного овса — 5, толченые плоды шиповника — 5. А готовить и принимать этот сбор так же, как и сбор №1.

3. Сушеница топяная — 3 части, вахта трехлистная — 1 часть, календула — 2, чистотел — 1,5, кора крушины — 2, ромашка — 1, корень солодки — 1, корень одуванчика — 2, толченые плоды шиповника — 5. Готовим и пьем, как сборы №1 и 2.

ЖЕЛЧНОКАМЕННАЯ БОЛЕЗНЬ

Это одна из самых распространенных болезней вообще, особенно среди женщин. Связана она, как становится ясно из названия, с образованием камней в желчном пузыре, реже — в печеночных и желчных протоках. Разнообразие этих камней велико настолько, насколько велико разнообразие способов загрязнения организма. Мы должны с вами разобраться, какими бывают камни по составу и чем это обусловлено.

Симптомы желчнокаменной болезни

Приступам обычно предшествует потеря аппетита, тошнота, тяжесть под ложечкой и чувство напряженности в правом подреберье и горечь во рту — особенно по утрам. Если камень, пытаясь выйти, закупорит пузырный проток или желчевыводящие пути, начинается самое неприятное — печеночная колика. Тот, кто испытал ее хоть раз, никогда не забудет болезненных ощущений. Вы чувствуете резкие боли в правом подреберье, начинается рвота, повышается температура, происходит вздутие живота, иногда затрудняется мочеиспускание. Длительность болевого приступа от нескольких минут (это если повезет) до нескольких часов. Если к желчнокаменной болезни присоединяется инфекция, то развивается острый холецистит. При закупорке печеночного или общего протока развивается желтуха. Приступы могут не повторяться годами, но это не значит, что болезнь вас оставила. Если не принять меры, то есть не провести чистку, настанет день, когда они снова пойдут один за другим.

Вот такая безрадостная картина.
Но мы с вами для того и встретились на страницах этой книги, чтобы победить болезнь. Поэтому, читая о боли и загрязнении, вы должны всем своим существом стремиться к здоровью и молодости.
А знать о болезнях нужно, как о враге, которого необходимо победить.

При приступе боли нельзя сидеть сложа руки

Если вас настиг приступ, нужно срочно поставить теплую клизму из настоя ромашки, а после этого принять теплую ванну в течение 20 мин. После ванны — в постель, и если все проделанные процедуры не помогли — выпить пол чайной ложки глауберовой соли или окиси магния и приложить на область печени грелку на час. Будет лучше, если в течение этого часа вы полежите на правом боку.

При непереносимых болях я рекомендую вам поставить клизму из $\frac{1}{2}$ стакана простой теплой воды и 20—30 капель спиртовой настойки олив или спиртовой настойки полыни горькой.

Вообще же, основное лечение желчнокаменной болезни — профилактическое. Камни можно вывести, но они появятся снова, если вы будете продолжать засорять организм.

Переход на видовое питание — вот что нужно всякому человеку, страдающему этой болезнью. Питаясь таким образом, вы просто не будете создавать почву для образования камней. Кроме того, я советую вам увеличить содержание магния в диете. Ведь именно его недостаток вызывает камнеобразование, да и не только его. Больше всего магния в грецких орехах, горохе, картофеле, фасоли, маке, свекле, пшене, грече, салате и других натуральных продуктах.

Перейдя на видовое питание, вы буквально спасете организм от камней. Но поскольку сейчас состояние вашей печени оставляет желать лучшего, нужно совместить диету и чистку — тогда вам удастся избавиться от болезни.

Как подлечиться перед чисткой народными средствами

Прежде чем привести рецепты, я должен сказать, что нужно обязательно учитывать ваш личный «букет» болезней. Особенное внимание обратите на заболевания желудочно-кишечного тракта: при заболеваниях желудка нужно грамотно чередовать необходимые травяные сборы. Ну а теперь — все внимание на рецепты, и помните, что нужно их использовать для подготовки к чистке, а не во время нее.

1. Откажитесь полностью от алкоголя, бобов и кислой капусты.

2. Напротив, мед и минеральные воды, в особенности «Ессентуки» и «Боржоми», активно вводите в рацион.

3. Очень хорошо, если вы будете регулярно париться в бане или сауне.

4. Один за другим выпить 10 стаканов горячего чая — это размягчит камни, превратит их в песок и облегчит их выход.

5. Применение сока редьки.

1 вариант. Натереть редьку, отжать сок и смешать пополам с медом. Принимать по 1/2 стакана в день. Это предупредит образование камней.

2 вариант. Пить по 1 стакану в день сок редьки. Можно смешать его пополам с соком свеклы, но тогда действие его будет слабее.

6. Свекольный сироп.

Несколько свеклин нарезать и варить долго, пока отвар не загустеет, как сироп. Пить по 1/4 стакана 3 раза в день перед едой.

7. Настой хрена в молоке.

Натереть 4 столовые ложки хрена, смешать со стаканом молока, нагреть до кипения (но не кипятить) и оставить на 5 мин. После этого процедить, отжать гущу и выпить все маленькими глотками.

8. Пить по утрам и вечерам стакан настоя из хвоща и горькой полыни 1:1. Готовится он так: 1 чайная ложка смеси на стакан кипятка — настоять 30 минут.

9. Настой кукурузных рылец.

1 столовая ложка кукурузных рылец на 4 стакана кипятка — это дневная доза.

10. В течение дня съедать по 2 стакана красной рябины. Желательно, чтобы рябина была лесной, а не садовой.

11. Настой из цветов дикого бессмертника.

2 чайные ложки на стакан кипятка — кипятить в течение часа на медленном огне. Принимать по 50 мл 3 раза в день за полчаса до еды.

12. Настой травы луговой герани.

2 чайные ложки залить 400 мл кипятка и настоять в термосе в течение 8 часов. Выпить глотками в течение дня.

13. Настой березовых листьев.

1 столовую ложку залить 200 мл кипятка, варить 20 мин., настоять, укутав, в течение часа и процедить. Пить по стакану за 30 мин. до еды утром и вечером.

14. Отвар листьев брусники.

2 столовые ложки листьев залить стаканом кипятка, после этого греть на водяной бане 30 мин. Пить по $^1/_3 - ^1/_2$ стакана 2–3 раза в день.

ХРОНИЧЕСКИЙ ГЕПАТИТ

Развивается хронический гепатит тогда, когда загрязненный кишечник пропускает через себя такое количество ядов, которое не в силах обезвредить вторая линия обороны, то есть печень. Токсичные вещества постепенно разрушают клетки печени, и развивается болезнь. Разумеется, при наличии хронического гепатита процесс обезвреживания ядов и токсинов идет еще хуже, и дальше количество болезней развивается по цепочке.

Гепатит изначально делят на острый и вирусный. В наши дни существует уже великое множество вариантов вирусного гепатита: А, В, С, D, Е и т. д. Но я абсолютно уверен, что это плоды третьего греха — неправильного лечения сильнейшими антибиотиками, которые размножают не только новые формы гепатита, но и СПИДа, рака, астмы, кандидоза и других страшных заболеваний. Заклинаю вас — не ешьте такие таблетки, лучше проведите последовательную чистку всех трех линий обороны и увидите, как изменится ваш организм.

Возвращаясь к гепатиту, скажу, что хронический развивается на фоне острого в ослабленном, то есть загрязненном, организме. Его симптомы — это частый кожный зуд, землисто-желтый цвет лица, общая вялость, похудение, головокружение и головные боли. Стул при этом становится серым или беловатым, а моча темнеет.

> **Помните! Чем сильнее химическое лекарство, которым вы пытаетесь лечиться, тем вреднее оно для печени. Сильные лекарства «от гепатита» могут усугубить положение печени, спровоцировав цирроз и желчнокаменную болезнь.**

Народная медицина против гепатита

Вместо антибиотиков я предлагаю вам подлечить гепатит перед чисткой самыми природными средствами. Уже многие люди, отказавшись от таблеток, вылечились исключительно путем следования природе — и нам не стоит забывать об их опыте.

1. Диета рекомендуется та же, что и при дискинезии.

2. В 1 л воды варить 100 г травы пырея до тех пор, пока жидкость не упарится до половины. Пить по 1 столовой ложке 4—5 раз в день. При наличии камней — по стакану 3 раза в день за 30 мин. до еды.

3. 300 г лука протереть через сито, добавить 2 столовые ложки горькой полыни, 750 г белого сухого вина, 100 г меда. Все смешать и настоять в течение 20 дней. Принимать по 50 г 3 раза в день за 30 мин. до еды.

4. 1 л белого вина залить 1 столовую ложку листа лаванды и проварить на слабом огне 5 мин. Пить теплым маленькими глотками.

5. 5 столовых ложек розмарина и 5 столовых ложек лещины залить 1 л белого вина и настоять в течение 20 дней. Пить по 50 г перед завтраком и перед ужином.

6. Золототысячник, тысячелистник, дымянка, чистотел, мята, шандра, бессмертник, одуванчик, ромашка, крушина, ревень, розмарин, вахта, рыльца кукурузы — выберите из этого перечня 2—3 травы, смешайте, приготовьте порошок и принимайте по половине чайной ложки 2—3 раза в день за 30 мин. до еды, запивая водой.

7. Возьмите по 100 г тысячелистника и кникуса; по 50 г мяты, ромашки и календулы, по 20 г плодов фенхеля и корней одуванчика. Приготовьте настой и пейте маленькими глотками 2—3 раза в день между приемами пищи.

8. 10 г зверобоя, также по 10 г пижмы, тысячелистника, ромашки, шиповника, шалфея, девясила и спорыша.

1 столовую ложку этой смеси залить стаканом кипятка, настоять 45 мин. и пить по $^1/_3 - {}^1/_2$ стакана 3 раза в день за 30 мин. до еды.

Народные средства для лечения вирусного гепатита

1. 1 стакан горячего молока, 1 стакан горячей воды, 2 столовых ложки сока молодых побегов хмеля. Все это выпить теплым в течение дня.

2. Готовые настойки чистотела (40 мл), дягиля (45 мл) и очного цвета пашенного (20 мл) смешать и пить по 40—70 капель 2—3 раза в день за час до еды.

3. По 50 г травы спорыша, лапчатки гусиной и ромашки; по 25 г корней аира, травы чертополоха, иссопа, цветов вереска и черной бузины.

2–3 столовых ложки этой смеси залить 0,5 л кипятка, настоять в термосе 1 час. Пить 3 раза в день по $^2/_3$ стакана между приемами пищи.

4. 2,5 стакана кипятка на 1 столовую ложку травы черной чины — проварить 1 минуту и настоять до охлаждения. Принимать по $^1/_3$ стакана 3 раза в день за 30–40 мин. до еды.

5. Взять по 100 г крапивы, травы лапчатки гусиной; по 50 г корня цикория, зверобоя, шандры, кникуса и золототысячника.

1 чайную ложку этой смеси залить стаканом кипятка и настоять полчаса в термосе. Выпить за два раза между приемами пищи.

6. Взять 3 части бессмертника, по 2 части семян укропа, мяты, тысячелистника и травы чернобыльника.

1 столовую ложку смеси залить 2 стаканами холодной воды, настоять в течение 10 часов, затем довести до кипения и остудить.

Выпить маленькими глотками в течение дня.

7. Настой мяты, тысячелистника, ромашки и коры крушины — в равных частях.

1 столовую ложку смеси залить стаканом кипятка и настоять в термосе в течение 1 часа. Пить по полстакана утром — натощак, за 1 час до еды и вечером перед сном.

8. Главный рецепт. Отвар корня лапчатки прямостоячей (калгана): 1 г корня, смолотого до состояния муки, варить 10 мин. в стакане воды. Испарившуюся часть долить молоком. Пить по глоткам в течение дня: I неделя — 1 стакан в сутки, II неделя — 2 стакана, III неделя — 3 стакана. Перерыв 2–3 недели, и идут повторные курсы (5–6 курсов).

ЦИРРОЗ ПЕЧЕНИ

Клеточная стенка печени, как и других органов, состоит из двух слоев фосфолипидов — особых жирных кислот. Вредные агрессивные вещества, которые попадают в печень по нашей вине, разрушают эту стенку и приводят к отмиранию самой печеночной клетки и образованию на ее месте рубца. Это и есть цирроз печени.

Что же делать? Очень важно не запустить болезнь, не допустить осложнений — они могут быть смертельно опасны. Для этого надо очень оперативно переходить на видовую диету и категорически (!!!) исключить алкоголь.

Перед тем как дать вам замечательные рецепты народной медицины, я хочу отдать должное лекарству «Эссенциале-форте», поскольку я вообще редко хвалю какие-либо лекарства. Этот препарат изготовлен из сои, которая защищает и восстанавливает клеточные мембраны. Я, безусловно, рекомендую вам этот препарат, но, конечно же, только под руководством опытного и разумного врача.

Народные средства для лечения цирроза

1. Цирроз развивается при нехватке цинка — постарайтесь восстановить этот пробел!

2. 60% настойка на спирте чистотела принимается по 10—15 капель 2—3 раза в день за 30 мин. до еды.

3. По 3 столовые ложки травы спорыша и корня пырея. Сначала варить корни пырея 5 минут в 1 л воды, затем всыпать траву спорыша и настоять в термосе 1 час. Выпить настой маленькими порциями в течение дня.

4. По 2 столовые ложки листа крапивы и самшита залить 0,6 л кипятка и настоять в термосе 2 часа. Пить по глотку 3 раза в день перед едой в течение 5 дней.

5. 80 г листа крапивы, по 20 г листа шандры, бессмертника, тысячелистника, ромашки и липы.

1 столовую ложку смеси залить стаканом воды и варить на медленном огне 20 мин. Пить по 2 стакана в день перед едой.

6. По 100 г зверобоя, ромашки и спорыша; по 50 г тысячелистника, крапивы, пырея, шандры и корней одуванчика.

1 чайную ложку смеси залить стаканом кипятка и настоять в течение часа в термосе. Пить теплым 2—3 раза в день.

7. При циррозе у детей.

Настой репешка, базилика, зверобоя, вербены, чагера садового, шалфея, листа березы и плодов красного можжевельника — в равных частях.

8. 3 г мумие растворить в 3 л воды. Утром натощак выпить 1 стакан этого раствора и запить стаканом молока с медом. После этого обязательно полежать 30—40 мин., а завтракать только через 2 часа. Вечером повторить процедуру, только уже через 3 часа после ужина. До утра ничего не есть и не пить.

9. Пить сок свежей капусты, настой и отвар аниса, сок свеклы вместе с кислыми соками — яблоко, ананас, клюква, гранат.

ПОСЛЕСЛОВИЕ ЧАСТИ ОБ ОЧИЩЕНИИ ПЕЧЕНИ И ЖЕЛЧНОГО ПУЗЫРЯ

То, что мы с вами сейчас не переходим к следующей чистке, а отправляемся к началу этой, дает возможность вам — тщательнее продумать, понять и обработать материал, а мне — еще раз помочь вам сделать результаты совместного труда самыми лучшими. Мы с вами уже много времени провели вместе, и ваш организм уже стал иным: он настроен на получение жизненно важной энергии, на веру в Творца, на очищение, наконец. Две части первого этапа чистки мы уже прошли, первая линия обороны уже свободна от грязи, но впереди — нелегкая и важнейшая задача очищения второй линии обороны. Не стану снова говорить о том, как важна печень, ведь сейчас, начиная чистку, вы вернетесь к разговору об этом. Напомню лишь, что ваша вера и целеустремленность — залог успеха, один я не справлюсь с вашими болезнями — мы должны помочь друг другу. А у нас есть помощь свыше. которую получает всякий, кто не отворачивается от своего Творца!

ЧАСТЬ ЧЕТВЕРТАЯ. ОЧИЩЕНИЕ ТРЕТЬЕЙ ЛИНИИ ОБОРОНЫ — ЭНДОКРИННОЙ СИСТЕМЫ. ПОЧЕМУ ТАК ВАЖНО ВЫЧИСТИТЬ ЭНДОКРИННУЮ СИСТЕМУ

На этот вопрос несложно ответить. Всякий, кто хоть немного знаком с работой эндокринной системы, понимает, что без нее организм не выживет. Кроме того, это наша третья линия обороны — об этом мы еще поговорим подробнее. Но что самое важное — это то, что именно эндокринная система позволяет нам правильно усвоить, распределить и использовать в организме ту самую энергию-информацию, которую мы стремимся получить и получаем, очищая организм.

Очищение начинается и поддерживается с помощью энергии-информации

Как только мы обратились лицом к Природе, к своему Творцу, потоки энергии стали наполнять наше тело. Они запустили давно простаивавшие механизмы самоочищения и самозащиты, благодаря которым чистки желудочно-кишечного тракта и печени стали гораздо эффективнее. И тем значимым, чем моя система отличается от прочих, и является использование этой энергии, без нее никакая чистка не даст таких потрясающих результатов, какие получаем мы!

Однако теперь в книге об очищении эндокринной системы настала пора задать еще один вопрос: всегда ли наш загрязненный организм в состоянии правильно распределить и использовать полученную энергию? Быть может, ему и в этом нужна дополнительная помощь?

Да!

> Для того чтобы правильно сбалансировать поступающую энергию, нам необходимо очистить эндокринную систему.
> Ведь баланс и качество продуктов — половых и других гормонов — напрямую определяет баланс энергии в организме.

Научившись правильно распределять энергию, мы окончательно изменим свою жизнь

Не стоит пугаться столь сложных задач, ведь мы с вами начали с ними справляться, как только приступили к очищению первой, а затем и второй линии обороны. Надеюсь, вы помните, что и кишечник, и печень — это важнейшие эндокринные органы, стало быть, их очищение лило воду на мельницу очищения всей эндокринной системы. Гормонов эндокринная система выделяет огромное множество. Все они архиважны для организма.

Мы же вплотную займемся только балансом половых гормонов и приведем его в норму, только тогда энергия-информация в нашем теле будет расходоваться оптимально и ее хватит на то, чтобы организм оставался молодым и здоровым невероятно долго, так как затем автоматически вся эндокринная система настраивается на единую симфонию здоровой жизни.

> Нам предстоит еще много говорить о балансе половых гормонов, но сейчас главное — понять: соблюдение этого баланса позволит нам лучшим образом исполнять волю Творца, жить в согласии с собой и со всем миром и противостоять любому засорению.

Гормоны управляют потоками энергии и нашей жизнью

Я хочу, чтобы вы в самом начале книги осознали всю важность гормонов для нашего организма. Не вдаваясь в медицинские подробности, могу сказать, что гормоны определяют всю нашу жизнь и саму форму нашего существования. Вот кто, например, вы? Каждый из нас ответит одно из двух — мужчина или женщина. И это наша судьба, определенная гормонами. Для того чтобы быть полноценным мужчиной или полноценной женщиной, необходимо, чтобы энергия, поступающая в организм, распределялась в соответствующем вашему полу равновесии. И этим занимаются гормоны.

Баланс гормонов — это тончайшая, ювелирная, можно сказать, настройка всего организма на восприятие и распределение потоков «инь» и «ян» энергий, то есть женского и мужского «варианта» энергии. В состоянии этого баланса находится вся вселенная, значит, и энергия, поступающая в наш организм, сбалансирована так же.

> **От баланса половых гормонов в нашем организме напрямую зависит баланс энергии. Если мужское или женское становится чрезмерным или недостаточным в отдельном теле, оно выпадает из гармонии мировой энергетической системы. Последствия этого вы можете себе представить!**

С нарушением качества и количества гормонов нарушается работа всех систем

Что же происходит, когда мы засоряем эндокринную систему, как и все прочие системы организма? Начинаются страшные беды: вследствие вынужденного замещающего выделения развиваются самые разные заболевания, от которых совсем не просто избавиться. Но главная причина этих болезней — в нарушении баланса энергии в организме. Еще бы! Строго настроенная на определенные поля энергия начинает хаотично перемещаться в теле — от такой энергии не стоит ждать сил и здоровья! Мужское и женское начинает перемешиваться и меняться местами, а результаты этого мы можем видеть каждый день на улицах любого города. Люди просто мутируют на почве дисбаланса половых гормонов и энергетических потоков.

Если вы не хотите стать жертвой нарушения баланса энергии в организме и превратиться из мужчины или женщины в нездоровое бесполое существо, то путь у вас один — очищение эндокринной системы и восстановление баланса половых гормонов.

Выравнивание баланса гормонов подобно регулировке уличного движения

Чтобы было понятнее, я сравню деятельность гормонов с работой светофора. Представьте, что на самом сложном перекрестке сломался светофор. Что происходит? Все идет наперекосяк: люди и машины не уступают друг другу дорогу, никто не соблюдает правил, а в результате — аварии, травмы, а возможно, и чья-то гибель. Так же и с гормонами: если не соблюден их баланс в организме, то некому «следить» за распределением энергии. Энергетические потоки, словно потоки машин или людей на дороге, хаотично мечутся в теле, не принося пользы, как минимум. Очень скоро это приводит к слабости, болезням, депрессиям.

Очищение эндокринной системы — это наведение порядка в организме, починка светофора, который заставит всех действовать по правилам. Но сразу скажу, что дело это непростое. Нам потребуются все наши способности, мудрость и интуиция для того, чтобы понять свой организм и помочь ему. Ответственность, которая ложится и на вас, и на меня, — огромна. Именно поэтому я уделяю очищению третьей линии обороны особое внимание.

**Работа по очищению эндокринной системы потребует от вас максимального внимания, терпения и осторожности.
Но, пройдя все предыдущие этапы очищения, вы подготовились к этому достаточно.
Нас, безусловно, ждут трудности, но наградой за кропотливый труд будет крепкое здоровье — наша неизменная цель.**

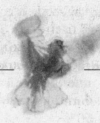

ОСНОВНЫЕ ПОНЯТИЯ, КОТОРЫЕ СЛЕДУЕТ ОСВОИТЬ ДО НАЧАЛА ЧИСТКИ

Сейчас нам необходимо освоить и научиться оперировать самыми важными понятиями этой книги: баланс половых гормонов, «инь» и «ян». Сразу скажу, что понятия «инь» и «ян» — женское и мужское начало — связаны с устройством всей Вселенной. Единое энергоинформационное поле вселенной зиждется на гармонии этих двух начал. Вся энергия, поступающая к нам из этого поля, имеет «инь» (−) или «ян» (+) характеристику.

Значит, чтобы правильно воспользоваться этой энергией, нам нужно распределить ее по «инь» и «ян» каналам, ничего не перепутав. Этим и занимаются гормоны, но только в том случае, когда их баланс в организме не нарушен. Вот такая цепочка. А мы с вами — маленькие копии вселенной, обязанные (если мы, конечно, хотим выжить в этом мире) соблюдать в себе предначертанный нам от сотворения баланс. Как его можно представить? Я считаю оптимальным символическое изображение — монаду, в которой две капельки — черная и белая, не сливаясь, перетекают друг в друга.

Мы будем еще много говорить об этом, но важно уже сейчас понять, что соответствие нашей личной настройки настройке Единого энергоинформационного поля — это непременное условие крепкого здоровья.

> Итак, весь мир построен на балансе «инь» и «ян», женского и мужского, − и +. Для того чтобы жить в этом мире, нам необходимо соблюсти этот баланс внутри собственного организма. Прямой путь к этому — восстановление баланса половых гормонов.
> Баланс половых гормонов внутри каждого из нас — это маленькая копия сбалансированной вселенной.

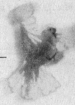

МЫ РАЗНЫЕ, И МЕТОД ЧИСТКИ БУДЕТ УЧИТЫВАТЬ СВОЕОБРАЗИЕ КАЖДОГО

Все читатели уже поняли, что наш генеральный метод очищения несколько необычен — это выравнивание баланса половых гормонов. Но тут возникает множество вопросов.

Во-первых, все мы делимся на два пола, и баланс половых гормонов у мужчин и женщин должен быть разным. Во-вторых, у каждого из нас своя степень загрязнения и личные отклонения в сторону «инь» (избыток женских гормонов) или в сторону «ян» (избыток мужских гормонов). Так что стричь всех под одну гребенку не годится. Нельзя избрать для всех один метод и заставить всех сдвинуть баланс в сторону, например, плюса: одних это излечит от страшных болезней, а других приведет к могиле. Это нам никак не подходит.

Мы с вами проведем тщательную индивидуальную диагностику, которая выявит личные отклонения. И только после этого приступим к выравниванию баланса, помня при этом, что у мужчин должен быть небольшой перевес мужских гормонов, у женщин — женских. Но об этом я еще скажу подробнее.

> Очищение эндокринной системы — это самое индивидуальное очищение. Мы с вами должны учесть все личные особенности и отклонения, должны найти ключ к каждому. Без вашей помощи мне не справиться, так что готовьтесь к серьезной работе! Никто лучше вас не знает ваш организм, поэтому огромная ответственность ложится именно на ваши плечи.
> Не пугайтесь ее — у вас достаточно сил, чтобы справиться с поставленными задачами.

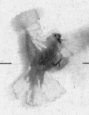

ЭТА ЧИСТКА ДОЛЖНА СООТВЕТСТВОВАТЬ ПОСТУЛАТАМ ОБЩЕЙ СИСТЕМЫ ОЧИЩЕНИЯ

Ни в коем случае нельзя забывать о том, что мы проводим чистку в рамках общей системы очищения. Да, чистка эндокринной системы во многом отличается от всех предыдущих, но она неразрывно связана с ними и подчинена тем же правилам и законам. Каждое действие должно выполняться в соответствии с общими принципами. Это очень важно! Именно эти принципы, изложенные в первой части книги, делают наши чистки столь действенными, а их результаты устойчивыми.

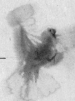

КАК ПОСТРОЕНО ОЧИЩЕНИЕ
ЭНДОКРИННОЙ СИСТЕМЫ

*Эта чистка будет несколько отличаться по своему устрой-
ству от предыдущих. Это обусловлено самим объектом —
ее величеством эндокринной системой. Она требует строго индивидуального подхода.*

*Мы начнем с описания непосредственно чистки для того,
чтобы вернуться к нему во второй раз, когда вся информация будет прочитана и усвоена. Эта схема уже привыч-
на читателю.*

*После описания чистки в приложении вы ознакомитесь и
получите необходимые сведения об анатомии и функциях
эндокринной системы и только после этого сможете
приступать к конкретным действиям по очищению, читая книгу еще раз с самого начала.*

*Первым этапом чистки будет диагностика на предмет
дисбаланса половых гормонов и выравнивание этого дисбаланса. Параллельно мы займемся еще одной диагности-
кой — на этот раз по линии гипофиз—надпочечники—
щитовидная железа. В силу уникальности каждого организма одна из желез берет на себя основную нагрузку, и
нам нужно выяснить, какая из желез перегружена больше
других. Именно с нее мы начнем чистку конкретных органов эндокринной системы, а затем перейдем к осталь-
ным.*

СПЕЦИФИКА ОЧИЩЕНИЯ
ЭНДОКРИННОЙ СИСТЕМЫ

Внимание! Я не ограничиваю время чистки

Да, это так, в отличии от предыдущих чисток, теперь я не ограничиваю вас во времени.

Во-первых, потому что в данной чистке, как никогда, следует слушать и понимать свой организм и действовать только в его интересах — энергия-информация не зря курсирует в вашем теле. Поэтому если вы чувствуете, что вам требуется больше времени для прохождения того или иного этапа, — пожалуйста, у вас это время есть.

Во-вторых, выравнивание баланса гормонов — дело особенное, нельзя отвести на него неделю или две. У каждого из нас свои нарушения, своя степень отклонений от нормы. Вам нужно будет несколько раз продиагностировать себя, чтобы наконец убедиться в нормальности гормонального фона.

> Кроме того, параллельно вы должны будете диагностироваться еще в одном направлении: щитовидка—надпочечники—гипофиз.
> Об этом виде диагностики рассказано чуть ниже.
> Это будет поводом для второго этапа очищения, который направлен на преодоление засорений в наиболее активной эндокринной железе.

Выравнивание баланса гормонов вы совместите с другими процедурами

Выравнивание баланса половых гормонов — наша первоочередная задача. Чтобы выполнить эту задачу, мы должны тщательно выяснить, каковы наши личные отклонения от нормы. Это будет первая диагностика. Но на этом процесс диагностирования не закончится.

Параллельно мы будем диагностировать гормональную систему на предмет преобладающей, то есть попросту главной, эндокринной железы. Я потом объясню подробнее, как получается, что одна из трех главных желез берет на себя основную нагрузку, а значит, нуждается в срочном очищении; сейчас же я лишь упоминаю об этом.

Нас интересует деятельность щитовидной железы, надпочечников и гипофиза. Именно эти железы регулируют работу всей третьей линии обороны, именно они определяют нашу индивидуальность — от цвета волос до типа темперамента. Самая активная из этих желез берет на себя львиную долю нагрузки, а значит, засоряется больше других. Если мы хотим восстановить баланс половых гормонов и суметь сохранить его, то одна из основных задач — очищение преобладающей эндокринной железы. От ее работы зависит здоровье всей системы! Этот процесс очищения будет вторым этапом чистки эндокринной системы.

Диагностика по линии «щитовидка—надпочечники—гипофиз» откроет нам правильный путь в дальнейшем очищении. Но провести ее нужно крайне осмотрительно и тщательно, без спешки и предубеждений. Это нужно запомнить сразу.

На этом этапе я снова не ограничу вас во времени, поскольку просто не знаю, какую железу вам придется очищать в первую очередь. Сразу хочу предупредить и настроить всех читателей на то, что в чистке третьей линии обороны главное —

> правильно провести диагностику и тем самым правильно выбрать направление очищения.
> Все ваше внимание должно быть сосредоточено на внутренних ощущениях и внешних симптомах.
> Правильно понять свое тело — значит выбрать правильный путь!
> Может показаться, что я бросаю вас на произвол судьбы, оставляя на ваше усмотрение многие важные вещи.
> Это, конечно же, не так! Вся необходимая информация, все результаты моих многолетних трудов будут с вами.
> Тем более что человек, принявший Творца, никогда не будет одинок и не останется без помощи — помните об этом.

КАК ПОДГОТОВИТЬСЯ К ОЧИЩЕНИЮ ЭНДОКРИННОЙ СИСТЕМЫ

Все предыдущее очищение организма — это ступени в очищении эндокринной системы

Лучше всего подготовлен к этой чистке тот, кто последовательно и успешно прошел все три предыдущие стадии очищения, описанные выше:

— допустил энергию-информацию к руководству своим телом, то есть принял в свою душу Творца;

— очистил первую линию обороны — желудочно-кишечный тракт;

— очистил вторую линию обороны — печень и желчный пузырь.

> Я хочу донести до каждого читателя, что правильное лечение в конечном счете приходит изнутри — Природа совершает его, а врач, то есть я, лишь соучастник этого действа.
>
> Тот, кто следует за Природой, имеет все шансы очиститься и навсегда стать здоровым человеком. Всегда помните:
>
> Бог лечит через природу!

Два подхода к лечению — официальный и натуральный

Если вы проходили лечение у медиков, то отлично знаете, что они делают с болезнями третьей линии обороны. Если у вас ослаблены щитовидка или надпочечники, то они, недолго думая, назначают вытяжки надпочечников или щитовидной железы, а когда те не помогают, только разводят руками. Разумеется, если начинать лечение с конца, то чего еще можно ждать?

Нельзя игнорировать работу кишечника и печени — предыдущих линий обороны и важнейших эндокринных желез нашего тела!

Не понимает до сих пор большинство медиков, что, наладив работу кишечника и приведя в норму печень, они тут же поняли бы природу многих и многих расстройств эндокринной системы. Нормализуя работу первых линий обороны, мы устанавливаем фильтры болезням на пути к третьей линии. Только при таком положении вещей можно приступать к чистке! Эндокринная система работает исключительно на тонких энергиях Творца. Не получив их в полном объеме, мы получаем не эндокринную систему, а систему дезинформации.

> Только при условии очищения первых линий обороны диагностика баланса половых гормонов и диагностика по типам — щитовидному, гипофизному и надпочечному — может быть эффективна.
> Иначе грязь, поступающая в эндокринную систему, извратит всю картину!

Переход на видовое питание — это непременное условие третьей чистки

Мы с вами уже немало места и времени уделили проблеме видового питания. В период каждой из чисток вы должны были питаться именно так, как положено человеку с момента его сотворения. Буду счастлив, если узнаю, что многие из вас после первой же пробы остались верны этому типу питания и за рамками чистки. Но мой опыт показывает, что не так-то это просто! Однако теперь настало время, когда нельзя медлить: переход на видовое питание — это непременное условие очищения третьей линии обороны. Не изменив свой рацион, вы не сможете очиститься полноценно: токсичные продукты будут снова и снова засорять ваш организм. Так, к сожалению, было со многими моими пациентами.

> **В очищении организма ничего не случается само собой — все обусловлено вашими правильными или неправильными действиями. Питание, предназначенное человеку как виду, — одно из моих основных условий, и теперь настало время выполнить его безоговорочно!**

Не только физическое очищение готовит нас к третьей чистке

Я не устану повторять, что если человек не имеет объективного представления о полном телесном здоровье, о том, на чем оно зиждется, не имеет представления о ясности ума и энергии, наполняющей нас жизнью и здоровьем, он не сможет добиться в деле очищения устойчивых результатов.

> **Да, эндокринология дает нам почву для типизации и правильного лечения, но без знаний о мире, о себе и своей истинной Природе нам не удастся использовать эти возможности.**

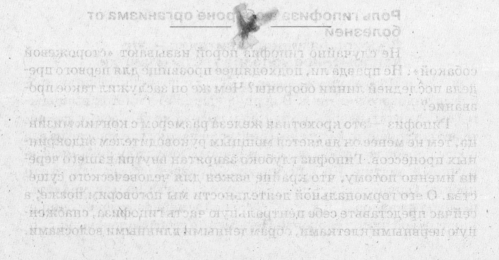

СОСТАВЛЯЮЩИЕ ТРЕТЬЕЙ ЛИНИИ ОБОРОНЫ

Не подумайте, что я вдруг решил отказаться от первоначального плана: сначала практика, затем теория, — конечно, нет. Подробно о строении эндокринных желез и их физиологии мы действительно поговорим в конце этой части книги. Сейчас же я хочу рассказать о деятельности эндокринной системы как третьей линии обороны, чтобы описание чистки и лечения не было голословным.

Роль гипофиза в обороне организма от болезней

Не случайно гипофиз порой называют «сторожевой собакой». Не правда ли, подходящее прозвище для первого предела последней линии обороны? Чем же он заслужил такое прозвание?

Гипофиз — это крохотная железа размером с кончик мизинца, тем не менее он является мощным руководителем эндокринных процессов. Гипофиз глубоко запрятан внутри нашего черепа именно потому, что крайне важен для человеческого существа. О его гормональной деятельности мы поговорим позже, а сейчас представьте себе центральную часть гипофиза, снабженную нервными клетками, обрамленными длинными волосками.

Зачем? Эти волоски стоят на страже нашего здоровья: они анализируют химизм протекающей крови. Как только кровь наполняется токсинами, гипофиз посылает сигнал своим «соратникам» — щитовидной и надпочечной железе.

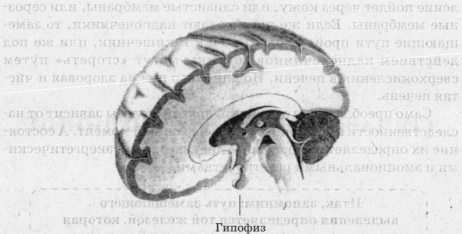

Гипофиз

Защитная деятельность щитовидной и надпочечной желез

Щитовидная и надпочечная железы отвечают за удаление токсичных материалов. Они должны направлять эти материалы по естественным путям выделения. Так и происходит, но только в здоровом организме. Вспомним о наших краеугольных камнях здоровья: если организм засорен, то выделение пойдет запасным, замещающим путем. Это тоже входит в задачи названных желез.

В случае вынужденной необходимости щитовидная железа направляет выводимые продукты через кожу, слизистые и серозные оболочки. Надпочечники в такой же ситуации пытаются избавить нас от беды путем выделения через почки и кишечник.

Эндокринные железы охраняют нас от болезней, но что происходит с ними в результате не характерной для них работы? Увы, они засоряются так же, как и все остальные органы выделительной системы.

Как определяется путь вынужденного замещающего выделения

Какая железа займется выделением, зависит от их сравнительной и потенциальной силы. Если сильнее оказывается щитовидная железа, то вынужденное замещающее выделение пойдет через кожу, или слизистые мембраны, или серозные мембраны. Если же преобладают надпочечники, то замещающие пути пройдут через почки и кишечник, или же под действием надпочечников токсины могут «сгореть» путем сверхокисления в печени. Но для этого нужна здоровая и чистая печень.

Само преобладание одной или другой железы зависит от наследственности и состояния желез на данный момент. А состояние их определяется в основном диетическими, энергетическими и эмоциональными расстройствами.

> Итак, запомним: путь замещающего выделения определяется той железой, которая оказывается сильнее в критической ситуации. И именно эта железа в первую очередь подлежит чистке.

Третий краеугольный камень для эндокринных желез

Третий краеугольный камень здоровья гласит, что замещающее выделение рано или поздно приводит нас к болезни. Эндокринные железы не являются исключением. Слишком частое использование одних и тех же замещающих путей приводит к их атрофии и дегенерации. Это означает, что яды накапливаются в теле, отравляя эндокринные железы и приводя нас к страшным заболеваниям. Практически каждый житель нашей планеты может служить примером засорителя эндокринных желез, поскольку главный физический аспект засорения — это неправильное питание.

> Вывод из всего сказанного может быть только один: нужно очищать сами эндокринные железы — естественные пути, по которым они должны выводить токсины из организма, и, на всякий случай, замещающие пути — к сожалению, они могут нам еще пригодиться.

Напоминание о том, как нужно действовать дальше

Сейчас мы перейдем к описанию чистки. Прошу вас быть внимательными и помнить, что в первый раз мы читаем, думаем, замечаем что-то для себя в тексте и пока ничего не предпринимаем. Практические действия начнутся в процессе второго чтения, когда вся информация по эндокринной системе будет осмыслена и будут проведены все подготовительные мероприятия.

Необычность этой чистки состоит в том, что вам предстоит много диагностировать себя и самим выбирать путь очищения. Но я не умываю руки — я всегда буду рядом и постараюсь помочь в принятии решений. Не пугайтесь трудностей — вы уже достаточно сильны и разумны благодаря проделанной нами работе. Вера в Творца и использование энергии-информации позволят вам справиться с любыми трудностями.

Удачи вам!

ПЕРВЫЙ ЭТАП ЧИСТКИ.
ЧТО СЛЕДУЕТ ЗНАТЬ О БАЛАНСЕ ПОЛОВЫХ ГОРМОНОВ — БАЛАНСЕ ЭНЕРГИИ В ОРГАНИЗМЕ

На этом этапе чистки мы. должны разобраться в древнейшей теории «+» и «−», «ян» и «инь», мужского и женского. Я расскажу вам о том, что вся Вселенная и каждый отдельный человек устроены в энергетическом смысле одинаково: их энергоинформационное поле базируется на балансе «ян» и «инь». К очищению эндокринной системы это имеет самое прямое отношение, ведь именно она продуцирует мужские и женские гормоны. Наша задача на данном этапе — разобраться в этом балансе, диагностировать нарушения в собственном организме и исправить их с помощью подлинных знаний и сил природы. Я призываю вас максимально сконцентрироваться и соблюсти все мои требования по подготовке, которые я перечислил раньше.

МИКРО- И МАКРОКОСМОС НЕСУТ В СЕБЕ ГАРМОНИЮ ИНЬ И ЯН

Это утверждение является на данный момент нашей с вами генеральной идеей. Объясню. Вселенная пульсирует, сжимаясь и расширяясь и соблюдая гармоничные пропорции «+» и «−». Перетекание одного полюса в другой и соблюдение их пропорции есть условие существования вселенной. Мы с вами — это микрокосм, который несет в себе полную (!) информацию о вселенной и является ее маленькой копией. Разрывая связи с Творцом и пресекая путь энергии-информации, мы нарушаем космический баланс «инь» и «ян», присущий каждому из нас от рождения. А выражается это в дисбалансе половых гормонов, с которым нам и нужно справиться, чтобы очистить третью линию обороны.

Мы подошли к четвертому и, быть может, самому ответственному этапу очищения — выравниванию баланса энергии в организме.
Без этого шага вся получаемая нами энергия может пойти не впрок, и даже во вред.
На физическом уровне мы будем работать с балансом половых гормонов, который напрямую отражает соотношение «+» и «−» энергий в нашем теле.

Любое вмешательство в организм без знаний о балансе энергии обречено на неудачу

Каждое существо в нашем мире имеет свой баланс «+» и «−», соотнесенный и уравновешенный космическим балансом, и нужно постоянно поддерживать их стабильное равновесие. Генерация «инь» и «ян» создает некое биополе человека, которое является частью Единого энергоинформационного поля вселенной. Представляете, что влечет за собой незнание врачом или целителем этого факта? Мне даже страшно обо этом подумать!

Все современное лечение должно быть направлено на исправление нарушенного баланса «+» и «−», на восстановление каналов, по которым циркулирует энергия в нашем организме, на восстановление связи с Единым энергоинформационным полем через очищение собственного организма.
Мы с вами вплотную подошли к этому этапу очищения, и я уверен, вы понимаете, насколько это важно для вашего здоровья.

Я предлагаю вам систему восстановления баланса «+» и «−»

В связи со всем сказанным я, конечно, не могу оставить вас без помощи на полпути к здоровому организму. Очистить две линии обороны и не сбалансировать энергию в очищенном наполовину организме — это было бы преступлением против природы. Поэтому сейчас я предлагаю вам окончательно восстановить пути протекания энергии-информации в ее «+» и «−» вариантах. Этим мы с вами поставим первую точку в долгом и прекрасном пути к нашей Природе, завершим первый этап очищения.

> С помощью индивидуальной коррекции биополя (и тут вам придется потрудиться), восстановления иммунитета, биоэнергетических приемов, трав и других естественных способов вы выполните самокоррекцию.
> Этот путь приведет вас к балансу и окончательному согласию с Единым энергоинформационным полем.

На сегодняшний день мой метод является единственным в своем роде

Вы и сами прекрасно знаете, сколько сейчас на прилавках книг самых разных авторов по китайской, тибетской и еще бог весть какой медицине. В некоторых из них авторы даже обращаются к теме баланса половых гормонов, поскольку сама идея восходит еще к началу существования человека. Но ни одна из этих книг меня не удовлетворила!

Есть прекрасные материалы о регулировке баланса «+» и «−» с помощью определенной диеты, употребления «инь» и «ян»-продуктов. Мы эти материалы используем обязательно в авторской обработке. Но одной кулинарией тут не обойдешься.

> К окончательному очищению с помощью балансировки половых гормонов можно приступать, только сознательно приняв Творца и изменив в корне свою жизнь. Подтверждением вашей доброй воли для Природы будут раскаяние в совершении трех грехов и конкретные действия по очищению — уверен, вы их уже совершили!

В современном человеке «+» и «−» совершенно не уживаются в согласии

Уже не мне вам говорить, как загрязнен современный мир и современный человек. Кому как не вам знать об этом после двух чисток! Так вот. Выражается это загрязнение, как вы опять-таки знаете, не только в завалах грязи в организме и болезнях, но и в энергетическом засорении. Планомерное загрязнение са-

мих себя и окружающего мира приводит к тому, что «+» и «–» не
уживаются мирно в одном человеке. И это — катастрофа! Самая
настоящая энергетическая или, если хотите, гормональная катастрофа. Подавляющее большинство больных имеет либо чисто
«ян»-ские, либо чисто «инь»-ские показатели энергетики.

> Кто мы такие: бесполые существа с
> искаженной энергетикой или все-таки мужчи-
> ны и женщины, созданные совершенными?
> Это нам предстоит выяснить в самом скором
> времени. А сейчас крепко запомните: начало
> болезни всегда там, где есть излишек гормона!

Отрицательный опыт, накопленный учеными и целителями, поможет нам

Отсутствие результата — тоже результат, тем более
поучителен отрицательный опыт. Я предлагаю вам учиться на
чужих ошибках, как это принято по пословице у умных людей.
Правда, и сам я немало поломал голову над тем, отчего великo-
лепные фиторецепты, проверенные, казалось бы, временем, не
срабатывают в ряде случаев и даже идут во вред организму. Получается, что одному подходит, а другому — нет. Почему?

Не один я дошел до этого вопроса. Многие талантливые люди
пытались его решить и пришли к размышлениям о выравнивании энергетического баланса в организме. Скажем, Поль Брэгг
заявил, что все мы до предела «закислены» и нужно «защела-
чиваться», чтобы восстановить баланс и избежать болезни. Д. Джар-
вис и великолепный ученый Болотов, напротив, советуют все
делать наоборот, то есть «окисляться» с помощью яблочного
уксуса и квашеных продуктов. А что же делать на самом деле?

> Нельзя стричь всех под одну гребенку, хотя бы
> потому, что мир состоит из мужчин и женщин,
> у которых соотношение половых гормонов
> должно быть явно разным.
> Каждому лично нужно разобраться, избыток
> какого гормона нарушает баланс в организме,
> и только после этого начинать коррекцию.

Все болезни имеют ориентацию по «+» и «–»

Действительно, одни болезни имеют явно щелочное
происхождение и требуют «кислого» питания и таких же лекарств, а другие появились от излишнего «закисления», и не

дай бог лечить их такими же кислыми продуктами и травами!

Большинство же из нас, и даже сами целители, применяют травы и лекарства наудачу. Если повезет, то стимулируется выработка недостающего гормона, баланс энергий восстанавливается и человек выздоравливает. Ну а если нет и мы к избытку тестостерона добавляем еще тестостерона, пациент умирает, а горе-врач в недоумении разводит руками. Не допустите, чтобы такая ошибка когда-нибудь произошла с вами!

> Хороший врач, врач от Бога, идет по правильному пути интуитивно, ну а нам с вами повезло больше: я предлагаю вам метод, позволяющий четко разделить больных и, казалось бы, здоровых на две категории и очищаться уже на этой основе.

Все болезни — от дисбаланса половых гормонов

Это утверждение — мое открытие, которое еще ни разу меня не подвело. Я рекомендую воспользоваться им и восстановить гармонию в организме. Практическое применение этой идеи позволяет нам лечить не наудачу, а обладая четким знанием. Мы разделимся по отклонению гормонального фона в «инь»- или «ян»-сторону. Но почему я так уверен, что у вас есть эти отклонения? Дело в том, что даже самый дисциплинированный и здоровый изначально человек живет в нашем загрязненном во всех смыслах мире. Искаженный нами мир искажает нашу гормональную природу. По улицам ходят толпы женоподобных мужчин и мужеподобных женщин! (Вспомните, сколько теперь развелось в мире обществ гомосексуалистов, лесбиянок и прочих сексуальных извращенцев.)

> Резкое искажение гормонального уровня объясняется страшным электромагнитным полем планеты, генерированным миллионам и приборов и линий электропередач, а также загрязнением воды и пищи.
> В результате мы и получаем мутантов: женщин с преобладанием тестостерона и мужчин — эстрогена.

Идеалом гормонального и энергетического равновесия служит монада

На месте современных ученых я бы не судил о гормональной норме по состоянию современных пациентов. Лучше обратиться к древнейшему символу — монаде. Единство черного и белого, когда две капельки нераздельны и одна чуть больше другой — две возможности первоначального движения. У мужчин должно быть чуть больше «+» энергии, у женщин «−» энергии. Возможно, что и двойная спираль ДНК несет в себе ту же информацию! В норме преобладание одного гормона над другим должно быть совсем небольшим, но достаточным для изначального движения энергетики, для развития личности. Сегодняшние медицинские нормы далеки от древних, и это означает только то, что в нас резко нарушена гармония взаимодействия «+» и «−» энергий.

> Если вы чувствуете себя здоровым, но по моей системе найдете гормональные отклонения, это означает, что очень скоро вы заболеете и нужно срочно принимать меры!

ВЫВОДЫ ИЗ ТЕОРЕТИЧЕСКОЙ ЧАСТИ ОЧИЩЕНИЯ

Я хочу сразу сказать: то, что вы сейчас прочли, не было голой теорией — это было вхождение в чистку эндокринной системы. Специфика этой чистки такова, что ее основной метод — знание. Вы сейчас прикоснулись к тайнам Вселенной, которые мы не в силах разгадать, но с которыми должны считаться, если хотим жить в гармонии с собой и с Единым энергоинформационным полем. Итак, мы выяснили:

1. На балансе "+" и «−» энергий строится вся вселенная и ее маленькая копия — человек. Только поддержание или восстановление этого баланса дает нам шанс на здоровую жизнь. Потоки энергии-информации будут правильно циркулировать в организме только в случае поддержания нормального баланса половых гормонов.

2. За основу мы берем древний символ соединения мужского и женского — монаду. В ней отражается картина баланса гормонов и энергий у идеального мужчины и идеальной женщины. Небольшое преобладание тестостерона и эстрогена соответственно.

3. Восстанавливать гормональный, а значит — энергетический баланс мы будем по системе натуропатии, то есть только природными средствами. Но об этом речь впереди.

ПРАКТИЧЕСКАЯ ЧАСТЬ ПЕРВОГО ЭТАПА ЧИСТКИ. ДИАГНОСТИКА НАРУШЕНИЙ БАЛАНСА ПОЛОВЫХ ГОРМОНОВ

В этой части вам предстоит впервые диагностировать себя, да еще по такому серьезному поводу. При личной встрече я провожу диагностику за несколько минут, но, к моему великому сожалению, я не смогу обследовать такое огромное количество пациентов, которое включило бы всех моих читателей. Поэтому я максимально просто и доступно буду объяснять вам, как определить отклонения в гормональном фоне. Мы пропустим свои каждодневные ощущения и болезни через фильтр гормональной принадлежности, потом проштудируем симптоматическую картину заболеваний с «инь» и «ян» причинами, и в результате вы определите свой тип и найдете правильное направление чистки.

ИЗБЫТОК ЭСТРОГЕНОВ. ХАРАКТЕРНЫЕ ОЩУЩЕНИЯ И ЗАБОЛЕВАНИЯ

Избыток женского гормона в организме чреват для нас так называемыми болезнями расслабления и слипания. Сразу хочу обратить ваше внимание, что столь любимое многими сочетание «жир + вареный крахмал» — торты и другие «маленькие радости» — служит строительным материалом для накопления избытка этого гормона. Как только поймете, что у вас присутствует этот избыток, сразу откажитесь от вареных крахмалов!

Повседневные ощущения людей с избытком эстрогенов

Отнеситесь очень внимательно к следующему списку и вспомните, что не только на физическом, но и на психическом уровне страдает организм при определенных нарушениях. Но только совокупность многих признаков может убедить вас в наличии избытка женского гормона.

Итак, избыток эстрогена дает нам слабость, вялость, сухость и горечь во рту, головокружение, депрессию, меланхолию, тоску, чувство страха, необоснованного испуга (например, от звука хлопнувшей двери), тревогу. Эти признаки должны совмещаться с потливостью, ощущением холода в конечностях, плохим ростом волос и ногтей, одышкой, бессонницей, частой пульсацией в области печени.

> Напомню еще раз, чтобы избежать недоразумений: не обязательно все эти признаки должны присутствовать в вашей жизни.
> Однако если вы нашли больше пяти совпадений, то, скорее всего, этого ваш тип. Но не торопитесь! Впереди вас ждет подробная симптоматическая таблица, которая позволит вам уточнить выводы.

Симптоматическая таблица для определения избытка эстрогена

Советую всем читателям вооружиться карандашом и бумагой, чтобы выписывать те симптомы, которые покажутся «вашими». Это нужно нам для большей объективности, ведь иногда мужчине так не хочется признаться даже самому себе в избытке женского гормона и, наоборот, женщине — в избытке мужского. Не стесняйтесь хотя бы себя! Никто не хочет вас унизить или обидеть. Напротив — я всем сердцем хочу помочь вам стать здоровыми. Ну а теперь — к делу.

Интересующий нас показатель	Характеристика
Возраст	Чаще пожилой
Форма заболеваний	Хроническая
Характеристики боли	Хроническая, постоянная; преобладают ночные и от тепла; боль глубокая, диффузная, рассредоточенная, костная; характерны ощущения жжения, горения; часты ушибы и контузии; постоянная локализация боли, усиление при охлаждении
	Характерна апатичность, молчаливость. Глаза всегда тусклые, малоподвижные, полузакрытые. Сон глубокий
Характер	Пассивный, апатичный
Голос	Тихий
Кожа	Бледная, влажная, отечная. Цвет лица тоже бледный
Состояние мышц	Мышцы дряблые
Дыхание	Короткое, тихое
Деятельность кишечника, мочеиспускание	Понос, недержание мочи
Температурные реакции	Потребность в тепле
Температура во время болезни	Чаще субфибрильная
Половые железы при физической нагрузке	Потливость
Потребность в жидкости	Жажды нет, теплое питье
Ощущения при пальпации живота	Прикосновения приятны, живот мягкий

Интересующий нас показатель	Характеристика
Язык	Бледный и тонкий с белым налетом
Пульс	Глубокий, слабый, легко-подавляемый
Иммунитет	Пониженный
Менструальный цикл	Длительный, менструация обильная
Строение тела	Худощавое, астеническое
Подкожная жировая клетчатка	Выражена слабо
Лицо	Бледное, напряженное
Волосы	На голове — сухие, без блеска; на теле выражены слабо
Ногти	Ломкие
Слизистые оболочки	Сухие
Сердцебиение	Тахикардия
Частота дыхания	Учащенное
Потливость	Сильная
Утомляемость	Повышенная

Болезни расслабления и слипания, характерные при избытке энергии, то есть избытке эстрогенов

Перечень болезней, который я предоставляю ниже, производит тяжкое впечатление. Но ваша задача — не пугаться, а найти типологические соответствия данных заболеваний вашему организму или, наоборот, понять, что ваш организм склоняется в противоположную сторону.

Итак, это будут: запоры, атония кишечника и желчного пузыря, гастриты с пониженной и нулевой кислотностью, циститы, вегетодистония, невралгия, рассеянный склероз, бронхиальная астма, варикоз, диабет, зоб, ожирение, гипотония, отечность, тромбофлебит, гепатит, желчнокаменная болезнь, выкидыши, лейкемия, маточные кровотечения, мокрые заболевания кожи, слипание кровеносных сосудов, инфаркты и левые инсульты. А также сифилис, тиф, проказа, скребущая боль в поджелудочной железе, ночное недержание мочи, близорукость, угреватое лицо, полиомиелит.

Онкология в основном молочных желез и половых органов — объемная, жидкостная, массивная, более левосторонняя.

Если вы после исследования всех характеристик склоняетесь к мысли о своей принадлежности к этой группе, то учтите сразу
(но пока лишь учтите!), что выработку нужных вам андрогенов усиливают пища и травы, дающие кислую реакцию.
Кроме того, вам в целом нужно активизировать правую сторону организма.
Но это — впереди. Сейчас, даже если вы уверены в своих выводах, обратитесь к диагностике избытка тестостерона или андрогена — это либо даст вам уверенность в правильности своих впечатлений, либо посеет необходимые сомнения.

ИЗБЫТОК ТЕСТОСТЕРОНА.
ХАРАКТЕРНЫЕ ОЩУЩЕНИЯ И ЗАБОЛЕВАНИЯ

Избыток тестостерона — это уклон в сторону «+». Он ничуть не лучше, чем перекос в минусовую сторону. Ни один мужчина не будет здоровее от избытка мужских гормонов. Ошибочно полагать, что обилие мужских гормонов сделает вас более сильными и мужественными. Единственное, к чему он приведет, это к перекосу в энергетическом балансе и, как результат, к болезням. Эти болезни, если их обобщить, носят спазматический характер, в отличие от болезней расслабления при избытке женских гормонов.

Теперь — все в ваших руках: будьте непредвзяты и внимательны к себе, потому что сейчас очень важно сделать правильный выбор. Помните, что вам придут на помощь силы природы, и не торопитесь, принимая решение.

Повседневные ощущения при избытке тестостерона

Сравните этот список с соответствующим списком для избытка эстрогена, и вы, скорее всего, сразу примкнете к одной из групп.

Для людей с избытком мужских гормонов характерны, конечно же, агрессивность, возбудимость и учащенный пульс. Эти свойства могут считаться достоинствами только до тех пор, пока вы не поймете, что они напрямую связаны с повседневной тяжестью в теле, головными болями, повышенной пигментацией, покраснениями на коже, облысением, ознобом и худобой. А для женщин это выражается в нежелательном мужском характере и фигуре.

Следующим пунктом диагностирования будет та же симптоматическая таблица, с которой вы уже хорошо знакомы, но на этот раз мы исследуем себя на предмет избытка тестостерона.

Симптоматическая таблица показателей при повышенной содержании тестостерона

Интересующий нас показатель	Характеристика
Возраст	Чаще средний
Форма болезни	Подострая или острая
Характеристики боли	Острая, прерывистая. Часты дневные приступы, усиливающиеся при ходьбе, нагревании, надавливании. Скручивающая, острая, стреляющая боль. Поверхностная и локальная, пульсирующая. Часто изменяет локализацию и утихает при охлаждении
Психическое состояние	Возбужденное, неудержимая речь. Глаза живые, подвижные. Сон поверхностный
Характер	Активный, предприимчивый
Голос	Громкий
Кожа	Сухая, красная, не шелушащаяся. Цвет лица яркий
Состояние мышц	Склонность к судорогам и спазмам
Дыхание	Громкое

Интересующий нас показатель	Характеристика
Работа кишечника, мочеиспускание	Запор, задержка мочи
Температурные реакции	Потребность в прохладе
Температура во время болезни	Чаще высокая
Деятельность половых желез при физической нагрузке	Функция повышается
Потребность в жидкости	Жажда, холодное питье
Пальпация живота	Прикосновения неприятны, чувство переполненности
Язык	Красный, с толстым желтым налетом
Пульс	Напряженный, поверхностный, сменный, трудноподавляемый
Иммунитет	Нормальный
Менструальный цикл	Короткий, необильный
Строение тела	Коренастое
Подкожная жировая клетчатка	Хорошо выражена
Лицо	Розовое, мягкое, выраженное
Волосы	На голове — мягкие и блестящие; на теле — хорошо выраженные
Ногти	Пластичные
Слизистые	Влажные
Сердечные сокращения	Брадикардия
Частота дыхания	Замедленная
Потливость	Умеренная
Утомляемость	Медленная

Теперь вы все ближе к окончательному выводу по поводу гормональной «ориентации» вашего организма, и я хочу напомнить, что при недостатке эстрогенов, о котором сейчас идет речь, необходима диета, дающая щелочную реакцию, и активизация левой стороны организма. Но это пока лишь на заметку. О способах исправления сложившегося в организме дисбаланса мы поговорим чуть позже. А сейчас я обращаю ваше внимание на список болезней, зарождающихся на фоне избытка тестостерона.

Болезни спазмирования, свойственные организму с избытком тестостерона

Здесь, как и в предыдущем списке болезней, вам нужно не просто найти соответствия или несоответствия, но и понять, что есть общего у этих заболеваний, осознать их сконцентрированную в одной точке спазматическую природу.

Если вы поймете, что такое состояние свойственно вашему организму, то вовсе не обязательно доводить его до проявления всего списка болезней. Лучше сразу взяться за очищение, то есть за нормализацию баланса «+» и «−», женского и мужского.

Болезни спазмирования весьма многочисленны. Итак, к болезням спазмирования мы отнесем: поносы, гастриты с повышенной кислотностью, правые остеохондрозы, артриты, артрозы, простатиты и болезни половых органов, импотенцию, гемофилию, сухие кожные болезни, камни в правой почке, инфаркты, правые инсульты, выкидыши (но не от расслабления, как в случае избытка эстрогена, а от спазмов), межреберную невралгию, радикулиты.

Онкология может наблюдаться по всему организму: мелкоузелковая, резко болезненная, преимущественно правосторонняя. Очень характерен рак простаты (вот до чего доводит избыток мужского), а также СПИД, шизофрения, воспаление легких, туберкулез, потеря аппетита.

ЕСЛИ ВЫ НЕ УВЕРЕНЫ В СВОЕМ ДИАГНОЗЕ

Большинство моих пациентов и читателей без труда определяет, в какую сторону смещен баланс энергий — в «ян»-положительную или «инь»-отрицательную. Но мы с вами должны предусмотреть все. Поэтому прежде чем говорить о способах очищения эндокринной системы и восстановления баланса половых гормонов, я делаю предупреждение.

Не спешите! Сядьте и подумайте, насколько вы уверены в своем диагнозе. Если есть хоть какие-то сомнения — обратитесь к надежному и компетентному врачу. Это несколько затянет процесс чистки, но зато вы будете уверены в правильности диагноза.

> Сделав необходимое предупреждение,
> я предлагаю вам перейти к описанию главных
> процедур очищения на первом этапе чистки.

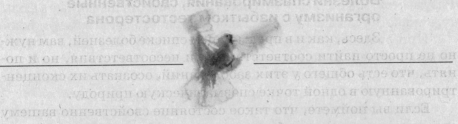

ОЧИЩЕНИЕ ЭНДОКРИННОЙ СИСТЕМЫ ПРИ ИЗБЫТКЕ ЭСТРОГЕНА

Как вы помните, я не ограничиваю время очищения ни на первом, ни на втором этапе — в случае эндокринной системы в этом нет необходимости. Мы будем придерживаться строгой диеты и лечиться травами — это наши основные методы. Кроме того, восстановить энергетический баланс нам помогут дыхательные и физические упражнения. В случае необходимости, например, если организм не справляется с дисбалансом только щадящими методами, мы применим методику лечения гормонами в очень малых дозах. Возможно, вам придется повторить процедуры первого этапа очищения — это обычная ситуация. И наконец, всем надо помнить, что видовое питание — непременное условие очищения третьей линии обороны.

ОЧИЩАЮЩАЯ ДИЕТА ПРИ ИЗБЫТКЕ ЭСТРОГЕНА

Вы уже, конечно, поняли, что в вашем случае необходима диета с кислой реакцией. Это и будет вторым компонентом нашей методики питания. А первым? Первым, конечно же, соблюдение норм видового питания.

> Итак, наша установка в питании:
> видовая пища + выбор продуктов,
> дающих кислую реакцию.

Строгая кислая диета в течение двух-четырех недель

С целью усиления выработки андрогена в течение этого времени разрешается мясо птицы, рыбы, яичный омлет, икра — все это не более двух раз в неделю и одного раза в день (не на ночь!).

Разумеется, мясо и рыба — только тушеные или запеченные в фольге, никакого бульона, никаких копченостей. Это закон на всю жизнь.

При этом все мясное нужно есть с большим количеством сырых овощей, натертых на мелкой терке. Жевать эту пищу — не смейтесь — не менее 50–70 раз, иначе возникнут трудности с пищеварением.

Каши. Даю добро на гречку, рожь, ячмень, перловку и кукурузу. Лучше всего, если вы с вечера подсушите крупу на сковородке без масла, затем смелете в кофемолке, настоите в течение ночи в термосе, залив кипятком. Утром проварите не больше 5 минут. По вкусу можно добавить мед, растительное масло и размоченные сухофрукты.

Бобовые. Я рекомендую чуть сладкие горох, фасоль и сою. Поскольку это довольно тяжелая пища, лучше употреблять ее (как и мясо) либо с 7.00 до 8.00 утра, либо с 19.00 до 20.00 вечера — в фазы суточной активности желудка.

Зелень. Она полезна всегда — ешьте смело щавель, петрушку, шпинат, укроп, огурцы — в любое время дня. Также вам будут полезны любые орехи, кроме арахиса.

Фрукты. Лимон, апельсин, яблоки, виноград, вишня, крыжовник, смородина, брусника, земляника, клюква и шиповник прекрасно справятся с созданием кислой среды в организме.

Напитки. Кислые вина (без злоупотреблений) и кислые напитки.

Молочные продукты. Только кислые.

Гречишный мед — вместо сахара.

> **Категорически запрещаются в кислой видовой диете: любая колбаса, копчености, животные жиры и курение. Вообще есть нужно немного, чтобы не изнурять организм в процессе чистки излишней работой.**

Очищение травами с кислой реакцией

Больше прочих я рекомендую многокомпонентный настой кислых трав. В его состав входят: стальник, укроп, хвощ, шиповник, аир, элеутерококк, клевер, боярышник, вереск, брусника, спорыш, земляника, лопух, пастушья сумка, омела, смородина, женьшень, аралия, лимонник, левзея. Примерно 14 наименований трав нужно смешать, смолов в мясорубке. Отсыпать 14 столовых ложек смеси, залить 3 л воды и настоять 7–8 часов. Затем процедить и пить по 1 стакану 3 раза в день за час до еды. Если вы почувствуете раздражение в желудке — добавьте воды до исчезновения этих ощущений.

Дополнительные методы балансировки при избытке эстрогена

Дыхание. Я уже не раз говорил о важности дыхания, а теперь мы с помощью дыхательного упражнения будем активизировать правую часть тела. Зажмите большим пальцем левую ноздрю и дышите правой по 2—5 минут 5—6 раз в день.

Воздержание. Да, именно половое воздержание поможет нам сбалансировать гормоны. Тот, кто нарушит это условие, создаст дополнительные сложности итак нагруженному организму. В такой момент гормонам совсем не нужны лишние встряски.

Использование иппликатора Кузнецова. Иглоукалывание этим аппаратом правой стороны тела стимулирует «инь»-энергию через кожу.

Физические упражнения. Вам подойдут любые физические упражнения из тех, что можно выполнять исключительно правой стороной тела, то есть рукой и ногой. Сложность упражнений и нагрузку определите сами в соответствии с уровнем подготовки.

Закаливание. Сразу говорю, что никаких протестов не принимаю: тем, кто уже добрался до этого этапа чистки, пройдя так много испытаний, пора ничего не бояться. Итак. Я настоятельно рекомендую ходить в холодной воде в ванной или по снегу босиком. Начать с 3 секунд и довести до 1 минуты в день. После процедуры — активное движение в течение 15 минут. Кроме этого обливание холодной водой разогретого тела — резкое и шоковое.

Использование гормонов

Если в течение месяца в организме не происходит кардинальных изменений и вы чувствуете, что меры недостаточно жестки, то придется прибегнуть к малым дозам гормонов. Не торопитесь воспользоваться этим методом — прислушайтесь к себе. Если это действительно необходимо, правильное решение придет к вам.

При полной уверенности начинайте инъекции тестостерона по 1 мл 5%-ного раствора через день 2—3 раза или препарата омнадрен 1 раз в месяц. Обязательно делать инъекции в правую сторону! Такая доза не навредит организму и подтолкнет его в нужном направлении. На этом завершится первый этап чистки эндокринной системы для тех, кто имеет избыток эстрогена и энергетический перекос в «инь»-сторону. Ну а теперь поговорим о противоположной проблеме — дисбалансе в сторону «ян».

ОЧИЩЕНИЕ ЭНДОКРИННОЙ СИСТЕМЫ ПРИ ИЗБЫТКЕ ТЕСТОСТЕРОНА

Эта глава будет построена аналогично предыдущей, и я рекомендую ознакомиться с обеими всем, независимо от диагноза, особенно при первом чтении текста. Знание полной картины необходимо для понимания тех симптомов и ощущений, которые характеризуют отклонения к плюсу и к минусу. Сейчас вам предстоит узнать о щелочной диете, о травах с щелочной реакцией и дополнительных методах, в том числе инъекциях эстрогена. Помните, что к практическим действиям можно приступать, только дочитав все об эндокринной системе и ее чистке до конца.

Очищающая щелочная диета при избытке мужского гормона

Для выработки эстрогена нам необходимо в течение 2–4 недель придерживаться строгой щелочной диеты, базирующейся на принципах видового питания.

Щелочные продукты выбираются из уже привычной (я очень надеюсь на это!) видовой диеты. Время использования диеты вы должны определить сами, соотнося свое состояние с диагностическими таблицами и характеристиками двух типов. Главное в этой диете — щелочная реакция в организме, которая способствует выработке эстрогена. Что же в нее войдет?

Непременно хлеб грубого помола, мучные продукты и, как ни странно, сладости — но все в очень умеренных количествах.

Каши. Рис, пшено, 1 раз в неделю — манка, пшеница (лучше пророщенная).

Овощи. Картофель, морковь, свекла, репа, редис, лук, чеснок, хрен, перец, кабачки, тыква.

Бобовые. Исключительно чечевица в виде супа или сладкой пасты.

Фрукты. Малина, калина, бананы, хурма, финики, изюм, инжир, груши. Черемуха, арбузы, грейпфрут.

Молочные продукты. Ограниченно, но на время щелочной диеты некислые, лучше всего вам подойдут твердые сыры в сочетании с сырыми овощами и салатами.

Сладкие и горькие *натуральные соки.*

Мед — лучше липовый.

Основной травяной сбор для преодоления избытка тестостерона

Я приведу перечень трав с щелочным воздействием, из которого нужно будет, как и в сборе при избытке эстрогена, выбрать 14 наименований и приготовить настой таким же образом.

Щелочную реакцию имеют: цмин, валериана, душица, девясил, зверобой, золототысячник, календула, крапива, кровохлебка, мать-и-мачеха, цветы липы, мята, одуванчик, березовые почки, почки сосны, пустырник, ромашка, сушеница болотная, тысячелистник, чабрец, чистотел, череда, шалфей, эвкалипт, тмин, малина.

Дополнительные способы очищения при избытке тестостерона

Дыхание. Так же, как и в случае избытка эстрогена, с помощью постановки дыхания мы будем активизировать одну половину организма.

Через левую ноздрю, зажав правую, дышим глубоко около 5 минут 5–6 раз в день.

Ипликатор Кузнецова используем для левой стороны тела.

Бани. Вместо закаливания при повышенной выработке тестостерона следует, напротив, париться в русской бане или сауне. Подойдут также солнечные ванны и даже облучение кварцем.

Инъекции эстрогена. Только в тяжелых случаях, когда организм уже настолько засорен, что не может более мягкими методами справиться с дисбалансом гормонов. Нам подходят только очень маленькие дозы — остальное организм сделает сам, получив такую откровенную подсказку.

Инъекции эстрогена делаются только в левую сторону. По 1 мл 2%-ного раствора синестрола: 3 инъекции с интервалом 2–3 дня.

Таблица натуральных продуктов и трав, усиливающих выработку эстрогенов и тестостерона

Изучая эту таблицу и составляя очищающий рацион, мы должны помнить, что для выработки эстрогенов нам необходима щелочная реакция, а для выработки андрогенов, напротив, кислая.

Продукты	Выработка эстрогенов	Выработка тестостерона
Травы и дикорастущие растения	Березовые почки	Аир
	Валериана	Актинидия
	Девясил	Аралия
	Бессмертник	Боярышник
	Душица	Женьшень
	Вереск	Заманиха
	Зверобой	Земляника
	Золототысячник	Клевер
	Календула	Левзея
	Калина	Лимонник
	Крапива	Лист брусники
	Кровохлебка	Лопух
	Липа	Омела белая
	Малина	Пастушья сумка
	Мать-и-мачеха	Родиола
	Мята	Стальник
	Одуванчик	Хвощ
	Подорожник	Шиповник
	Пустырник	Элеутерококк
	Ромашка	
	Рябина	
	Сосновые почки	
	Сушеница топяная	
	Тмин	
	Тысячелистник	
	Чабрец	
	Череда	
	Черемуха	
	Чистотел	
	Шалфей	
	Эвкалипт	
Зерновые	Пшеница	Кукуруза
	Пшено	Овес
	Манка	Рожь
	Ячмень	

Продукты	Выработка эстрогенов	Выработка тестостерона
Зернобобовые	Чечевица	Бобы Горох Соя Фасоль
Овощи	Брюква Кабачки Картофель Лук Морковь Перец Редис Редька Репа Свекла Тыква Хрен Чеснок	Капуста Огурцы Петрушка Помидоры Укроп Шпинат Щавель
Фрукты, ягоды и сухофрукты	Арбуз Бананы Грейпфрут Груши Изюм Инжир Малина Персики Финики Хурма	Абрикос Апельсин Брусника Виноград Вишня Земляника Киви Клюква Крыжовник Лимон Мандарин Смородина Черника Шиповник Яблоки
Орехи	Земляные орехи	Грецкие орехи Фундук
Сахар, мед и продукты пчеловодства	Липовый мед Прополис Сахар	Гречишный мед Прополис Шоколад
Молочные продукты	Молоко	Кисломолочные продукты
Напитки	Чай Коньяк	Кофе
Хлеб, мучные продукты	Хлеб, мучные продукты	—
Мясо, птица, рыба	—	Мясо, птица, рыба
Грибы	—	Грибы маринованные и соленые

Помните, используя эту таблицу, о принципах видового питания и старайтесь не нарушать их — всегда можно найти мясу адекватную замену.

Примечание к таблице

При выравнивании баланса половых гормонов вам поможет такая информация.

Эстрол содержится в семенах финиковых пальм, гранатового дерева и яблонь.

Фитоэстрогены вы можете почерпнуть в луковицах тюльпана, чесноке, овсе, ячмене, кофе, подсолнечнике, петрушке, картофеле и клевере.

Мужские половые гормоны или их аналоги содержатся в пыльце сосны.

Стероидные гормоны содержатся в траве манжетке.

Сельдерей содержит инсулиноподобные гормоны.

Корень солодки содержит уникальные гормоны, которые усиливают действие самых разных лечебных трав.

Кораллы, натуральный шелк, янтарь и жемчуг содержат простогландины, регулирующие и стимулирующие работу всех органов и систем, даже на клеточном уровне.

ЗАВЕРШЕНИЕ ПЕРВОГО ЭТАПА ЧИСТКИ ЭНДОКРИННОЙ СИСТЕМЫ

Когда вы успешно пройдете первый этап диагностики и очищения, вы сможете собой гордиться. Вы молодчина! За вашими плечами трудный и очень ответственный путь, зато в результате вы получаете равномерное распределение энергии в организме. Вас больше «не кренит» ни вправо, ни влево. Вы прекрасно чувствуете это по своему состоянию, по тому, насколько повысилась ваша работоспособность, сообразительность, жизнерадостность и просто жизненная сила. Женщины и мужчины вернулись к своей истинной природе! Но останавливаться еще рано.

Не удивляйтесь, что я не говорю пока ничего о втором этапе. Скоро вы все узнаете. Но главное — не хватайтесь за очищение, пока действительно не узнаете всего. В очищении эндокринной системы это принципиально важно.

ВТОРОЙ ЭТАП ОЧИЩЕНИЯ. ДИАГНОСТИКА И ОЧИЩЕНИЕ ПО ЛИНИИ «ЩИТОВИДНАЯ ЖЕЛЕЗА— НАДПОЧЕЧНИКИ—ГИПОФИЗ»

Дело в том, что эндокринная система дает нам возможность классифицировать пациентов по уже названному принципу «щитовидная железа — надпочечники — гипофиз». Что касается начала второго этапа, то — не удивляйтесь — начинается он одновременно с первым. Я не писал сразу о двух линиях очищения, чтобы не перегружать читателей довольно сложной информацией. Но теперь настало время сказать — обе диагностики вы будете проводить одновременно: по преобладанию одного из половых гормонов и по преимуществу одной из эндокринных желез. Затем вы проходите курс выравнивания энергетического гормонального баланса, который я только что описал, и приступаете к очищению преобладающей эндокринной железы. Именно она нуждается в дополнительных мерах по очищению, поскольку основная нагрузка приходится именно на нее.

ДИАГНОСТИКА ПРЕОБЛАДАНИЯ ОДНОЙ ИЗ ЭНДОКРИННЫХ ЖЕЛЕЗ

Наше с вами здоровье напрямую зависит от активности эндокринных желез. Выделяемые ими гормоны стимулируют живые клетки, дают энергетический толчок их жизнедеятельности. Половые гормоны, как мы уже поняли, призваны сохранять предписанный каждому человеку баланс энергии в организме, чтобы организм мог бесперебойно получать энергию-информацию, а значит, жить по законам Природы. Уверен, что с этой информацией вы разобрались, но дело в том, что каждый организм выбирает свой путь для наведения «энергетического порядка». В этом вопросе еще много загадок, но ясно одно: существует три типа функционирования эндокринной системы — по преобладанию одной из желез. Не мудрствуя лукаво, назовем их надпочечный, щитовидный и гипофизный. Что нам это дает?

Определение своего типа показывает нам направление чистки

Я помогу вам понять, какая железа берет на себя основную нагрузку в вашем организме. Что же дальше? А дальше, в соответствии с краеугольными камнями здоровья, мы делаем вывод: тот, кто больше работает, — больше загрязняется и, стало быть, больше нуждается в очищении. После диагностики мы проведем курс чистки преобладающей железы. И здесь, к сожалению, не может быть единого генерального метода — слишком разными, а порой и противоположными, могут быть проблемы. Скажем, гиперфункция и гипофункция щитовидной железы нуждаются в совершенно противоположных методах очищения и лечения. Поэтому я призываю моих читателей к предельному вниманию и терпению. Сейчас, быть может, как никогда важно понять себя, свою истинную природу.

Снова воспроизведем последовательность наших действий

После диагностики мы проведем очищение преобладающей железы и тем самым наладим работу третьей линии обороны. Последовательность действий будет такой:

1. Одновременная диагностика нарушений баланса половых гормонов и вашего типа по преобладанию одной из эндокринных желез. Теперь вы понимаете, зачем необходимо первое чтение!

2. Обладая всей необходимой информацией о себе, вы приступаете к выравниванию баланса половых гормонов. Сроки я не ограничиваю.

3. Осуществив первоначальную балансировку, мы приступаем к очищению преобладающей железы. Этим мы закрепим результат и окончательно наладим работу третьей линии обороны.

4. Полагаясь на вашу интуицию и понимание собственного тела, я допускаю возможность очищения на данном этапе и непреобладающих желез. Ведь одна железа доминирует, но остальные-то тоже работают! Но об этом мы еще поговорим.

Теперь мы займемся интереснейшим делом — определением своего типа. Всегда любопытно взглянуть на себя со стороны, а сейчас это, кроме всего прочего, и крайне необходимо!

ЩИТОВИДНО-ЖЕЛЕЗИСТЫЙ ТИП. ДИАГНОСТИКА И ОЧИЩЕНИЕ

Прошу обратить особое внимание на то, что вы можете не найти 100%-ных соответствий с каким-либо типом. Поэтому необходимо каждому читателю ознакомиться с описанием всех типов и выявить для себя наиболее близкий тип, самый непохожий тип и какой-то средний, часть признаков которого явно напоминают вас. Вот тогда вы поймете, как трудятся ваши эндокринные железы и какой из них помощь нужна в первую очередь. А кроме того, узнаете много нового о себе, о своих возможностях и потребностях, о своем предназначении в этом мире. Я даже немного завидую тем, кто сейчас приступает к этой интереснейшей части очищения эндокринной системы. Знание о преобладании желез дает нам возможность классификации и правильного выбора при очищении, но не только: оно помогает понять свое психическое состояние и темперамент, преодолеть энергоинформационное засорение и вернуться к себе настоящему.

Как узнать щитовидно-железистый тип

Черты лица: обычно очень красивые люди с изящными и тонкими чертами лица.

Глаза: обычно большие и слегка выпуклые.

Волосы: тонкие и шелковистые на голове, на теле почти отсутствуют (кроме области лобка и подмышек), тонкие и редкие.

Зубы: белые, некрупные, красивые, но, к сожалению, мягкие и неустойчивые к кариесу. Зубные дуги V-образной формы или круглые.

Язык: относительно длинный и тонкий и очень чувствительный.

Небо: высокое, V-образное.

Грудь: удлиненная и неширокая, сердце обычно меньше нормы.

Живот: небольшой и удлиненный.

Половые органы: средние по величине и очень чувствительные.

Конечности: красивой формы, пропорциональные, немного удлиненные; руки грациозные с изящными пальцами.

Приблизительно так выглядит тот, чья щитовидна трудится больше других эндокринных желез. Но этих признаков, конечно же, мало, чтобы причислить себя к щитовидному типу.

Психологические и физические характеристики щитовидного типа

Если вы — обладатель высоконапряженной и очень чувствительной нервной системы, то очень вероятно, вы относитесь к этому типу.

Что можно сказать о таких людях? Они тонкие, быстрые, вечно внимательные и движущиеся. В народе таких называют «двужильные». Сердцебиение у них ускоренное, и это определяет очень многое. В связи с ускоренным обменом веществ, а значит, и ускоренным загрязнением в обычных условиях, тело таких людей буквально на глазах теряет вес — сгорает, не успевая пополнить запас энергии.

Мозговая деятельность этого типа чрезвычайно активна: мысли и идеи буквально поминутно рождаются в их мозгу. Сложно воплотить их в жизнь, поэтому появляются характерные трудности: неудовлетворенность, бессонница, резкая смена настроения. Но результаты бурной деятельности все-таки приходят — метания и беготня оказываются оправданны. Но при этом нервы таких людей часто находятся на пределе, они не удовлетворяются ничем, их беспокоят несварения и запоры, а худеют они порой так быстро, что их фигура пугает худощавостью.

Все это похоже на слова гадалки, но тем не менее это, что называется, медицинский факт. Надпочечники определяют, будет ли идти окислительный процесс в организме — будет ли гореть «огонь жизни», а щитовидная железа определяет, с какой силой должен гореть этот огонь!

ОЧИЩЕНИЕ И ЛЕЧЕНИЕ ЩИТОВИДНОЙ ЖЕЛЕЗЫ МЕТОДАМИ НАТУРОПАТИИ

Щитовидная железа отвечает за работу всей клеточной машины организма, она регулирует всю нашу жизнь. Щитовидная железа — одна из основных составляющих третьей линии обороны. Огромная ответственность лежит на наших плечах — ответственность за понимание и очищение этой железы.

Начало этого пути уходит к началу этой книги, к принятию Творца, создавшего нас так, а не иначе, и повелевшего жить по определенным законам. Именно по этим законам очистить эндокринную систему, в том числе и щитовидную железу, можно только после очищения желудочно-кишечного тракта и печени.

Это закон очищения! Болезни щитовидной железы не являются самостоятельными, а лишь свидетельствуют о других заболеваниях внутренних органов, в конечном счете — о всеобщей болезни неверия и энергетическом дефиците организма.

Зоб — основная беда щитовидной железы

Все мы слышали про зоб, и все мы боимся этого слова, как огня. Но теперь пора перестать бояться и разобраться в этом вопросе.

Надо знать, что и при повышении, и при понижении функции щитовидной железы развивается зоб. Если вы отнесли себя к щитовидному типу, то профилактика или уже лечение этого заболевания вам необходимы.

Перетруженная железа может выдать либо гипертиреоз — усиленное синтезирование гормонов и токсический зоб, либо гипотиреоз — снижение функции железы от засорения и, так называемый «холодный» гипотиреоидный зоб.

Оба заболевания связаны с всасыванием йода в организме, но лечение их и очищение щитовидной железы при разных нарушения функции будет противоположным.

Внимание! Если вы не уверены в собственных диагнозах, прежде чем приступать к чистке, обратитесь к хорошему специалисту. Не торопитесь — главное правильно выбрать направление очищения.

Пусть опытный врач поможет вам в этом, к сожалению, я лично не могу быть рядом с каждым из вас!

Истоки гипотиреоза

Всем, кто хоть раз интересовался этой проблемой, известно, что при гипотиреозе снижено производство тироидных гормонов щитовидной железы и поэтому снижен их уровень в плазме крови.

Это и вызывает развитие зобной патологии щитовидной железы.

Я, вслед за многими талантливыми врачами и целителями, утверждаю, что причиной гипотиреоза является недостаточное всасывание йода в желудочно-кишечном тракте. Вот она — первая линия обороны! Только в кишечнике, в ворсинках его слизистой оболочки, в интесивности его моторики кроются препятствия для перехода йода из пищи в кровь.

Причина плохого всасывания йода — неправильное питание и в первую очередь крахмалы, сахар и соления, о которых мы уже много говорили в предыдущих главах. Я надеюсь, что вы уже отказались от этих ядов и перешли на видовое питание, поскольку без этого нам не удастся очистить щитовидную железу и восстановить ее нормальную деятельность.

ОЧИЩЕНИЕ ЩИТОВИДНОЙ ЖЕЛЕЗЫ ПРИ ГИПОФУНКЦИИ

Этот подраздел очищения третьей линии обороны основан на тех же принципах, что и все остальные. Мы берем у природы все средства, которые она предлагает нам для лечения и очищения организма. Неизменно мы восстанавливаем нормальный для человека рацион. Кроме этого, в случае гипофункции, мы должны восполнить недостаток йода в организме. Травы, как всегда, помогут нам избежать болезней и старения, а вера в Творца позволит выбрать правильные рецепты и способы очищения, подходящие именно для вас. Мы последовательно пройдем весь путь и восстановим нормальную работу щитовидной железы.

Повторим все по порядку

1. Прежде чем приступать к очищению щитовидной железы с гипофункцией, мы разбираемся с балансом половых гормонов. Эти два аспекта очень тесно связаны: зоб на фоне гипофункции характерен для женщин и мужчин с избытком женских гормонов и, наоборот, зоб на фоне гиперфункции чаще встречается у мужчин или женщин с избытком тестостерона. Таким образом, одна диагностика упрощает другую.

2. После этого вы находите свой тип согласно классификации «щитовидка—надпочечники—гипофиз». Это облегчит вам понимание собственного организма, характера, образа жизни и подскажет, как продолжить чистку.

3. Необходимо устранить запоры, если они все еще иногда случаются после очищения желудочно-кишечного тракта. Лучше всего для этого подойдут клизмы с чистотелом.

4. Если вы все еще не окончательно перешли на видовое питание, то нужно сделать это немедленно — больше времени у вас

нет. На этом этапе нам необходима вегетарианская диета с включением живых растений, корнеплодов, фруктов, орехов и растительных белков — именно из них мы будем получать необходимый органический йод. Об этом мы еще поговорим подробнее.

5. Никакой стимуляции щитовидной железы таблетками! Только компрессы на шею и полоскания горла.

6. Использование дополнительных источников органического йода: «синего йода», морской капусты и других морепродуктов.

Очищение щитовидной железы с гипофункцией с помощью правильного питания

Итак, помимо основных правил видового питания, которые известны уже каждому читателю этой книги, нам необходим дополнительный органический йод.

Отличным источником органического йода могут быть свежие продукты моря: креветки, крабы, рыба, мидии и т. д. Очень хороши в такой ситуации морские водоросли типа цитозеры, фукуса и ламинарии.

Помимо органического йода для нормализации работы щитовидной железы с гипофункцией необходимы кобальт, медь и марганец. Их мы будем получать тоже из видовых продуктов: шиповника, крыжовника, черники, земляники, малины, тыквы, баклажанов, лука, чеснока, черной редьки, репы, свеклы, салата, разнообразной капусты, а также из листьев и корней одуванчика. Выбирайте, что вам по вкусу!

Вместо обычного чая я рекомендую чаи из горьких трав: полыни, дягиля, тысячелистника. Ешьте побольше так называемых очистителей: черной редьки, сельдерея, пастернака и чеснока.

Отличный видовой продукт — проросшие зерна злаковых: пшеницы, овса, ячменя, а также ростки фасоли.

Настоятельно советую вам есть дикие травы и орехи — они содержат вещества, очищающие кровь, а также железо и медь. Орехи: лесные, грецкие, индийские, кешью, зерна миндаля, кунжута, льна, подсолнечника и мака. Травы: зверобой, полынь, иван-чай, донник желтый, душица, а в особенности — цветы каштана.

В остальном ваше питание должно быть просто здоровым, то есть видовым. Это одно из главных требований к любому процессу очищения. Но некоторые тонкости йодной кулинарии я все-таки вам поведаю.

«Синий йод» — дополнительный источник здоровья щитовидки

«Синий йод» — это препарат органического йода, который имеет только одно противопоказание — гиперфункция щитовидной железы. Это как раз тот случай, когда очищение одного органа имеет в случае разных отклонений противоположные направления. Рецепт его таков: в 50 мл теплой воды разводим 10 г картофельного крахмала (это будет 1 чайная ложка). Хорошенько размешиваем, добавляем 10 г сахарного песка и 0,4 г кристаллов лимонной кислоты. Отдельно кипятим 150 мл чистой воды и в этот кипяток вливаем полученный раствор крахмала, таким образом заваривая его. После охлаждения этой смеси вливаем в нее 1 чайную ложку 5%-ного спиртового раствора йода. Теперь у вас получается кисель темно-синего цвета.

Этот препарат может применяться и для лечения, и для профилактики гипотериоза. Однако нужно помнить, что профилактический прием составляет не более месяца.

Во время чистки мы принимаем «синий йод» так: 2 раза в неделю по 1–2 чайных ложки 1 раз в день. Две чайные ложки нужны тем пациентам, вес которых превышает 65 кг.

Несколько рецептов блюд с морской капустой

Морская капуста — один из самых древних и самых видовых, если можно так выразиться, продуктов. Сейчас нам важно то, что морская капуста — прекрасный источник органического йода — природное лекарство от гипотиреоза.

1. *Салат из морской капусты.*

150 г отварной морской капусты, свежий огурец, 1 морковь, 1 яблоко, полстакана сметаны, зеленый лук.

Сырую морковь натираем на терке, а яблоко и огурец нарезаем ломтиками. Все смешиваем с морской капустой, заправляем сметаной и добавляем зелень. Салат готов!

2. *Салат-коктейль.*

150 г отварной морской капусты, столько же свежих помидоров, 3 вареных яйца, 50 г зеленого лука, 150 г свежих яблок, 150 г сметаны, 150 г отварного минтая или трески.

В салатник укладываем слоями яблоки, морскую капусту, рыбу, яйцо, помидоры, зеленый лук — сверху заливаем сметаной и посыпаем зеленью.

3. *Голубцы с морской капустой.*

300 г свежей белокочанной капусты, 100 г отварной морской капусты, 75 г моркови, 40 г репчатого лука, 1 яйцо, 40 г риса, 30 г растительного масла, 15 г топленого масла, 200 г соуса.

Лук, морковь и петрушку по вкусу режут и пассеруют на топленом масле, параллельно готовят откидной рис. В пассерованные овощи добавляют готовый рис, яйцо, отварную капусту — это будет начинка. Кочан капусты зачищают, варят и разбирают на листья. В листья заворачивают фарш и обжаривают голубцы на растительном масле. После этого складывают их в сотейник, заливают сметанным соусом и ставят в духовку на 20—30 минут.

4. *Винегрет с морской капустой.*

300 г квашеной белокочанной капусты, 40 г морской капусты, 20 г моркови, 20 г свеклы, 40 г картофеля, 1 соленый огурец, 20 г репчатого лука, 20 г зеленого горошка, 40 г растительного масла, соль по вкусу, специи.

Квашеную капусту смешиваем с морской, нарезаем кубиками отварные картофель, морковь и свеклу, добавляем огурец, лук, горошек, заправляем винегрет растительным маслом, добавляем специи и все перемешиваем.

5. *Запеканка из морской капусты.*

Для того чтобы получить 1 кг запеканки, нам потребуется: полкило отварной морской капусты, 250 г отварной моркови, 1—2 яйца, 3 столовые ложки манной крупы, 80 г сливочного масла, 50 г сметаны.

Морковь и морскую капусту перемалываем в мясорубке и пассеруем на сливочном масле. Затем добавляем манную крупу и взбитое сырое яйцо. Все перемешиваем как следует и перекладываем в сковороду. Запекаем в духовке до готовности.

6. *Овощное рагу.*

Полкило картофеля, 100 г отварной морской капусты, 350 г моркови, 80 г петрушки, 100 г зеленого горошка, 200 г репчатого лука, 50 г томатной пасты, 80 г растительного масла, чеснок, специи и зелень.

Картофель нарезаем ломтиками, обжариваем и кладем в кастрюлю. Добавляем морковь, петрушку, лук, томат и тушим на медленном огне 10—15 минут. К концу тушения добавляем горошек, морскую капусту, специи и растертый чеснок. Подавая на стол, посыпаем зеленью.

7. *Йодированный соус.*

1 стакан сушеной морской капусты, 2,5 стакана кипятка, 3 столовые ложки семян кориандра, 5—6 зерен душистого перца, 2—3 почки гвоздики, 10—12 головок репчатого лука, 100—150 г растительного (подсолнечного, оливкового или кукурузного) масла.

Морскую капусту высыпаем в литровую банку, заливаем крутым кипятком, накрываем салфеткой и настаиваем в течение двух часов. Все пряности перемалываем в кофемолке. Головки лука тоже лучше смолоть помельче в мясорубке, при желании можно добавить 4–5 головок чеснока. После этого лук тщательно вмешать в соус, туда же высыпать и перемешать с капустой пряности. Теперь добавляем растительное масло и вымешиваем соус подольше. На следующий день соус будет готов. Его можно хранить в холодильнике 10–15 дней и видоизменять прямо в тарелке, добавляя разнообразную зелень.

Компрессы на шею при гипофункции щитовидной железы

Компрессы применяются курсами по 10 дней каждый совместно с фитотерапией, которую я опишу чуть позже. Какие компрессы выбрать и как совместить их с траволечением — вопрос для каждого из нас. Садитесь — выбирайте и действуйте!

1. В пропорции 1:1 смешать зерна ячменя и траву подмаренника обычного, засыпать смесь в полотняный мешочек и поварить 10 минут. Дать немного остыть, отжать и положить на область щитовидной железы. Утеплить и держать не больше 2 часов.

2. Холодный компресс из глины. Подойдет голубая, белая или желтая глина.

Развести глину до консистенции густой сметаны, намазать на фланель слоем в 1 см. Наложить на щитовидную железу и держать 1–2 раза в день не более 2 часов.

3. Компресс из травы хвоща.

Как и компресс №1, положить в мешочек, проварить в кипятке 10–15 минут и, чуть остывший, держать не меньше 2 часов.

Фитотерапия щитовидной железы при гипотиреозе

Вот список растений, содержащих непосредственно гормон тиронин, необходимый вашему организму: медуница лекарственная, жеруха лекарственная, дрок красильный, цветы красной рябины, плоды черной рябины, морская капуста, плоды фейхоа.

1. 1 стакан молотой гречневой крупы, 1 стакан молотых грецких орехов и 1 стакан меда — смешать. Принимать один раз в неделю вместо (!) еды.

2. Чай из шведской горечи.

Пить за 30 минут до еды и после еды. Одновременно принимать чай: 50 г семян льна, 60 г фукуса пузырчатого, 20 г шиповника, 20 г вероники, 20 г исландского мха, 20 г иссопа, 60 г корня мальвы.

1–2 столовые ложки смеси залить 0,5 л кипятка и настоять в термосе в течение ночи.

3. Лечение чистотелом.

Свежую траву положить в пол-литровую банку, заполнив ее наполовину (если трава сухая, она должна занять четверть банки), залить кипятком, закрыть и настоять 45 минут. Пить по 100 мл 3 раза в день за 15—20 минут до еды. Получится очень горько, но результаты лечения отличные. Его нужно пить неделю, затем обязательно 2—3 дня перерыв. После приема настоя принимайте 1 чайную ложку моркови.

4. Настой листа плюща на водке. 100 г листа на пол-литра водки. Настаивать 10 дней. Пить по 40—60 капель 15—20 дней.

5. Корку 1 лимона, 1 столовую ложку меда и столовую ложку семян льна варить 10 минут в 1 л воды. Полученной напиток пить вместо воды.

6. 10 г травы дрока красильного. Залить стаканом холодной воды, прокипятить 5 минут и настоять 45 минут. Принимать по 1 столовой ложке 3 раза в день.

7. Свежий сок жерухи лекарственной пить по 1 столовой ложке 3 раза в день.

8. Трава жерухи лекарственной.

30 г травы залить 600 мл кипятка и настоять 20 минут. Принимаем по 1 стакану 3 раза в день.

Из этого небольшого списка вам предстоит выбрать 2—4 рецепта, которые станут элементами вашей первой чистки щитовидной железы. Но и остальные, очень вероятно, пригодятся вам в будущем.

Сроки и интенсивность очищения

Очищение эндокринной системы в целом и отдельных ее частей — дело небыстрое. В зависимости от вашего состояния, от скорости очищения и налаживания нормальной работы организма продолжаться очищение щитовидной железы может от одного до нескольких месяцев. Спешить я вам не советую, тем более что никаких «жестких» мер к организму мы не применяем: главное — запустить механизмы самоочищения и самозащиты. Сейчас мы работаем над этим для третьей и последней линии обороны. Насколько успешно завершим мы очищение организма, зависит от нашей повседневной работы. Интенсивность очищения должна быть избрана вами с помощью энергии, поступающей непосредственно из Единого энергоинформационного поля. В случае затруднений и сомнений я, как всегда, советую сесть и подумать, прислушаться к себе.

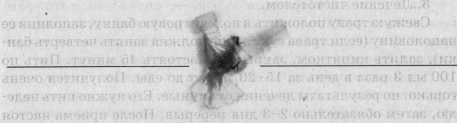

ОЧИЩЕНИЕ ЩИТОВИДНОЙ ЖЕЛЕЗЫ ПРИ ГИПЕРФУНКЦИИ

Это второе направление очищения, и для того чтобы приступить к процессу, нужно твердо знать, что ваша щитовидная железа имеет отклонения именно в эту гипер-сторону. Часть средств можно использовать и в качестве профилактики, но при этом нужно помнить, что йод противопоказан при гипертиреозе настолько, насколько он необходим при гипотиреозе. Экспериментировать здесь нельзя! Я дам вам все необходимые рекомендации по питанию, установлю последовательность действий и, как всегда, научу использовать силы Природы для очищения организма. Помните, что гиперфункция щитовидной железы приводит к страшным заболеваниям, поэтому здоровая, натуральная профилактика нужна любому из нас.

Общие понятия о гипертиреозе

Очень важное напоминание: советы для больных гипотиреозом нельзя автоматически переносить на больных гипертиреозом. Это совершенно бесполезно и очень опасно!

Ни в коем случае нельзя забывать, что больным гипертиреозом йод в любой форме, даже самой невинной и естественной,
вреден. Им нужно не приобретать йод, а избавляться от его излишков. Это необходимое условие излечения гипертиреоза.

Термину гипертиреоз соответствует термин «диффузный
токсический зоб», который отражает основные аспекты заболевания. Это диффузная гипертрофия и гиперфункция щитовидной железы, вызывающая патологические изменения в тканях
и органах.

Итак, гипертиреоз — это клинический синдром, вызванный
повышенным содержанием гормонов щитовидной железы в
плазме крови.

Другие термины, которыми медики обозначают гипертиреоз, — это базедов зоб, базедова болезнь, болезнь Грейвса, болезнь Флаяни, болезнь Перри. Отдельные проявления этого заболевания — экзофтальмический зоб, гипертиреодизм, тирео-
токсикоз и др.

> **Страшные названия и не менее страшные
> симптомы — это то,
> что мы видим перед собой сейчас.
> Однако наше правило — равнение на здоровый
> организм, поэтому именно сейчас мы
> приложим все силы к тому, чтобы избавиться
> от загрязнения железы, а значит, и болезни.**

ОТКУДА БЕРЕТСЯ ПАТОЛОГИЯ ВСАСЫВАНИЯ ЙОДА

1. Опять-таки ничего нового я не скажу: гипертиреоз, как и все
прочие болезни, является следствием загрязнения. Конкретно
он вызывается нарушением вегетативной иннервации тонкого
кишечника — части первой линии обороны.

2. Инфекционные заболевания — детища цивилизации —
также льют воду на мельницу болезни.

3. Неправильное питание, токсичная желчь, нарушение химизма сока поджелудочной железы и желудочного сока.

4. Нарушения в работе печени, которые, кроме всего прочего, негативно влияют на моторику кишечника и расширяют возможности обратного всасывания избыточного йода и гормонов.

5. Изменение структуры и активности ворсинок в тонком
кишечнике, которое происходит при сильном загрязнении, глобально нарушает процесс пищеварения.

Что ж, внимательные читатели уже поняли,
к чему я веду. ДА!
Именно в нарушениях работы первых двух
линий обороны, в неправильном питании
и образе жизни кроются причины
гиперфункции щитовидной железы.
Из этого утверждения вытекают
и методы очищения.

Чистота третьей линии обороны зависит от чистоты печени и желудочно-кишечного тракта

Давайте еще раз посмотрим, с чем нам нужно бороться. Самое главное мое утверждение состоит в том, что:

Развитие зоба и его размеры определяются
двумя причинами: отклонениями от нормы
поступления йода (избыток — гипертиреоз,
недостаток — гипотиреоз) и стойким усилением или уменьшением, соответственно,
функционирования блуждающего нерва.

Но к этому необходимо еще добавить, что только при высокотоксичной, засоренной крови происходит сверхстимуляция щитовидной железы.

То же и с блуждающим нервом: его деятельность активизируется только при воздействии токсичной крови и застое в лимфатической системе. Кроме того, токсичная кровь парализует аналитические возможности гипофиза и лишает нас его помощи.

Таким образом, как ни крути, а все болезни —
от загрязнения, ведь токсичная кровь —
это результат неправильного питания и плохой
работы первой и второй линий обороны.
Без очищения желудочно-кишечного тракта и
печени не удастся очистить эндокринные
органы, даже если делать все строго по книжке.

Очищение питанием

Забота о здоровье должна в первую очередь выражаться в здоровом питании. Мы с вами осилили уже множество правил и рекомендаций. Сейчас нужно учесть, что нам нужно видовое питание + сведение к крайнему минимуму поступления в организм органического йода.

То есть все, рекомендованное при гипотиреозе (морепродукты, овощи с большим содержанием йода), отменить категорически. В остальном вы придерживаетесь видовой диеты, но ни в коем случае не голодаете.

Особенное внимание уделите природным клеям, а вернее, следите, чтобы их вовсе не было на вашем столе. Животные и крахмальные продукты вредны и здоровым людям, а при гиперфункции о них лучше просто забыть!

Больше ешьте фруктов и овощей, богатых витаминами А, В, Е. Идеально подойдет на период чистки проросшая пшеница, морковный сок, сок крапивы, одуванчика, люцерны и отвар отрубей.

> **На протяжении всей чистки эндокринной системы вы не должны нарушать режим видового питания — чего бы это ни стоило!**
> **Следите за своим состоянием и, если в чем-то не уверены, перечитайте главы о питании.**
> **Все встанет на свои места, когда видовое питание станет для вас обычным и ежедневным.**

РЕЦЕПТ ОЧИЩАЮЩЕГО ЧАЯ ПРИ ГИПО- И ГИПЕРФУНКЦИИ ЩИТОВИДНОЙ ЖЕЛЕЗЫ

Этот рецепт проверен временем: его целебные свойства распространяются не только на щитовидную железу — сердечные болезни, склерозы, отслоение сетчатки, почечные проблемы почувствуют себя неуютно в соседстве с этим чаем.

Итак, берём 4 столовые ложки измельченных молодых иголок сосны, 2 столовые ложки измельченных плодов шиповника, 4 столовые ложки луковой шелухи, 2 столовые ложки листьев дикой малины. Все это сырье кладем в термос, заливаем кипятком и настаиваем в течение ночи.

Утром процеживаем и принимаем до 0,5 л в день вместо воды. За время чистки вы должны дорастить норму до 1 л.

Пить это снадобье надо от 3 месяцев до полугода — я предупреждал, что эта чистка не будет быстрой.

Хвойные ванны при гиперфункции щитовидной железы

Это очень приятное лечение и очищение. Что ни говори, а лежать в хвойной ванне — это не то что пить масло с лимонным соком. Но в нашем деле важно и то и другое. Но сейчас вам повезло.

Нам подойдут ветки сосны, ели, можжевельника, корни аира. Не обязательно использовать все сразу.

Я готовлю ванну так: полведра веток, полведра воды — варю полчаса, после этого настаиваю 8–12 часов. Вечером заполняю ванну водой 37–38 градусов, выливаю туда весь настой и добавляю 30–50 мл настойки валерианы. Внутрь тоже советую принять по 20 капель настойки валерианы и боярышника.

Принимать ванну нужно 15–20 минут — не больше, это уже впрок не пойдет. После ванны выпить полстакана чая из шишек хмеля (1 чайная ложка на стакан кипятка).

> **Курс хвойных ванн тоже не маленький —
> 40 процедур через день.
> Если, несмотря на успокаивающие настойки,
> ванны действуют слишком возбуждающе,
> после процедуры обливайте плечи холодной
> водой. Это обязательно вас успокоит.**

Фитотерапия при очищении щитовидной железы с гиперфункцией

Сразу приведу список растений, связывающих йод в организме: это лапчатка белая, земляника, черноголовка, сок красной свеклы, герань Роберта, мокрица, лист и корень ежевики, корень желтого касатика, подмаренник цепкий, норичник узловатый, ревень тангутский, жарковец метельчатый, зеленый овес и салат.

1. Самое эффективное средство при гиперфункции, вплоть до полного излечения, лапчатка белая. Это растение нужно собирать в начале цветения.

200г сухих растений залить стаканом кипятка и настоять ночь в термосе.

Принимать по $1/_3$ стакана за 30 минут до еды 3 раза в день. В течение чистки дозу медленно увеличивать до 1 стакана, а затем так же медленно уменьшать. Уже через несколько недель вы почувствуете стойкое улучшение состояния — и никаких таблеток не надо.

2. 300 г перегородок грецких орехов залить 1 л 60–70-градусного спирта и настоять в темном месте 60 дней.

Пить по 1 чайной ложке 3 раза в день за 20 минут до еды. Курс такой: 21 день принимаем — неделя перерыв.

3. 20 г корня солодки, 40 г корня марены красильной смешать и залить 600 мл кипятка. Настоять в течение 45 минут.

Утром натощак выпивать 1–2 стакана.

4. 100 г плодов шиповника, 50 г исландского мха смешать и залить 1 л воды. Затем подогреть и довести до кипения. Все выпить за один день.

5. 10 г плодов рябины, 10 г коры дуба, 20 г листьев крапивы и 20 г исландского мха. Смешать и 1 столовую ложку смеси залить стаканом воды. Довести до кипения, настоять 10 минут.

Пить по 2–3 стакана в день.

6. 20 г настойки валерианы, 10 г экстракта кондуранго, 15 г сока клюквы смешать и принимать 3 раза в день по 20–30 капель на 1 столовую ложку воды.

7. 1 столовую ложку травы дурнишника обыкновенного залить стаканом кипятка и кипятить 10 минут. После этого принимать по стакану 3 раза в день.

> Из предложенных рецептов вам, как всегда, нужно выбрать самое «свое» и совместить с остальными мероприятиями по очищению. Теперь же нам осталось ознакомиться с компрессами, которые помогут на физическом уровне победить болезнь.

Компрессы на щитовидную железу

Как и в случае гипофункции, мы применим компрессы. Но не спешите их ставить — помните, что к практическим действиям мы приступаем только во время второго чтения. Не ознакомившись с азами физиологии, нельзя очищаться и лечиться.

А что касается компрессов, то они нужны для размягчения фолликулов щитовидной железы, рассасывания узелковых образований и ликвидации лимфатического застоя.

Что бы вам ни говорили, помните, что никакого йодного влияния в компрессах при гиперфункции щитовидной железы быть не должно. Не допустите, чтобы вам навредили безграмотные лекари!

1. Лист капусты опустить на 30 секунд 3 раза в кипяток. Компресс из этого листа наложить с утеплением на 20 минут или даже на всю ночь.

2. Скорлупу 10 грецких орехов и пригоршню дубовой коры варить в 1 л воды полчаса на слабом огне. После этого смочить отваром фланель или байку и держать по 2 часа 2 раза в день — утром и на ночь.

3. 20 г мумие, 200 г меда, растопленного до жидкого состояния.

Растворить мумие в 30 г теплой воды и смешать с медом. Смесью намазать марлю, сложенную вчетверо, и наложить ее на щитовидную железу на всю высоту шеи и до артерий в ширину. Таким образом вы захватите все лимфатические железы. Хорошо утеплить компресс и держать всю ночь. Утром смыть, но весь день беречься от переохлаждения.

4. Распарить свежие листья черной бузины и отжать. Наложить компресс из 5 слоев листьев, слегка посыпав их содой. Утеплить и держать по 2 часа утром и вечером.

5. 50 г корней лапчатки обыкновенной, 50 г корней касатки, 25 г травы горькой полыни, 600 г внутреннего свиного жира держать на водяной бане 2 часа. Накладывать компресс на ночь.

Метод свободного очищения рассчитан на всю жизнь

Как я уже говорил, вы закончите чистку щитовидной железы тогда, когда посчитаете нужным. Вмешиваться в личные отношения человека и Природы, человека и энергии я не намерен. Вы — мои ученики, и я верю, что ваш организм научился получать и правильно распределять жизненную энергию. А коли так, то завершая чистку третьей линии обороны, вы будете полностью уверены, что делаете это в самый нужный момент.

Дальше — есть варианты. Вы можете, в соответствии с результатами диагностики, обратиться к очищению надпочечников и гипофиза. Но это будет исключительно ваше решение. Можете выйти из чистки, если все три линии обороны действуют прекрасно.

> **Важно помнить одно: теперь вы вернулись к себе, к своей истинной Природе.**
>
> **Нельзя снова начинать ту жизнь, которую мы оставили за пределами нашего очищения.**
>
> **Принципы здорового организма, основанные на вере в Творца, остаются с нами на всю жизнь.**
>
> **А впереди вас ждет еще уникальная методика очищения соединительной ткани — очищения на клеточном уровне.**

НАДПОЧЕЧНЫЙ ТИП.
ДИАГНОСТИКА И ОЧИЩЕНИЕ

В этом разделе я расскажу вам о признаках надпочечного типа, и если вы узнаете себя, то это значит, что ваши надпочечники нуждаются в поддержке, то есть в очищении. Но может быть и по-другому. Скажем, вы относите себя к щитовидно-железистому типу, а надпочечники ваши все-таки ослаблены (вам это известно). Тогда вы проводите чистку щитовидной железы, а затем, не жалея на это времени, очищаете и надпочечники. Словом, читая в первый раз этот раздел, вы должны решить, нуждается ли сейчас ваш организм в очищении надпочечников. Быть может, вы займетесь этим позже, но, во всяком случае, эта информация не окажется бесполезной.

Внешность, присущая надпочечному типу

Усредненного представителя надпочечного типа вы можете узнать по таким признакам.

Черты лица: довольно грубые и тяжелые.

Глаза: всегда яркие — темно-голубые, коричневые или черные; зрачок очень подвижный и небольшой.

Волосы: на голове жесткие и вьющиеся; на теле — хорошо выражены, толстые и грубые.

Лоб: узкий, обычно с низкой линией волос.

Нос: не маленький, с большими ноздрями.

Губы: полные и яркие.

Зубы: чрезвычайно крепкие и устойчивые к кариесу, слегка желтоватые и крупные, особенно клыки. Зубные дуги полные и круглые.

Язык: толстый, широкий и чистый.

Небо: широкое, с низкой аркой.

Череп: широкий между висками, нижняя челюсть массивная и часто выдающаяся вперед.

Уши: мочки толстые и длинные.

Кожа: толстая, сухая и теплая.

Шея: короткая и толстая.

Грудь: плотная и широкая.

Живот: часто толстый, выступающий вперед.

Половые органы: большие.

Конечности: довольно толстые и короткие, как и пальцы на них. Ногти тоже короткие и толстые, с маленькими или отсутствующими лунками.

> Не стоит забывать, что это усредненный и яркий вариант внешности.
> Преобладание надпочечников может выражаться в разной пропорции, и типы внешности, конечно же, смешиваются.
> Читайте описание дальше и выделяйте то, что, бесспорно, кажется вашей характеристикой.

Физиология и темперамент надпочечного типа

Энергия у людей такого типа, что называется, бьет ключом и кажется неисчерпаемой. Но у любого организма есть свой предел — мы с вами хорошо это знаем.

Прекрасное окисление углерода в мышечной системе дает надпочечному типу силу и пылкость. Температура тела таких людей всегда чуть ниже 37°, а руки и ноги никогда не бывают холодными. Надпочечный тип гордится тем, что может переварить что угодно в любых количествах, и до поры до времени это действительно так. Кроме того, усталость — это не про таких людей: пока не свалятся, как подкошенные, от тяжелой болезни, они стремительно несутся по жизни.

Еще можно добавить к достоинствам надпочечного типа отличный иммунитет — устойчивость к инфекциям, даже венерическим. Это очаровательные флегматики, добродушные и веселые, окруженные толпой друзей и приятелей. Они почти никогда не раздражаются, не знают бессонницы и ночных страхов.

> **Отличные характеристики, и, казалось бы,
> все идеально.**
> **Но это портрет здорового человека.**
> **Как только загрязнение организма достигает
> определенного уровня, даже эти энергичные
> весельчаки сникают под гнетом болезни.**
> **И тогда им нужно обязательно
> позаботиться о профилирующей железе —
> надпочечниках.**
> **Они устали и забились грязью.**

Трудности надпочечников при избыточном выделении гормонов

Надпочечники вырабатывают около 50 различных гормонов. Те из них, что оказывают на организм выраженное биологическое действие, называются кортикостероиды. Их главная функция — адаптация организма к новым условиям.

Избыток кортикостероидов вызывается опухолями коры надпочечников или увеличением их размера, связанным с повышением функции гипофиза. В такой ситуации нужно поочередно очищать гипофиз и надпочечники.

В чем видимые признаки избыточного выделения гормонов? Например, возникают избыточные отложения жира — такие знакомые женщинам «галифе» и «рейтузы». Изменяется форма лица, на коже появляются растяжки, гнойные высыпания. Повышается артериальное давление, нарушается обмен веществ. У женщин прекращается менструальный цикл, а у мужчин снижается потенция.

Нарушения при недостаточном выделении гормонов

Если кора надпочечников выделяет гормоны в недостаточном количестве, то развивается Аддисонова болезнь. Ее симптомы — это похудание, бронзовая окраска кожи, снижение артериального давления, расстройства желудочно-кишечного тракта, нарушения обмена веществ, нарушение приспособительных и защитных реакций.

А нарушается выделение гормонов, как правило, от ненормальной нагрузки на надпочечники, которую дает наше «цивилизованное» питание и такой же образ жизни. Надпочечники изнашиваются, обеспечивая нормальную работу загрязненных почек.

В результате вместо жизнерадостного здоровяка мы получаем худой нездоровый щитовидный тип с малоактивными надпочечниками. Но главные враги надпочечников — это антибиотики и преднизолон! Их нужно бояться как огня.

ОЧИЩЕНИЕ НАДПОЧЕЧНИКОВ МЕТОДАМИ НАТУРОПАТИИ

В качестве основного метода я предлагаю вам прием сиропа алоэ и очищающего травяного чая. Как вспомогательные средства очищения мы используем компрессы, клизмы и фиторецепты. Чистка должна длиться около двух недель, причем в течение этого времени мы используем все предлагаемые методы. Обязательным условием очищения остается правильное питание: с него мы начинаем чистку, с ним же и выходим из нее, прекратив все прочие процедуры.

Видовое питание в период очищения надпочечников

Вам необходимо составить рацион с большим количеством зерновых продуктов, разнообразных растений, овощей и фруктов. Откажитесь от соли и умеренно подкисляйте блюда лимоном или чистым винным уксусом.

Острое, жирное, чай, алкоголь, кофе и табак остаются навсегда в прошлом!

Перед обедом и ужином я очень советую вам съедать 1—2 головки печеного репчатого лука или салат из свежего красного репчатого лука с петрушкой и сельдереем. Эти блюда позволят организму усвоить все наилучшим для надпочечников образом.

После обеда вас ожидают лакомства: 1 чайная ложка мармелада из плодов шиповника или черной бузины и сотового меда.
Правда, придется добавить к этому $^1/_2$ чайной ложки толченой
яичной скорлупы, но это, поверьте, не испортит удовольствия.

**В целом питание остается строго видовым.
Этого будет достаточно для восстановления
функций надпочечников, поскольку остальные
линии обороны уже действуют в полную силу
и снимают непосильную нагрузку
с эндокринной системы.**

Жидкостный рацион в период очищения

Воду я пить вам не советую. Мы заменим ее с большой пользой на фирменный очищающий отвар.

Берем 10 истолченных в кашицу ядер грецких орехов, полстакана разрезанных и очищенных от семян плодов шиповника, столько же плодов боярышника. Заливаем смесь литром
кипятка и кипятим на слабом огне в закрытой посуде 20 минут.
После этого настаиваем, хорошенько укутав, в течение часа и
процеживаем. Можно по вкусу добавить мед и сок лимона.

Кроме этого отвара, полезно пить 3—4 раза в день по полстакана такой смеси.

В равных частях берем листья подорожника, лесной земляники, березы, толокнянки обыкновенной, травы спорыша, кип-
рея, гравилата городского и цветков лекарственной календулы.

Три столовые ложки этой смеси плюс по 1 столовой ложке
цветов белой акации, яблони, зверобоя и травы чабреца заливаем 3 стаканами воды и варим в закрытой посуде до тех пор, пока
не выкипит половина всей жидкости. После этого охлаждаем и
процеживаем. Так же, как и в первый отвар, добавляем мед и
лимонный сок по вкусу.

Такое питье прекрасно заменит вам все жидкости и ускорит
процесс очищения и оздоровления надпочечников.

ОСНОВНОЙ МЕТОД ОЧИЩЕНИЯ НАДПОЧЕЧНИКОВ

После того как вы вошли в чистку с помощью определенной диеты, описанной только что, пора заняться основным очищением. По исполнению оно будет очень простым, но эффективность
его проверена тысячами пациентов.

Итак, утром, днем и вечером за 30 минут до еды в течение двух недель необходимо принимать 1 столовую ложку сиропа алоэ. Чудесные целебные свойства этого растения известны веками, пришло время и нам с вами использовать их в полной мере.

Нам потребуется: 300 г сока алоэ, 3 л красного натурального вина, 2,5 кг пчелиного меда, по 10 г измельченных корней вира, алтея, герани, лопуха, одуванчика и цикория; по 15 г измельченной травы будры, дымянки, красного клевера, земляники, зверобоя, золотарника, льнянки, медуницы, репешка, подмаренника настоящего и цепкого, глухой крапивы.

Все составляющие смешиваем и варим, помешивая, на водяной бане 1 час. Затем настаиваем смесь в течение трех дней. После этого процеживаем и отжимаем. Храним в темном и холодном месте.

Дополнительный компонент основного метода

Этим компонентом будет настой, который принимается через 10 минут после сиропа алоэ в количестве $1/_2$ стакана. Смесь будет состоять из: травы и цветов таволги вязолистной, репешка аптечного, горькой полыни, спорыша, мальвы лесной, манжетки обыкновенной, молодых сосновых верхушек, листьев березы, перечной мяты, мелиссы, цветков календулы и корня солодки.

Все смешивается в равных пропорциях, после этого 2 столовые ложки смеси заливаем 0,5 л кипятка и настаиваем на водяной бане 15 минут. Охлаждаем при комнатной температуре и процеживаем. Можно приправить настой медом и лимоном.

Очищающие клизмы и компрессы

Очищающие клизмы из 0,5 л настоя травы чистотела необходимы особенно тем, кто не окончательно избавился от запоров. Делать клизмы нужно вечером, перед сном. После этого, чередуя через день, мы будем делать компрессы.

День первый. На область почек ставим компресс в мешочке, наполненном теплой припаркой из свежей капусты, измельченных стеблей лука-порея и 1 столовой ложки семени льна. Смесь варят в 100 г натурального молока, пока она не станет густой. Перед тем как поместить смесь в мешочек, ее посыпают 1 чайной ложкой сахарного песка и мукой — для абсорбирования.

Одновременно с этим компрессом к животу нужно приложить компресс из льняной ткани, смоченной в прохладном отваре ореховых листьев (2 столовые ложки сухих измельченных листьев на пол-литра воды).

В это же время накладываем компресс на щитовидную железу. Это будет также льняная ткань, смоченная в таком отваре: 1 столовую ложку смеси травы пустырника, дурнишника обыкновенного и спорыша (в равных частях) залить 1 стаканом воды и кипятить 10 минут. После этого охладить и процедить.

День второй. Во второй вечер на область почек мы наложим другой компресс. На этот раз мы наполним мешочек теплой припаркой из нарезанного и отжатого репчатого лука, 1 чайной ложки березового или соснового дегтя, 1 чайной ложки сахарного песка и муки для удаления влаги.

Чередование этих компрессов обеспечит наиболее эффективное очищение эндокринной железы.

Сочетание всех этих мер по очищению надпочечников в течение двух недель заставит перетруженную железу работать «как новую», и это может стать завершающим этапом первого этапа полного очищения организма. Однако не торопитесь завершить ее на этом месте. Быть может, описание очищения гипофиза подвигнет вас еще на один шаг.

ГИПОФИЗНЫЙ ТИП. ДИАГНОСТИКА И ОЧИЩЕНИЕ

Гипофизный тип — самый сложный и неизученный. В общих чертах это сочетание большого, или даже гениального, ума с бестолковостью или нелепостью поведения. Сложность таких людей определяется сложностью работы гипофиза. Мы с вами не будем делать вид, что все знаем об этой железе, а лучше используем известные нам и проверенные временем народные способы ее очищения. Чистка будет очень похожа на чистку надпочечников, поскольку эти железы работают «в одной связке». Напомню еще раз, что приступать к процедурам вы можете только после того, как прочтете всю книгу и сделаете необходимые выводы.

Внешние признаки гипофизного типа

Я могу представить вам лишь некоторое признаки этого типа, поскольку он остается самым загадочным. Даже если вы не признаете себя в моих описаниях, это не значит, что очищение гипофиза может вам повредить. У любого из нас эта железа выполняет сложнейшие и важнейшие функции.

Очищение гипофиза, безусловно, даст организму дополнительные возможности к самовосстановлению и здоровой работе.

Итак, что нам известно?

Черты лица: могу лишь сказать, что верхняя губа таких людей обычно длинее нормы.

Голова: довольно большая, череп высокий, куполообразный, лобная кость и надбровные дуги — выпуклые.

Зубы: обычно крупные, в особенности — центральные резцы.

Суставы: слабые, ноги часто кривые с плоскими стопами.

Конечности: длинные, отчего люди этого типа часто долговязы; пальцы длинные и тонкие с большими лунками на ногтях.

Вот то немногое, что нам известно доподлинно. Но не торопитесь с выводами — быть может, психологические характеристики натолкнут вас на какие-то мысли.

Психологическая характеристика гипофизного типа

Это очень противоречивый и интересный тип. Гениальность его порой граничит с безумием. Непомерное развитие гипофиза часто приводит к конвульсивным припадкам эпилепсии. Вспомните о множестве великих людей, страдавших этой болезнью.

Эти люди чрезвычайно богаты душевными качествами. Развитая интуиция, актерский, поэтический дар, вообще талант — это их привилегия. В детстве таких людей часто считают дурачками со странностями, но позже — остается только удивляться, откуда у них берутся блестящие идеи и творения.

Но в блеске представителей этого типа таится большая опасность: непомерно натруженный, сверхстимулированный гипофиз приводит к ранним смертям, порой самоубийствам. Организм не справляется с потоками неконтролируемой энергии!

Чтобы избежать трагических «случайностей», нам нужно наладить энергетически сбалансированную работу гипофиза.

Первое, что необходимо для этого, — очищение.

После него наш организм сам найдет правильные пути жизнедеятельности.

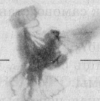

ОЧИЩЕНИЕ ГИПОФИЗА ЕСТЕСТВЕННЫМИ МЕТОДАМИ

Мы коротко поговорим об основных трудностях и нарушениях в работе этой эндокринной железы. Обо всем поговорить не удастся — слишком обширна эта тема. Главное сейчас — это использовать накопленный веками опыт природного очищения и лечения гипофиза. Основные характеристики очищения — те же, что и в случае надпочечников: приблизительное время — 2 недели, основной метод — прием сиропа алоэ, клизмы и компрессы — в качестве дополнительных методов. Не забывайте, что наш главный козырь — вера в Творца и установка на полное выздоровление!

К чему приводит засорение гипофиза

Очень часто слишком большая нагрузка приводит к снижению функции гипофиза — гипофункции. Нарушается секреция передней доли гипофиза, что приводит к уменьшению выработки гормонов. Диагностировать этот процесс нужно у хорошего специалиста, потому что признаков заболевания — множество, и они очень разнообразны: от выпадения волос до склонности к суициду.

Опухоли в гипофизе — это очень серьезное заболевание, требующее профессиональной помощи. Но это не отменяет необходимости очищения, тем более что наши методы диктуются самой природой и не могут принести вреда организму. Народная медицина в такой ситуации рекомендует общее лечение, которое по сути и есть очищение третьей линии обороны.

ОСНОВНОЙ МЕТОД ОЧИЩЕНИЯ ГИПОФИЗА

Основным методом мы будем считать прием сиропа алоэ, очень похожего на тот, что я описал в предыдущей чистке. НО! Помните, дорогие читатели, как Отче наш, что без строгой видовой диеты не сработает ни один метод! Видовое питание — это основа любого очищения и лечения.

А сироп мы будем принимать утром и вечером за 30 минут до еды по 1 столовой ложке.

Готовим его так: не поливать растение неделю, затем срезать листья, держать в холодильнике 10–12 дней, после этого, измельчив, отжать сок.

Состав:

Сок алоэ — 300 г.

Красное натуральное вино — 2,5 л.

Пчелиный мед — 2 кг.

По 10 г измельченных корней буковицы, полевой бузины, окантовидного чертополоха.

По 5 г измельченной травы иван-чая, мелиссы плюс столько же почек и листьев березы.

По 15 г измельченной травы зверобоя, боярышника, таволги, тысячелистника, ромашки, а также цветов яблони и шиповника.

Все смешиваем и варим на водяной бане в течение часа, затем настаиваем 3 суток при комнатной температуре, процеживаем и отжимаем.

Рецепт отвара, который вы пьете после основного сиропа

Через 10 минут после приема сиропа алоэ необходимо выпить полстакана отвара из следующей смеси: по 40 г лаванды, донника, репешка аптечного, подмаренника цепкого, буковицы лекарственной и манжетки обыкновенной.

2 столовые ложки этой измельченной смеси заливаем 0,5 л кипятка и варим на слабом огне в закрытой посуде 10 минут. После этого охлаждаем и процеживаем.

Отвар и сироп будут действовать в комплексе, очищая гипофиз и эндокринную систему в целом, освобождая силы для естественной борьбы с болезнями.

Дополнительные методы очищения

Вечером перед сном в течение первых трех дней чистки делаем теплую клизму из 1 л настоя аптечной ромашки.

После этого готовим паровой компресс для головы.

Холщовый мешочек наполняем полусваренным ячменем комфортной для вас температуры и ставим компресс на 10—15 минут.

На живот ставим компресс из хлопчатобумажной ткани.

Смачиваем ткань в теплом отваре лугового клевера, который готовим так: 3 столовые ложки клевера заливаем 0,5 л кипящей воды, варим 5 минут, затем охлаждаем и процеживаем.

Фиторецепты для очищения гипофиза

1. По 100 г базилика, аканта длинноволосого, по 50 г пустырника, душицы, донника, цветов липы и лаванды и шишек хмеля.

2 столовые ложки смеси заливаем с вечера 0,5 л кипятка и настаиваем в течение ночи в термосе. Пьем по 75 г спустя 2 часа после еды.

2. По 2 столовых ложки цельного овса, измельченных со скорлупой грецких орехов, половинка апельсина вместе с кожурой, но без косточек.

Варим все вместе 25 минут в 0,5 л воды, затем процеживаем. Пьем этот отвар без ограничений вместо воды.

3. Принимать по 1—2 чайных ложки мармелада из ягод черной бузины (слой ягод, слой меда настаиваем в теплом месте 2 недели, затем отжимаем).

4. Обязательно пить сок красной свеклы с соком моркови, сок апельсина и отвар цельного овса с медом.

5. Через 2 часа после еды выпивать 75 г отвара: по 50 г базилика, скумпии, пустырника, лаванды, цветов липы, донника, душицы, хмеля.

2 столовые ложки смеси заливаем 0,5 л кипятка, настаиваем ночь в термосе, процеживаем и отжимаем. По вкусу добавляем мед и лимонный сок.

Внимание!

Всем, у кого диагностированы нарушения в работе гипофиза, нельзя ходить без головного убора ни в холод, ни в жару, ни в дождь, ни при сильном ветре!

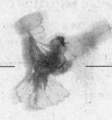

АНАТОМИЯ ЭНДОКРИННОЙ СИСТЕМЫ

ЗАВЕРШЕНИЕ ОЧИЩЕНИЯ ТРЕТЬЕЙ ЛИНИИ ОБОРОНЫ

Мы с вами подошли к историческому рубежу — завершению чистки третьей линии обороны, а значит, завершению чистки оборонной системы организма в целом.

Я могу вас торжественно поздравить с эти событием и напомнить, что материалы этой книги могут использоваться вами и впредь, по мере надобности. Теперь вы уже не свернете с верной дороги, ведь вас поддерживает вера в Творца и та энергия, которая наполняет жизнью весь этот мир. Такой основе здоровья и молодости можно только позавидовать!

Но нам осталось провести еще второй этап очищения, которым мы завершим полное очищение организма. А тем, кто читал описание чистки эндокринной системы впервые, еще предстоит познакомиться с ее анатомией.

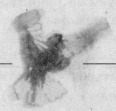

АНАТОМИЯ ЭНДОКРИННОЙ СИСТЕМЫ

ЗАВЕРШЕНИЕ ОЧИЩЕНИЯ ТРЕТЬЕЙ
ЛИНИИ ОБОРОНЫ

Сразу оговорюсь, что приложение — это полноценная часть моей книги, и ее прочтение обязательно для всех. Без элементарных знаний об устройстве эндокринной системы и ее основных желез нельзя приниматься за чистку. Я не стану перегружать вас сложными и порой запутанными сведениями — только самое очевидное и необходимое. Если вы захотите что-то узнать подробнее — это будет не трудно: специальной и популярной литературы по эндокринологии довольно много. Но все необходимое для нашей чистки, повторяю, вы найдете на этих страницах.

Понятие об эндокринной системе

Эндокринная система — наша третья линия обороны — состоит из эндокринных желез. В чем их особенность? В том, что они не имеют выводящих протоков: это органы внутренней секреции.

Ни один процесс в человеческом организме не совершается без участия эндокринной и нервной систем!

Итак, мы поняли, что железы внутренней секреции не имеют выводящих протоков — что это значит? Это значит, что вырабатываемые ими вещества поступают непосредственно в кровь и лимфу. Это последний рубеж на пути токсинов и болезнетворных материй в организм!

Вещества, секретируемые эндокринными железами, — это биологически активные гормоны, о которых мы еще поговорим подробнее.

> **Если не вдаваться в тонкости (а на данном этапе это нам и не нужно), то можно констатировать: эндокринная система — это гарант гормональной регуляции всех процессов жизнедеятельности организма.**
> **То есть именно эндокринная система «решает», как распределить поступающую в организм жизненную энергию.**

Эндокринная система — третья линия обороны

Вспомним, что печень и кишечник, которые мы очищали перед эндокринной системой, являются очень важными эндокринными органами. Таким образом, можно сказать, что очищение третьей линии обороны мы начали с первой. Если печень ослабевает и начинает пропускать в кровь токсичные вещества, то эти вещества стимулируют эндокринную систему. С этого момента она вступает в борьбу с болезнями на последнем рубеже — пытается удалить с наименьшими потерями результаты неправильного питания и образа жизни.

Несмотря на ничтожно малые размеры эндокринных желез, их роль в сохранении нашего здоровья и противостоянии болезням трудно переоценить!

> **99% наших проблем в зрелом и пожилом возрасте зависят от того, насколько мы сумели сохранить гармонию эндокринного баланса — гармонию энергии в организме.**

Гормоны регулируют наше духовное и физическое развитие

Гормоны обладают удивительно широким спектром действия: они регулируют деление клеток и клеточную активность, восстановление органов и тканей, обмен веществ, защитные реакции (!), рост — мы не можем ступить и шагу, не можем ничего почувствовать без их участия.

Нужно помнить, что гормоны довольно быстро разрушаются в тканях, поэтому для поддержания постоянного баланса гормонов необходима отлаженная работа каждой из желез.

> **Нарушение баланса гормонов приводит к катастрофе. Даже если ваш организм получает необходимую для жизни энергию, она не может быть задействована из-за гормонального дисбаланса.**
> **Я уверен, что дисбаланс гормонов, который поддерживается губительными гормоносодержащими препаратами, приводит человека к раку, СПИДу, психическим расстройствам и другим не менее страшным болезням. Серьезные нарушения работы эндокринной системы находят в 100% случаях раковых заболеваний.**

ЩИТОВИДНАЯ ЖЕЛЕЗА

Анатомия щитовидной железы

Щитовидная железа расположена у нас в передней области шеи на уровне гортани и верхнего отдела трахеи. Состоит она из правой и левой доли, соединенных узким перешейком. Ее поперечный размер — 50–60 мм, продольный размер каждой доли — 50–80 мм. Масса щитовидной железы у взрослого человека составляет от 16 до 18,5 г. Такая вот кроха во многом управляет нашим организмом.

Коллоид, густое вещество, находящееся внутри щитовидной железы, содержит гормоны. Гормоны состоят в основном из белков и йодосодержащих аминокислот.

> **В тканях щитовидной железы концентрация йода в 300 раз выше, чем в плазме крови.**

Щитовидная железа испещрена кровеносными сосудами. В одну минуту через нее проходит 300 мл крови, тогда как через почку того же веса — лишь 50 мл.

Нервы щитовидной железы, которые имеют для нас очень важное значение, исходят из шейных узлов правого и левого симпатических стволов, идут дальше по ходу сосудов, а также (внимание!) от блуждающих нервов.

Гормоны и функции щитовидной железы

Гормоны щитовидной железы: тироксин — Т4 с четырьмя атомами йода в молекуле и трийодтиронин — с тремя атомами йода. Они являются соединителями аминокислот с белком. Накапливаясь в коллоиде, они, по мере необходимости, доставляются к органам и тканям. Еще один гормон — тиреокальцитонин — принимает участие в регуляции кальциевого обмена.

В целом же гормоны щитовидной железы очень важны для нас: они регулируют обмен веществ, увеличивают теплообмен, усиливают окислительные процессы и расходование белков, жиров и углеводов, регулируют процессы роста и развития, активизируют деятельность половых и молочных желез, стимулируют центральную нервную систему.

Итак, нам с вами на сегодняшний день известно, что щитовидная железа отвечает за:

— окисление во всех тканях организма;
— восстановление поврежденных и больных тканей;
— нормализацию роста клеток;
— вывод сахара из клеток в кровоток;
— ритм сердцебиения;
— активность мозга и всех пяти (я бы сказал — шести) чувств человека.

НАДПОЧЕЧНИКИ

Надпочечники и их гормоны

Надпочечники — это парные эндокринные железы, расположенные над верхними полюсами почек. Масса одного надпочечника у взрослого человека составляет 12–13 г, длина его 40–60 мм, высота — 20–30 мм, толщина — 2–8 мм. Они состоят из коры и мозгового вещества.

Ну а теперь — самое интересное.

Гормоны коркового вещества имеют общее название — кортикостероиды. Их около 50. Основные проблемы надпочечников связаны с избыточным или недостаточным выделением этих гормонов.

Кроме этого надпочечники выделяют адреналин и норадреналин, действие которых на организм сходно. Половые гормоны коры надпочечников — андрогены и эстрогены — крайне важны для нас. Именно их баланс в организме мы будем восстанавливать и поддерживать.

> **В целом можно сказать, что гормоны надпочечников уникальны тем, что делают возможными окислительные процессы в клетках. От этого зависит химизм всей нашей жизни, самого нашего существования!**

Известные нам функции надпочечников

Нельзя сказать, чтобы все функции надпочечников были изучены или хотя бы известны нам, но и того, что мы знаем, достаточно, чтобы самым серьезным образом отнестись к эти маленьким железам.

1. Надпочечники регулируют окисление всех клеток тела. Это дает нам:

а) нервную энергию в результате окисления фосфора в мозгу и нервных тканях;

б) физическую энергию и тепло в результате окисления углерода в мышцах;

в) выполнение функций отдельными органами, например, за счет окисления в печени и почках;

г) попросту жизнь каждой клетке, которая невозможна без окисления.

2. Надпочечники контролируют тонус:

— производительных мышц;

— сердечной мышцы;

— непроизводительных мышц (перистальтика, тонус ткани).

3. Они же осуществляют контроль за свертываемостью крови.

4. Контроль за количеством красных и белых кровяных телец.

5. Контроль над телесным иммунитетом.

6. Контроль над реакцией оседания красных кровяных клеток.

> **Перенапряжение надпочечников вследствие неправильного питания и нездорового образа жизни и мыслей приводит к нарушению всех этих функций.**
>
> **Нам нельзя мириться с этим, если мы хотим оставаться полноценными людьми.**

ГИПОФИЗ

Гипофиз — самая загадочная эндокринная железа

Никто не сомневается в могущественности гипофиза, но до сих пор его сила и механизмы работы во многом остаются загадкой. Одно очевидно: без чистого, нормально работающего гипофиза нам не быть полноценными людьми.

По размерам гипофиз похож на вишенку, помещенную в черепную коробку. Как говорится, мал золотник, да дорог. Гипофиз отделен от полости черепа твердым отростком головного мозга, образующим диафрагму седла. Через отверстие в этой диафрагме гипофиз соединен с воронкой гипоталамуса промежуточного мозга. Снаружи гипофиз надежно прикрыт капсулой.

Гормоны передней и задней доли гипофиза влияют на функции организма, в первую очередь через надпочечники и щитовидную железу. Гипофиз руководит их работой. Сбой в его работе неизменно приводит к сбою во всем организме.

> Гипофиз определяет слишком многие
> жизненные процессы, для того чтобы
> можно было пренебречь им.
> Осторожность и прекрасное понимание своего
> тела необходимо каждому, кто принимается
> за очищение гипофиза.

Основные из известных функций гипофиза

1. Гипофиз определяет размеры и строение человеческого тела.

2. От него зависит степень интеллектуальности и высшей деятельности мозга.

3. Гипофиз контролирует функции пола, хотя как он это делает, неизвестно пока никому.

4. Центральная часть гипофиза снабжена специальными нервными клетками, опушенными волосками, которые определяют химизм нашей крови.

5. Как мозг третьей линии обороны, гипофиз определяет содержание токсинов в крови и включает все механизмы для их удаления.

6. И наконец, задняя часть этой железы стимулирует симпатическую нервную систему и повышает силу и тонус гладких мышц.

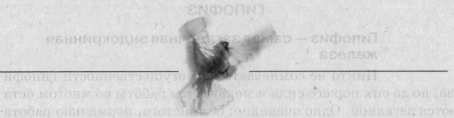

ВЫВОДЫ ИЗ АНАТОМИЧЕСКОЙ ЧАСТИ

Получается, что в конце книги мы говорим о том же, о чем говорили в начале. Но это не ошибка! Теперь мы говорим о важности и незаменимости третьей линии обороны не голословно: мои читатели могут сами рассказать о том, как работает и в какой помощи нуждается эндокринная система. Первое прочтение дает нам необходимые знания и подготовку к чистке, а это очень важно даже для самых опытных, прошедших две первые чистки.

Теперь ни у кого нет сомнений в том, что эндокринная система — третья линия обороны, последняя надежда организма. Также очевидна сложность ее устройства и многообразие функций, поэтому мы выбираем осторожную, проверенную и щадящую тактику для очищения.

Я даю вам все свои знания и делюсь
всеми рецептами и методами.
Остальное — в ваших руках.
В этой чистке, как никогда, важны
ваша интуиция, инициатива и мудрость.
А мудрость дана только тем, кто верен своей
Природе и предан Творцу — помните об этом!

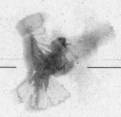

РАЗВЕРНУТАЯ ПРОГРАММА
ПЕРЕХОДА НА ПРАВИЛЬНОЕ ПИТАНИЕ

ВТОРОЙ ЭТАП ОЧИЩЕНИЯ. ЧИСТКА ОРГАНИЗМА НА КЛЕТОЧНОМ УРОВНЕ И ИНДИВИДУАЛЬНЫЙ ПОДБОР НАПИТКОВ И ПРОДУКТОВ

Вот мы и добрались до второго, завершающего этапа полного очищения организма. Я не рассказывал еще о его сути, и делал это сознательно. Лишь проведя все необходимые чистки, приняв идею Творца, запустив механизмы самовосстановления организма, вы получаете возможность перейти к этой чистке. Мы будем очищать соединительную ткань, то есть то, из чего мы, собственно, состоим, и делать это мы будем на клеточном уровне. Такая чистка позволит любому человеку окончательно определить правильный индивидуальный рацион. Вы сделаете это в соответствии с личным генетическим кодом. Такую диету не в силах предложить никто, кроме самой Природы. Энергия и информация о жизни, которую вы получили в результате всех пройденных чисток, дают вам уникальную возможность общения с собственным телом и понимания всех его потребностей.

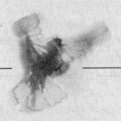

РАЗВЕРНУТАЯ ПРОГРАММА ПЕРЕХОДА НА ПРАВИЛЬНОЕ ПИТАНИЕ

Все наши действия по очищению — это и есть, в общем-то, программа перехода на правильное питание. Ведь основное условие очищения и сохранения организма в чистоте — это именно правильное видовое питание. Сейчас мы повторим все этапы очищения, чтобы вы еще раз себя проверили, и перейдем к описанию последнего из них — очищения на клеточном уровне, которое мы осуществим с помощью монодиеты. Очищенные клетки смогут рассказать нам, что годится и что не годится нам в пищу. А я научу вас распознавать и правильно оценивать их реакции.

ЭТАПЫ ОЧИЩЕНИЯ И ПЕРЕХОДА НА ПРАВИЛЬНОЕ ПИТАНИЕ

I этап очищения — очищение трех линий обороны против болезней. Этот этап мы делим на четыре части, каждая из которых необходима для достижения общего результата. Напомню читателям последовательность действий:

1. Начало энергоинформационного восстановления.

Принятие идеи Творца и освоение идеологии очищения. Это первейшая и важнейшая задача для всех, кто действительно хочет очистить организм, стать здоровым и молодым на долгие годы. В этот момент понятие энергии-информации, засорения, натуропатии, трех линий обороны навсегда входят в вашу жизнь.

2. Очищение первой линии обороны против болезней — желудочно-кишечного тракта.

Это ваш первый опыт энергетически правильного очищения организма. Мы начинаем с этой линии обороны, потому что именно желудочно-кишечный тракт первым выводит из организма шлаки и яды, принимая на себя их главный удар.

3. Очищение второй линии обороны — печени и желчного пузыря.

Восстановление нормального химизма будет результатом этой чистки, ведь печень — это целая химическая лаборатория. А поскольку именно она второй встает на защиту от грязи, то очищаем мы ее второй.

4. Очищение третьей линии обороны — эндокринной системы. Восстановление баланса половых гормонов — баланса энергий в организме.

Об этом очищении мы только что говорили, и не нужно, надеюсь, напоминать, как важен баланс энергии, баланс гормонов — кислотно-щелочной баланс в организме. Любая болезнь — это ненормативный сдвиг в «инь»- или «ян»-сторону, значит, устранив этот сдвиг, мы уничтожаем истинную причину болезней.

На этом завершается первый этап очищения. Организм настраивается на прием и распределение энергии-информации. Система выведения шлаков работает наилучшим образом. Видовое питание поддерживает чистоту и энергетический баланс внутри нас. Но остается неочищенным клеточный уровень. Безусловно, и клеткам становится легче «дышать» после всех проведенных чисток, но они нуждаются в отдельном серьезном очищении.

II этап очищения организма — *очищение соединительной ткани (т. е. основной материи человека) на клеточном уровне.*

Внимание!
Никто, даже самый здоровый человек,
не может приступать к этому этапу,
минуя все предыдущие.
Такой безответственный шаг может привести к
обратному результату: вся грязь, не выведенная
из организма, хлынет потоком внутрь клетки.
Последствия могут быть катастрофическими.
Вся ответственность с этого момента лежит на
ваших плечах, я не в силах проследить за
каждым, кто взял в руки эту книгу.
Моя задача — дать информацию
и четкие инструкции.
За это я ручаюсь, ну а в остальном полагаюсь
на вашу веру и стремление обрести
Истинный Человеческий облик.

II ЭТАП ОЧИЩЕНИЯ. ОЧИЩЕНИЕ СОЕДИНИТЕЛЬНОЙ ТКАНИ НА КЛЕТОЧНОМ УРОВНЕ

Эта книга позволит вам очистить основу жизни — соединительную ткань. Время чистки — 13—18 дней. Основной метод — монодиета. Только после этого очищения клетки приобретают возможность «говорить в полный голос» о своих потребностях и возможностях, а мы вновь обретаем способность понимать их по ясной ответной реакции на предлагаемые воды и продукты питания.

Итак, отдохнув 1—2 месяца после I этапа очищения, можно приступить ко II этапу. Заметьте, что отдых не означает нарушение законов Человеческого Видового питания — наоборот, за это время вы должны привыкнуть к такому питанию и активному образу жизни. И, как всегда, к практическим действиям мы приступаем не в процессе первого чтения, а после как минимум двух чтений с составлением необходимых записей.

В чем же будет заключаться процесс очищения — этот вопрос уже давно не дает покоя читателям. Я же нарочно хранил тайну до этого момента — незачем отвлекаться на мысли о том, чему не пришло время, Ответ же прост и ясен: вы добровольно переходите на монодиету. Что это значит? Это значит, что придется 13—18 дней посидеть на одной рисовой каше, сваренной на воде. Причем вода должна быть такой, какой вы раньше никогда не пили. Это может быть вода из колодца, источника, скважины, вода из сверхглубоких скважин (продается теперь такая, только необходимо брать негазированную). Нельзя брать крановую воду, дистиллированную (она твердая и по химии, и по энергоинформации). Новая вода — одно из условий успеха.

Рис необходимо брать неочищенный, бурый. Почему именно рис? Потому что в нем меньше клейковины, чем во всех других злаках, и он менее аллергичен (во время чистки нужно исключить все возможные негативные влияния).

Методика приготовления рисовой каши

Каша варится только на воде, без каких бы то ни было добавок: соли, сахара, масла и пр.; варится с минимальным количеством воды: лучше недоварить, чем переварить. Рис для каши необходимо подготовить следующим образом.

Берем пять пол-литровых банок, в каждую засыпаем по 1 стакану бурого, нешлифованного, риса. Затем каждую банку доверху заливаем нашей «новой» водой. Удобно делать наклейки с номерами 1, 2, 3, 4 и 5.

В таком состоянии банки стоят 3 дня, при этом мы ежедневно во всех банках меняем воду на аналогичную. Затем берем первую банку и варим из ее содержимого кашу (лучше это делать на пару). Освободившуюся банку заполняем снова и ставим теперь пятой по счету.

На другой день берем вторую банку, варим кашу, освободившуюся банку снова заполняем рисом и водой и ставим снова пятой и и т. д. Не забываем ежедневно менять воду в банках!

Довольно простые, но требующие внимания действия.
Важно не перепутать банки и не забыть о смене воды, иначе эффект будет неполным.

Методика приема каши

За час до приема каши надо выпить стакан «новой» воды и больше ничего не есть и не пить. Есть надо очень медленно, каждую порцию тщательно пережевывать, чтобы она почти втекла в желудок. Это очень важно, т. к. плохо пережеванная, она не выполнит свои функции идеального адсорбента, выводящего из организма все, что составляет причины теперешних и будущих болезней.

После приема каши нельзя пить 3 часа. Затем снова стакан воды и через час обед из каши. Снова 3 часа без воды, снова стакан воды и через час ужин. Через 2–3 часа можно пить воду без ограничения. Но лучше в это время пить воду часто (через 5–10 мин) по большому глотку. Это не перегружает почки, помогает растворять шлаки без использования замещающих путей выделения.

Дополнительные мероприятия по очищению

Прежде всего хочу предупредить, что на почки в период чистки ложится большая нагрузка по выведению шлаков, солей, слизи. Поэтому им нужна помощь.

Хорошо принимать по утрам и вечерам горячую (38—39⁰С) ванну по 15–20 мин, если нет проблем с давлением, сердцем, онкологией. Если же эти проблемы существуют, то лучше прогревать почки горячим компрессом из распаренного в полотняном мешочке натурального (посевного) овса или перловой крупы.

Приготовление компресса

Берется полотняный мешочек из натурального хлопка (льна), в него высыпают 1 кг овса и варят в мешке 10 минут. Когда мешок остынет настолько, чтобы не вызвать ожога, кладем его на область почек, сверху на него кладем 6—10 слоев старых газет. Держим компресс полчаса. Затем снимаем, тело протираем досуха и втираем 5–10 минут подогретый на водяной бане мед. После этого на область почек кладем целлофан, закутываемся потеплее и спим так всю ночь. Утром смываем теплой водой (почки любят тепло) остатки процедуры и живем полноценной жизнью. Зерно в мешочке можно использовать 3 раза.

Если же вдруг появятся боли в почках или мочеточнике, необходимо выпить *стакан горячей воды с соком одного лимона*.

Обязательны *ежедневные клизмы* нашей «новой» водой. В воду для клизм в период этой чистки нельзя ничего добавлять!

Нельзя пренебрегать клизмами — без них эта чистка теряет всякий смысл, так как огромное количество «грязной» и неиспользуемой околоклеточной и внутриклеточной жидкости, выброшенной с помощью риса в толстый кишечник, снова будет всасываться обратно, и вместо очищения мы получим перемещение грязи с места на место.

В период очищения ваш организм переживает физический и энергетический шок.

**Клетки очищаются и начинают жить так,
как им предписано Природой.
Они вступают в прямое и благотворное
взаимодействие с энергией-информацией,
и вы постепенно приближаетесь к состоянию
очищенного, настоящего Человека.
Помните о том, что ждет вас впереди,
и не теряйте времени даром.
Чтобы подбирать продукты и воду, нужно
научиться пользоваться маятником.**

Что представляет из себя маятник

Маятник, о котором мы говорим, — это груз, подвешенный на неупругой нитке 20—25 см длиной. Этот простой инструмент позволяет нам оценивать характер информации, поступающей в человеческое подсознание из информационно-энергетического поля вселенной. В простейших случаях, которые нас сейчас и интересуют, маятник позволяет ответить на вопросы: «Да?», «Нет?», «Подходит?», «Не подходит?».

Для начала работы с маятником необходимо сесть таким образом, чтобы тело было расслаблено, а посторонние раздражители отсутствовали. Ни в коем случае нельзя пытаться сформулировать ответ заранее. Только тот, кто полностью доверился подсознанию и Природе, может установить с маятником надежный контакт. Сначала к маятнику следует обратиться с двумя вопросами, на которые заранее известны ответы. Один «Да», другой «Нет». Таким образом маятник будет отградуирован, и вопросы относительно индивидуальной диеты можно будет истолковать без колебаний.

Секрет маятника

Маятником может служить простое обручальное кольцо (без камней, резьбы, примеси других металлов), кусочек не плавленого, не обработанного янтаря, гаечка, специальные маятники из бронзы (разной формы) и другие патентованные формы. Нитка нам нужна хлопковая или льняная, словом, натуральная. Сейчас много книг об использовании маятника, но ни в одной из них вы не найдете руководства по точному подбору маятника лично для себя. Я открою вам этот секрет, а собственный маятник поможет, в свою очередь, понять язык клеток, язык генов и подобрать пищу и воду лично для себя.

Мы с вами пойдем на небольшую хитрость: проверим не воду маятником, а маятник — водой. Для этого мы воспользуемся освященной в храме водой или водой, взятой из родника или колодца на Крещение (в ночь с 18 на 19 января до 4 часов утра). Такая вода целебна для любого человека, ее и проверять не нужно. А мы, зная о таких свойствах воды, проверим с ее помощью маятник на совместимость с нашим организмом. Если маятник говорит «да» (т. е. колебания его вертикальны, между водой и вами), то такой маятник вам не врет, значит, можно с ним работать. «Нет» говорит маятник (колебания маятника тогда горизонтальны, т. е. такие же, как когда мы крутим головой, когда говорим «нет»), который явно вам не подходит. Добейтесь от одного из маятников ясного правильного ответа, на этом экзамен будет окончен — вы можете использовать этот маятник в дальнейшем.

Как нам поможет маятник в индивидуальном подборе продуктов и воды

Работая маятником, мы уподобляемся живому приемнику, ловящему волны информационного поля Вселенной. Вибрация этого поля вступает в контакт с вибрацией наших клеток.

В соответствии с вопросом мы получаем резонансное колебание — ответ.

Интуиция, с которой глубоко верующие, много лет практикующие правильный образ жизни люди находят нужные им ответы, и есть улавливание (но уже без маятника) Высших Вибраций Космической Энергии-Информации. По сути, овладение техникой приема этих вибраций и творит все чудеса исцеления и просветления, известные человечеству.

Почему нужно учиться работать с маятником именно теперь? Главное наша задача в этой главе и в этой книге — это подбор продуктов питания и воды в соответствии с генотипом конкретного человека. И маятник будет одним из двух способов определения этого соответствия.

Второй способ, о котором мы поговорим позже, — это «метод проб и ошибок», восприятие и оценка реакций организма на пищу и воду.

> **Если в «методе проб и ошибок» мы определяем годность продукта после еды, то маятник позволяет нам это сделать до еды.**

> **Т. е. маятником мы сразу научимся подбирать
> воду и еду еще до изучения реакции организма
> на пищу и воду. Совместив эти два метода,
> мы застрахуемся от элементарных ошибок
> и составим для себя оптимальный рацион.**

Однако нужно помнить, что маятник хорошо работает только после очищения на клеточном уровне, и не торопить события. Не подбирайте маятник до завершения II этапа очищения!

РЕАКЦИИ ОРГАНИЗМА НА II ЭТАП ОЧИЩЕНИЯ

Настало время поговорить о том, что же происходит с нами в процессе II этапа очищения, пока мы едим свою рисовую кашу. Что мы делаем? Мы, телом и душой, отказываемся от старого водно-пищевого стереотипа — это та пища и вода, к которой вы привыкли. Советую кратко, для сравнения, изложить свои былые привычки на бумаге, чтобы потом, лет через сто, ужаснуться.

Мы переходим на водно-пищевой оптимум — звучит научно, но это просто наша рисовая каша, которая поможет проститься с нечеловеческим рационом. Во всем этом процессе я выделяю несколько важных фаз.

Фаза тренировки

Это начальная фаза, похожая на то, как вы первый раз, ребенком, сделали несколько шагов. Воду мы организму предложили новую, каши, освобожденной от слизи и крахмала, без соли, сахара, жира он никогда не пробовал. Потому в организме возникает естественный вопрос: «Что это такое?». Ответить на этот вопрос он пока не может, а значит, и какую реакцию выдать не знает. И вот в таком беспомощном состоянии (это только временно) организм находится 3–4 дня. Это и есть его (вернее, наша) тренировка, приспособление к каше и начавшейся чистке.

Фаза активации

Любая чистка — это большая нагрузка для организма, ведь добровольно соли и шлаки не собираются нас покидать. По этой причине на какой-то момент проблемы в организме могут обостриться (особенно характерны боли в суставах).

Не пугайтесь — это сигнал того, что проблемы существуют и мы их основательно зацепили. Более того, теперь мы от них не отстанем, пока не выгоним прочь.

Могут появиться кожные высыпания и другие неожиданные болезненные явления. Будьте к этому готовы и не впадайте в панику. Длится фаза активации 7—9 дней.

> Мы пришли к этой чистке осознанно.
> Мы подготовились к ней и душевно
> и физически, поэтому описанные явления
> мы назовем нормальными,
> предусмотренными обострениями.
> К тому же, активизируются не только болезни,
> но и внутренние резервы, ведь идет
> нормализация работы клеток всего организма.
> За счет свободного протекания
> энергоинформационных потоков наши силы
> удесятеряются, и опасность сводится
> к минимуму.

Фаза стресса

Когда, вместе с окончанием II этапа очищения, заканчивается процесс очищения всего организма, очищается «микрорайон» клетки. Устраняются не использованные вода и пища, сама клетка избавляется от всех отходов. Вот тут-то обновленные клетки ясно начинают ощущать нехватку жизненно необходимых элементов здорового питания. Вы получаете сигналы бедствия в виде упадка сил и плохого настроения. Нарушается сон, появляется раздражительность. Это законная реакция организма: он пробудился от долгой спячки и не понимает, почему его не кормят и не поят настоящей Человеческой пищей и водой. Этот момент вы вспомните еще не раз, ведь с него начинается новая жизнь.

> Теперь организм может «говорить» с вами,
> а вы можете понимать его.
> Я поздравляю вас со вторым Днем рождения!
> Но впереди еще много работы: здесь начинается
> этап самостоятельного выбора напитков и
> продуктов в соответствии с генетическими
> потребностями именно вашего организма.
> Ведь вы вернули организму память!

САМОСТОЯТЕЛЬНЫЙ ПОДБОР ВОДЫ, НАПИТКОВ И ПРОДУКТОВ ПИТАНИЯ В СООТВЕТСТВИИ С ГЕНЕТИЧЕСКИМИ ПОТРЕБНОСТЯМИ ОРГАНИЗМА

Наше шествие по дороге очищения превращается в празд-ничный парад — мы очень близки к заветной цели. Сей-час вы узнаете о том, как подбирать воду и пищу именно для себя, как оценивать те или иные реакции организма. Мы начнем с простой воды и доберемся до животных бел-ков, задавая вопросы организму и расшифровывая отве-ты. Это очень серьезное, но и очень увлекательное заня-тие. Вы сможете составить «личный список» в течение 2–3 недель. Но помните, что приступать к процессу вы-бора можно только после прочтения всей книги.

Предваряющие действия

Прежде чем начинать любые действия по осуществле-нию программы выбора, как и перед любыми оздоровительными мероприятиями, необходимо оценить свое исходное состояние здоровья. В этом нам помогут таблицы и схемы, приведенные в приложении.

1. Обратитесь сначала к графику и таблице 1 (в приложе-нии) и по ним определите свою группу здоровья.

2. Заполните таблицу 2 и 3.

3. Каждый день рисовой диеты отмечайте все, что с вами происходит по дням и часам.

4. Сразу по окончании рисовый диеты снова заполните таблицы показателей здоровья.

5. И наконец, после подбора напитков и продуктов, после перехода на индивидуальное питание, через 2 месяца, снова заполните показатели здоровья по таблицам. Разница вас поразит!

Несколько предостережений и советов

Первое предостережение состоит в том, что людям, страдающим заболеваниями желудочно-кишечного тракта (язвы, энтериты и т. п.), следует производить выбор продуктов и напитков под наблюдением толкового врача или опытного натуропата. Это очень важно.

Второе предостережение звучит так: не бойтесь стресса. Да, ваш организм будет отторгать некоторые продукты и находиться в стрессовом состоянии, но в этом нет ничего опасного.

Неудачные пробы (когда не подходит вода или пища) не влияют на здоровье, и организм восстанавливается спустя 4–12 часов. Мы ведь почти всю жизнь доводим соединительную ткань до реакции стресса, но замечаем это только под другим углом зрения — поставленным диагнозом.

> Волков бояться — в лес не ходить. Так же и здесь. Такие здоровые трудности, как описанный стресс, нужно преодолевать с верой в себя и в правильность нашего общего дела очищения.

Информационное питание клетки

Существует чисто информационный уровень в питании клеток, который включает в себя:

1. Опознавание питательных веществ;

2. Предварительное моделирование вариантов усвоения того, что находится в «микрорайоне» клетки;

3. Сличение предложенного с реальными потребностями и возможностями клеток.

Все, что не соответствует реальным потребностям клеток, отторгается, но не выводится из «микрорайона» клетки. Таков механизм формирования ожирения, целлюлита, аллергии, атеросклероза и многих, многих заболеваний.

Это еще раз доказывает, что питание человека и питание клеток это не одно и то же.

А раз существует информационный уровень питания клеток, значит, существует и информационный метод распознавания потребностей клеток! Это то, что нам нужно.

> **После двухнедельной очистки соединительной ткани на клеточном уровне «поле жизни» клеток освободилось от шлаков, и теперь их информативная потребность «слышится», и «чувствуется» нами острее, конкретнее. Теперь клетка готова воспринимать Человеческое питание, а человек готов услышать информацию вселенной и информацию клеток, сверить ее и поступить правильно. Значит, теперь можно переходить к практическим действиям.**

ПОДБОР ВОДЫ В СООТВЕТСТВИИ С ГЕНЕТИЧЕСКИМИ ПОТРЕБНОСТЯМИ ОРГАНИЗМА

Будьте внимательны! Все пробы воды и еды необходимо проводить на фазе активации после завтрака или вместо завтрака! Начнем мы с воды.

Для подбора воды мы поступаем следующим образом:

В банку № 1 наливаем нефильтрованную воду из домашнего крана.

В банку № 2 — ту же воду, но пропущенную через фильтр

В банку № 3 — такая же вода, но прокипяченная 10—15 минут.

В банку № 4 — сырая вода из колодца.

В банку № 5 — сырая вода из родника.

В банку № 6 — сырая вода из глубоких скважин

В банку № 7 — кипяченую из № 4; № 5; № 6 (это будут банки 7а; 7б; 7в).

В банку № 8 — воду из импортных бутылок (не газированную).

В банку № 9 — талую (противеву) воду.

В банку № 10 — воду, улучшенную биоэнергетическими методами (других биоэнергетиков-целителей).

В банку № 11 — освященную в храме воду.

Сначала оцениваем воду личным маятником (подходит, не подходит).

Затем идет простая оценка по вкусу, затем по реакции организма.

Реакция на воду будет ясна через 45–60 мин.

Если, после проявления реакции, она длится от 0 до 10 секунд — это соответствует более или менее сильной ареактивности организма, от 10 до 20 — стрессу, от 20 до 40 секунд — тренировке, от 40 до 60 и более — активации.

ПОДБОР ПРОДУКТОВ ПИТАНИЯ

Подобрав воду, мы переходим к продуктам питания, но сначала только... в их соках (табл. 5). Почему? Это необходимая предосторожность. В моей практике были случаи, когда от стакана дистиллированной воды человек впадал в тяжелое шоковое состояние.

Стакан морковного сока иногда вызывает рвоту, стакан молока иногда через час вызывает опухоли суставов и т. д. Всего этого бояться не следует, чистый организм сам справится с неполадками в течение 4–12 часов. Но мы постараемся избежать таких стрессов и поэтому начнем с соков местных овощей и фруктов. Чаще всего мы употребляем местную картошку, морковь, свеклу, капусту, яблоки, груши, сливы и т. д. (табл. 5 в приложении). Сначала снова определяем маятником — подходит, не подходит. Затем идет оценка по вкусу (теперь это компетентное мнение очищенного организма), затем по реакции организма.

Через 45–120 минут мы получим реакцию клетки.

1. Если реакция не ясная, стараемся не употреблять этот продукт (реакция тренировки). Его можно включить в группу допустимых (или сомнительных) продуктов (см. табл. 6 в приложении). Эти таблицы суть одна и та же таблица на нескольких страницах.

2. Если после употребления сока ощущается сонливость, вялость — это не ваш постоянный продукт питания. Он также попадает в список сомнительных продуктов.

3. Если появляются газы, урчание, расстройства кишечника, отрыжка воздухом и пищей — это группа нежелательных продуктов (таблица 7).

4. Если прием продукта вызывает резко отрицательную реакцию (начинают опухать суставы, появляются высыпания на коже, покраснения, пятна, зуд, жжение, раздражение и т. д.) — вы явно отравились. Этот продукт — одна из явных причин ваших болезней. Его нужно исключить.

Правда, провоцировать такую реакцию могут химикаты в продуктах. Стоит проверить и другие подобные продукты.

5. Не допускайте обострения аллергии (это реакция стресса).

6. Если же реакция на сок или продукты такая, словно вы выпили что-то долгожданное, необыкновенно приятное, — это именно то, в чем сейчас нуждается изголодавшаяся клетка, — это реакция «активации». Важно всю жизнь поддерживать это состояние, ибо это и есть секрет здорового долголетия.

7. Если подходят соки, значит, подходят и сами овощи и фрукты. Неважно, сырые они или тушеные, отдельно или в сочетании... с надоевшим рисом.

Условия экспериментального подбора продуктов

Последовательность проб отражена в таблицах, и ее необходимо строго соблюдать.

В день можно делать 2–3 пробы, не более.

Последними опробуются, как самые тяжелые, белковые продукты животного происхождения.

Не стоит испытывать невидовые продукты: колбасы, копчености, сахар, белую очищенную муку, соль, сочетание крахмалов, сахара, соли, жиров и т. д., — мы об этом много говорили.

Удачно подобранное меню из «разрешенных» продуктов и будет лежать в основе вашего исцеления, т. к. оно начисто исключит попадание в организм провоцирующих элементов.

Эта методика подбора питания «с донорской точностью» вытянула из тяжелейшего состояния очень многих больных.

Многие усомнятся в таком «простом» методе оздоровления и избавления от самых тяжелых болезней.

Мол, у нас такие хвори и в таком количестве, что одним питанием тут не справишься.

Одним — нет, а с энергией, с верой в Творца — да.

Если начать лечить все эти болезни по порядку, то можно легко «заблудиться» в их лесу. Надо просто попробовать привести в порядок весь организм, это главная объединяющая идея всего Человечества — энергоинформационная концепция здоровья человека!

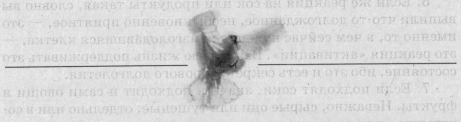

ЧТО ВЫ ПОЛУЧАЕТЕ ОТ ПРИРОДЫ, ЗАВЕРШАЯ ПОСЛЕДНИЙ ЭТАП ОЧИЩЕНИЯ

В тот момент, когда вы пройдете последнюю чистку и завершите процесс индивидуального подбора продуктов, вы получите от Природы, от Творца все, что вам причитается. До сих пор вы отказывались от привилегии быть разумным, здоровым, чистым существом — настоящим человеком. Вы изо дня в день демонстрировали свою греховность и еще гордились этим. Теперь вы очистили сознание и тело от накопленной грязи и предрассудков. Вы воссоединились с природой и своим Творцом. Это, если помните, было нашей целью. Даже не верится, что мы добрались до конца пути. Столько пришлось пережить, перебороть в себе, столько узнать и сделать. Но вы справились, и это главное!

Посмотрите на себя внимательно — вы стали другими, вы стали похожи на ту фотографию, которую выбрали себе в качестве идеала в начале пути. Жизненная энергия сделала свое дело. Я очень рад, что сумел помочь вам очистить организм и начать новую жизнь. Теперь вы уже не свернете с верного пути, ваше очищенное тело и незамутненный разум не позволят вам сделать это. А это значит, что мы остаемся союзниками на всю жизнь. Но исцелить себя мало — нужно помочь своим близким, ведь их жизнь и здоровье очень дороги нам. Теперь вы стали солдатом армии здоровых и здравомыслящих людей, и ваш долг — объединять людей вокруг идеи очищения. В какой-то мере мы теперь коллеги, и буду рад всякому отклику с вашей стороны.

Настало время прощаться с читателями, и я делаю это не без сожаления. Но мы можем снова встретиться, ведь тема здоровой жизни неисчерпаема, как сама жизнь. Будьте здоровы и счастливы!

Ваш Анатолий Маловичко

ПРИЛОЖЕНИЕ

Табл. 1 для определения группы здоровья (по Г. Л. Апанасенко)

	Для мужчин					Для женщин				
Масса тела (кг) * 1000/рост (см)	501 и более	451-500	450 и менее	-	-	451 и более	351-450	350 и менее	-	-
баллы	-2	-1	0			-2	-1	0		
ЖЕЛ (мл)/масса тела (кг)	50 и менее	51-55	56-60	61-65	66 и более	40 и менее	41-45	46-50	51-57	58 и более
баллы	0	1	2	4	5	0	1	2	4	5
Динамометрия (сила) правой кисти (кг) * 100/масса тела (кг)	60 и менее	61-65	66-70	71-80	81 и более	40 и менее	41-50	51-55	56-60	61 и более
баллы	0	1	2	3	3	0	1	2	3	4
ЧСС * АД макс. /100	111 и более	95-110	85-94	70-84	69 и менее	111 и более	95-110	85-94	70-84	69 и менее
баллы	-2	0	2	3	4	-2	0	2	3	3
Время восстановления ЧСС после 20 приседаний за 30 секунд	более 3-х мин	2-3	1.30-1,59	1,00-1,29	59 сек и менее	более 3-х мин	2-3	1.30-1,59	1,00-1,29	59 сек и менее
баллы	-2	1	3	5	7	-2	1	3	5	7
Оценка уровня здоровья, всего баллов	4 и менее	5-9	10-13	14-16	17-21	4 и менее	5-9	10-13	14-16	17-21
Группа здоровья	1	2	3	4	5	1	2	3	4	5

Табл. 2. Показатели состояния моего организма

Общие антропологические	Специальные медицинские		
Рост в см Вес в кг Объем легких Динамометрия Пульс в мин. Время восстановления ВАД/НАД КП, сек Баллы по Апанасенко Группа по Апанасенко БВМ в годах БВК в годах	Анализ крови ЭКГ		

Примечание:
ЖЕЛ — жизненная емкость легких,
ЧСС — частота пульса в покое,
АД макс. — уровень максимального кровяного давления в покое,
КП — контрольная пауза,
БВМ — биологический возраст мнимый (сколько лет вы себе даете),
БВК — биологический возраст календарный,
НАД — нижнее артериальное давление,
ВАД — верхнее артериальное давление.

Табл. 3. Показатели индивидуального здоровья

Неопределенные	Субъективные			
	Биодиагностика		Самодиагностика	
	Что чувствуешь	Что думаешь об этом	Что чувствуешь	Что думаешь об этом

Табл. 4. Таблица определения действия пищевых продуктов (вода)

№ гр.	Информация о водах, напитках и продуктах питания	Оценка продукта по мнению					Оценка продукта по личному вкусу					Оценка реакции организма и КП					Время пробы	Время реакции		Оценка участия отдельных органов и систем в реакции на пробу
		--	-	?	+	++	--	-	?	+	++	--	-	?	+	++		начало	конец	
	Вода сырая: дома на работе на даче родниковая минеральная разных видов привозные .... **Способы обработки воды:** температурный химический биологический физический																			

Табл. 5. Таблица определения действия пищевых продуктов

№ гр.	Информация о водах, напитках и продуктах питания	Оценка продукта по мнению					Оценка продукта по личному вкусу					Оценка реакции организма и КП					Время пробы	Время реакции		Оценка участия отдельных органов и систем в реакции на пробу
		--	-	?	+	++	--	-	?	+	++	--	-	?	+	++		начало	конец	
	Водорастворимые пищевые добавки: сахар мед соль сода дрожжи уксус пищевой **Соки свежеприготовленные из сырых овощей и фруктов** морковный капустный картофельный яблочный апельсиновый **Соки промышленного изготовления и обработки** натуральные консервированные искуственные **Напитки** пиво алкоголь лимонад, кола кофе чай																			

№ гр.	Информация о водах, напитках и продуктах питания	Оценка продукта по мнению					Оценка продукта по личному вкусу					Оценка реакции организма и КП					Время пробы	Время реакции		Оценка участия отдельных органов и систем в реакции на пробу
		--	-	?	+	++	--	-	?	+	++	--	-	?	+	++		начало	конец	
	настои, отвары из трав																			
	Овощи и фрукты																			
	свежие																			
	вареные																			
	жареные																			
	запеченые																			
	консервированные																			
	масла растительные																			
	Зерновые																			
	каши																			
	хлеб																			
	жареное тесто																			
	зернобобовые																			
	орехи																			
	Молочные продукты																			
	молоко																			
	сливки																			
	Молочнокислые продукты																			
	кефир																			
	ряженка																			
	йогурт																			
	сметана																			
	творог																			
	масло сливочное																			
	сыр																			
	Морские и речные продукты																			
	водоросли																			
	моллюски																			
	раки, крабы																			
	рыба																			
	рыбопродукты																			
	Птица																			
	яйца																			
	дичь																			
	домашняя птица																			
	Мясные продукты																			
	мясо																			
	колбасы																			
	консервы																			

Табл. 6. Список сомнительных продуктов

№	Название вод, напитков и пищевых продуктов	Сорт (тип, вид)	Способ обработки	Примечание

Табл. 7. Список нежелательных продуктов

№	Название вод, напитков и пищевых продуктов	Сорт (тип, вид)	Способ обработки	Примечание

Книги издательства «Прайм-Еврознак» о любви, здоровье и долголетии

Автор	Название книги	Кол-во стр.	Цена руб.
Серия «Школа мастера»			
Богданович В.	«Как подчинить других своей воле»	128	25
Богданович В.	«Как создавать нужные вам события»	128	25
Богданович В.	«Психоэнергетическая защита»	128	25
Богданович В.	«Защитная книга. Магия»	128	25
Богданович В.	«Отражение психологических ударов»	128	25
Богданович В.	«Тайна превращения воды и предметов»	128	25
Богданович В.	«Деньги: привлечение, удержание»	128	25
Хван Ю.	«Как массаж превратить в чудо-лекарство»	128	25
Хван Ю.	«Как мысль превратить в чудо-лекарство»	128	25
Хван Ю.	«Как дыхание превратить в чудо-лекарство»	128	25
Хван Ю.	«Как чувство превратить в чудо-лекарство»	128	25
Загашев И.	«Как решить любую проблему»	128	25
Серия «Великие целители мира»			
Левшинов А.	«Системы оздоровления Земли Русской»	432	125
Левшинов А.	«Системы оздоровления Востока и Запада»	608	125
Левшинов А.	«Тайна управления судьбой»	384	125
Левшинов А.	«Эта книга принесет вам деньги»	288	125
Левшинов А.	«Эта книга принесет вам любовь»	192	125
Богданович В.	«Большая защитная книга»	352	125
Богданович В.	«Большая книга успеха»	352	125
Хван Ю.	«Система здоровья. Полный курс»	384	125
Королева А.	«Большая книга-талисман»	416	125
Королева А.	«Самые сильные заговоры»	416	125
Розов С.	«Уникальный курс исцеления»	352	125
Свияш А.	«Разумный мир»	368	125
Серия «Даю вам помощь»			
Блаво Р.	«Целительная пирамида Филиппин»	128	30
Блаво Р.	«Пять сильнейших талисманов»	128	30
Блаво Р.	«Огненный шар»	128	30
Серия «Исцелись!»			
Разумов А.	«Книга-избавление от тяжелой болезни»	128	30
Разумов А.	«Книга-исполнение желаний»	128	30
Разумов А.	«Книга притяжения денег в свою жизнь»	128	30
Разумов А.	«Книга привлечения удачи в свою жизнь»	128	30
Разумов А.	«100% успех»	160	30
Серия «Академия Здоровья и Удачи»			
Хван Ю.	«Система здоровья»	160	30
Хван Ю.	«Упражнения системы здоровья»	160	30
Хван Ю.	«Эликсир здоровья»	160	30
Левшинов А.	«Исцеление судьбы»	160	30
Левшинов А.	«Как менять судьбу»	160	30
Левшинов А.	«Власть над судьбой»	160	30
Левшинов А.	«Как сделать фигуру великолепной»	160	30
Левшинов А.	«Эта книга принесет вам деньги»	160	30
Левшинов А.	«Эта книга принесет вам деньги-2»	128	30
Левшинов А.	«Эта книга принесет вам деньги-3»	128	30
Левшинов А.	«Эта книга принесет вам деньги-4»	128	30
Левшинов А.	«Эта книга принесет вам любовь»	128	30
Левшинов А.	«Эта книга принесет вам любовь-2»	128	30
Левшинов А.	«Эта книга принесет вам успех»	160	30
Левшинов А.	«Соль жизни. Пробуждение целительных сил»	160	30
Левшинов А.	«Эта книга принесет вам успех-2»	128	30
Левшинов А.	«Шавасана. Самый сильный метод»	128	30
Левшинов А.	«Живот — это жизнь» Часть 1	160	30
Левшинов А.	«Живот — это жизнь» Часть 2	192	30
Левшинов А.	«12 сторон судьбы. 12 сторон ладони»	160	30
Левшинов А.	«Формула целительной медитации»	192	30
Маловичко А.	«Эта книга принесет вам здоровье»	160	30
Алиса Ночь	«Книга женской Силы»	160	30
Алиса Ночь	«Книга женской Силы-2»	160	30
С. Розов	«Учебник по биоэнергии»	160	30
С. Розов	«Лечение биоэнергией»	160	30

Серия «Книга-талисман золотой»

Королева А.	«Как исполнить любое желание»	128	30
Королева А.	«Как защититься о неудачи»	128	30
Королева А.	«Как привлечь деньги в свою жизнь»	128	30
Королева А.	«Как узнать и изменить будущее»	128	30
Королева А.	«Как напитать себя энергией»	128	30
Королева А.	«Как добыть Силу сильную»	128	30
Королева А.	«Как приманить везение»	128	30
Королева А.	«Как создать настоящий заговор»	128	30
Королева А.	«Как сложить защитный заговор»	128	30
Королева А.	«Как сложить заговор на удачу и везенье»	128	30
Королева А.	«Власть над предметами»	128	30
Королева А.	«Власть над главным предметом»	128	30
Королева А.	«Как себя и других вылечить Чистой Силой»	160	30
Королева А.	«Как отогнать от себя злые силы навсегда!»	128	30
Левшинов А.	«Чудо-метод исцеления тела и судьбы»	128	30
Разумов А.	«Как избавиться от болезни»	128	30

Серия «Книга-очищение»

Маловичко А.	«Главная книга избавления от болезней»	128	30
Маловичко А.	«Очищение кишечника»	128	30
Маловичко А.	«Очищение печени и желчного пузыря»	128	30
Маловичко А.	«Очищение эндокринной системы»	128	30
Маловичко А.	«Правильное питание»	128	30
Маловичко А.	«Особые травы, еда и упражнения»	128	30

Серия «Книга, которая лечит», мягкая обложка

Коновалов С.	«Энергия Сотворения»	192	40
Коновалов С.	«Книга, которая лечит. Органы пищеварения»	192	40
Коновалов С.	«Книга, которая лечит. Женские болезни»	192	40
Коновалов С.	«Книга, которая лечит. Путь к здоровью»	224	40
Коновалов С.	«Книга, которая лечит. Человек и Вселенная»	192	40
Коновалов С.	«Книга, которая лечит. Болезни позвоночника и суставов»	192	40
Коновалов С.	«Книга, которая лечит. Преодоление старения»	192	40
Коновалов С.	«Книга, которая лечит. Исцеление души»	192	40
Коновалов С.	«Книга, которая лечит. Сердце и сосуды»	256	40
Коновалов С.	«Диалог с доктором. Часть 1. Учимся выздоравливать»	192	40
Коновалов С.	«Диалог с доктором. Часть 2. Время удивительных открытий»	224	40

Серия «Книга, которая лечит», твердый переплет, подарочное издание

Коновалов С.	«Я забираю вашу боль!»	400	210
Коновалов С.	«Заочное лечение»	448	280
Коновалов С.	«Книга, которая лечит. Сердце и сосуды»	256	145
Коновалов С.	«Книга которая лечит. Органы пищеварения»	256	145
Коновалов С.	«Книга которая лечит. Болезни позвоночника и суставов»	224	145
Коновалов С.	«Книга которая лечит. Преодоление старения»	256	145
Коновалов С.	«Диалог с доктором. Часть 1. Учимся выздоравливать»	256	145
Коновалов С.	«Диалог с доктором. Часть 2. Учимся выздоравливать»	256	145
Коновалов С.	«Единение сердец наших. Диалог с доктором. Часть 3»	272	145

**Внимание! Стоимость указана без учета пересылки
и действительна до 01.12.2003**

Заказать книги можно, **направив заказ по адресу**
«Книга—почтой»: 195197, Санкт-Петербург,
а/я 46, Богатыревой Е. Н.
(Заказ принимается от 3 книг)

**По вопросам приобретения книг оптом обращайтесь
по тел.: Москва: (095) 215-32-21, 215-08-29
Санкт-Петербург: (812) 183-52-86, 146-71-80, 146-71-35**

**Телефоны издательства «прайм-ЕВРОЗНАК»:
(812) 140-34-45, 327-10-42**

**Фирменный магазин в Москве:
Краснопролетарская ул., д. 16,
тел.: (095) 973-90-68**